ITI Treatment Guide
Volume 3

ITI Treatment Guide

Editors:
D. Buser, D. Wismeijer, U. Belser

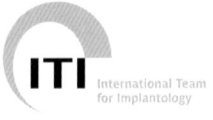

Authors:
S. Chen, D. Buser

監訳者：
勝山英明
船越栄次

Volume 3

抜歯部位へのインプラント埋入
治療オプション

Quintessence Publishing Co, Ltd
Berlin, Chicago, London, Tokyo, Barcelona,
Beijing, Istanbul, Milan, Moscow, New Delhi,
Paris, Prague, São Paulo, Seoul, Warsaw

German National Library CIP Data

The German National Library has listed this publication in the German National Bibliography. Detailed bibliographical data are available on the Internet at http://dnb.ddb.de.

© 2008 Quintessence Publishing Co, Ltd
Komturstraße 18, 12099 Berlin, Germany
www.quintessenz.de

All rights reserved. This book or any part thereof may not be reproduced, stored in a retrieval system, or transmitted in any form or by any means, electronic, mechanical, photocopying, or otherwise, without prior written permission of the publisher.

Medical Editing:	Dr. Kati Benthaus, CH-Basel
Illustrations:	Ute Drewes, CH-Basel, www.drewes.ch
Copyediting:	Triacom Dental, D-Barendorf, www.triacom-dental.de
Graphic Concept:	Wirz Corporate AG, CH-Zurich
Production:	Bernd Burkart, Juliane Richter, D-Berlin
Printing:	Bosch-Druck GmbH, D-Landshut, www.bosch-druck.de

Printed in Germany

The materials offered in the ITI Treatment Guide are for educational purposes only and intended as a step-by-step guide to treatment of a particular case and patient situation. These recommendations are based on conclusions of the ITI Consensus Conferences and, as such, in line with the ITI treatment philosophy. These recommendations, nevertheless, represent the opinions of the authors. Neither the ITI nor the authors, editors and publishers make any representation or warranty for the completeness or accuracy of the published materials and as a consequence do not accept any liability for damages (including, without limitation, direct, indirect, special, consequential or incidental damages or loss of profits) caused by the use of the information contained in the ITI Treatment Guide. The information contained in the ITI Treatment Guide cannot replace an individual assessment by a clinician, and its use for the treatment of patients is therefore in the sole responsibility of the clinician.

The inclusion of or reference to a particular product, method, technique or material relating to such products, methods, or techniques in the ITI Treatment Guide does not represent a recommendation or an endorsement of the values, features, or claims made by its respective manufacturers.

All rights reserved. In particular, the materials published in the ITI Treatment Guide are protected by copyright. Any reproduction, either in whole or in part, without the publisher's prior written consent is prohibited. The information contained in the published materials can itself be protected by other intellectual property rights. Such information may not be used without the prior written consent of the respective intellectual property right owner.

Some of the manufacturer and product names referred to in this publication may be registered trademarks or proprietary names, even though specific reference to this fact is not made. Therefore, the appearance of a name without designation as proprietary is not to be construed as a representation by the publisher that it is in the public domain.

The tooth identification system used in this ITI Treatment Guide is that of the FDI World Dental Federation.

ITIの使命とは…

「患者の利益のため、研究、開発、教育を通して、インプラントと関連組織再生についてのあらゆる知見の発展と普及を推進することである」

序文

　今日、デンタルインプラントの利用は臨床の多くの局面におけるスタンダードな治療となってきている。莫大な数のエビデンスによって、インプラント治療が安全であり治療オプションとして効果的であることがわかっている。多くの症例における、従来の治療介入に対してインプラント治療のもつ議論の余地のないアドバンテージは、埋入されるインプラントの数の急速な増加の一因となっている。

　この、まだ比較的新しい治療アプローチは信頼性や人気が急速に高まっているとはいえ、利点だけでなくリスクも伴っている。治療の結果は臨床家の教育レベルや実際の専門技術、個人のセンスに大きく左右されることに加え、長期にわたる臨床研究について現時点で十分な評価や立証のない新たな治療様式というのは、その使用および成功について、予測できない点があることを各自念頭に置いておかなければならない。

　ITI Treatment Guideシリーズの第3巻の内容は、抜歯部位に埋入されるインプラントに関して、実践的かつエビデンスに基づいたデータを臨床家に提供することを意図したものである。

Preface

2003年に開催された第3回ITIコンセンサス会議の結果の一部に基づき、本巻では最新の文献についてのup-to-dateな分析的レビューを行う。さらに、抜歯部位に対する異なる治療オプションの利点と欠点について広範にわたる概要を示す。

臨床現場でのさまざまな埋入プロトコールの適用について解説した15のケース報告に加え、抜歯部位におけるインプラント治療の治療成績に影響を与える因子や起こりうる合併症について論議する。

ITI Treatment Guideシリーズ第3巻は、臨床家たちが適切なインプラント埋入プロトコールに対しエビデンスに基づいた選択を行うことに役立つと同時に、より詳細に治療を計画・実施するための助けとなることを目的としている。この点で、ITI Treatment Guideシリーズ第3巻はITIの使命を果たすためのいっそうの努力を象徴している。その使命を以下に述べる。「…患者の利益のため、インプラントについてのあらゆる知見の発展と普及を推進することである。」

Daniel Buser　　Daniel Wismeijer　　Urs C. Belser

謝辞

　このITI Treatment Guideシリーズ第3巻を発行するにあたって、卓越したサポートと本書の質を高く維持するための献身的な取組みを行ってくれたDr. Kati Benthausに、深く御礼を申し上げたい。

　また、われわれのパートナー企業であるStraumann AG社の継続的なサポートがなければ、ITI Treatment Guideシリーズの出版は叶わなかったと実感している。彼らのご協力に対しても感謝の意を示したい。本書の科学的な内容に対してはITIと筆者らが一切の責任を負うものとする。

編集委員・著者一覧

Urs C. Belser, DMD, Professor
　University of Geneva
　Department of Prosthodontics
　School of Dental Medicine
　Rue Barthélemy-Menn 19, 1211 Genève 4, Switzerland
　E-mail : urs.belser@medecine.unige.ch

Daniel Buser, DMD, Professor
　University of Bern
　Department of Oral Surgery and Stomatology
　School of Dental Medicine
　Freiburgstrasse 7, 3010 Bern, Switzerland
　E-mail : daniel.buser@zmk.unibe.ch

Stephen Chen, MDSc, Dr
　School of Dental Science
　The University of Melbourne
　720 Swanston Street
　Melbourne, VIC 3010, Australia
　E-mail : schen@balwynperio.com.au

Daniel Wismeijer, DMD, Professor
　Academic Center for Dentistry Amsterdam (ACTA)
　Free University
　Department of Oral Function
　Section of Implantology and Prosthetic Dentistry
　Louwesweg 1, 1066 EA Amsterdam, Netherlands
　E-mail : d.wismeij@acta.nl

寄稿者一覧

Jay R. Beagle, DDS, MSD
　3003 East 98th Street, Suite 200
　Indianapolis, IN 46280, USA
　E-mail : jbeagledds@aol.com

Marina S. Bello-Silva, DMD, PhD Student
　University of São Paulo
　LELO - Center of Research,
　Teaching and Clinics of Laser in Dentistry
　School of Dentistry
　Av. Prof. Lineu Prestes, 2227
　São Paulo, SP, 05508-000, Brazil
　E-mail : marinastella@usp.br

Shayne Callis, M Dent(Wits), ADC, BDS(Wits)
　Balwyn Periodontic Centre, 223 Whitehorse Road
　Balwyn, VIC 3013, Australia
　E-mail : shaynecallis@optushome.com.au

Luiz O. A. Camargo, DMD, PhD
　Av. Brig. Faria Lima, 1478 Cj. 2205/2208
　Sao Paulo 01451-001 Brazil
　E-mail : luizotavio.camargo@special-odonto.com.br

Roberto Cornelini MD, DDS
　Assistant Professor, Department of Oral Pathology,
　University of Genoa
　Piazza Tre Martini 38, Rimini 47900, Italy
　E-mail : rcornel@libero.it

Anthony J. Dickinson, BDSc, MSD
　1564 Malvern Road
　Glen Iris, VIC 3146, Australia
　E-mail : ajd1@iprimus.com.au

Christopher Evans, BDSc Hons(Qld), MDSc(Melb)
　75 Asling St., Brighton
　Melbourne, VIC 3186, Australia
　E-mail : cdjevans@mac.com

German O. Gallucci, DMD, Dr med dent
　Harvard School of Dental Medicine
　Department of Restorative Dentistry
　and Biomaterial Sciences
　188 Longwood Avenue, Boston, MA 02115, USA
　E-mail : german_gallucci@hsdm.harvard.edu

Christopher Hart, BDSc, Grad Dip Clin Dent, MDSc
　4 Linckens Cres
　Balwyn, VIC 3103, Australia
　E-mail : cnhart@mac.com

Lisa J. A. Heitz-Mayfield, BDS, MDSc, Odont Dr, Assoc Prof.
　University of Sydney
　NSW, 2000, Australia
　E-mail : heitz.mayfield@iinet.net.au

Yasushi Nakajima, DDS
　Center of Implant Dentistry
　Minatomirai Nishiku 3-3-1,
　Yokohama, 220-0012, Japan
　E-mail : njdc3805@crest.ocn.ne.jp

Robert Nieberler, Dr med dent
　Lochhauserstrasse 4, 82178 Puchheim, Germany
　E-mail : dr.nieberler@t-online.de

Mario Roccuzzo, DMD, Dr med dent
　Corso Tassoni 14, Torino 10143, Italy
　E-mail : mroccuzzo@iol.it

Anthony Sclar, OMS
　Director of Clinical Research
　and Dental Implant Surgery
　Department of Oral and Maxillofacial Surgery
　Nova South Eastern School of Dentistry
　South Florida
　7600 Red Road, Suite 101
　Miami, FL 33143, USA
　E-mail : anthonysclar@aol.com

Pedro Tortamano-Neto, DMD, PhD
　Rua Jeronimo da Veiga, 428 cj. 51
　Itaim Bibi, Sao Paulo, 04536-001 Brazil
　E-mail : tortamano@giro.com.br

目次

1章　イントロダクション··15
S. Chen、D. Buser／(訳)美田　瞳、勝山英明

2章　第3回ITIコンセンサス会議議事録：抜歯部位へのインプラント埋入··········17

2.1　合意声明および抜歯部位へのインプラント埋入に関する推奨術式·············19
　　　(訳)北條正秋、美田　瞳
2.1.1　合意声明··20
2.1.2　推奨される臨床的アプローチ···21
2.1.3　結論··22

2.2　抜歯部位へのインプラント埋入―最新の文献情報··························23
　　　S. Chen、D. Buser／(訳)北條正秋、美田　瞳
2.2.1　抜歯後のインプラント埋入時期の分類······································23
2.2.2　最新の文献情報··24
2.2.3　抜歯部位のインプラント周辺の治癒について····························26
2.2.4　インプラントの生存率··27
2.2.5　審美的結果··28

3章　抜歯後インプラントのための術前評価と治療オプション·················31

3.1　抜歯後インプラントの治療結果に影響する因子·····························32
　　　D. Buser、S. Chen／(訳)中島　康
3.1.1　はじめに··32
3.1.2　患者···33
3.1.3　生体材料···40
3.1.4　治療方針···41
3.1.5　臨床医··41

3.2　抜歯部位へインプラントを埋入する際の治療オプションの利点と欠点·····43
　　　S. Chen、D. Buser／(訳)新村昌弘
3.2.1　治療期間と外科術式の回数··43
3.2.2　インプラント埋入部位の因子··44
3.2.3　結論···49

3.3	治療アプローチを選択する際の推奨事項	52
	S. Chen、D. Buser／(訳)吉村治範、黒江敏史	
3.3.1	一般的な推奨事項	52
3.3.2	上顎前歯部における推奨事項	54

4章　異なった埋入プロトコールに基づいた臨床ケース報告 …………………… 57

インプラント即時埋入 (Type 1)

4.1	上顎右側中切歯部へのインプラント即時埋入	58
	J. R. Beagle／(訳)山本茂樹、山田　了	
4.2	上顎左側中切歯部へのインプラント即時埋入	68
	S. Chen、A. J. Dickinson／(訳)渋川義宏、山田　了	
4.3	上顎左側中切歯部へのフラップレスでのインプラント即時埋入	74
	S. Chen／(訳)奥田倫子、山田　了	
4.4	下顎第一大臼歯部へのインプラント即時埋入	80
	R. Cornelini／(訳)藤田貴久、山田　了	
4.5	上顎右側第二小臼歯部へのフラップレスでのインプラント即時埋入	85
	M. Roccuzzo／(訳)衣松高志、山田　了	
4.6	上顎右側側切歯部へのフラップレスでのインプラント即時埋入	94
	R. Nieberler／(訳)太田幹夫、山田　了	
4.7	上顎左側中切歯部へのフラップレスでのインプラント即時埋入	102
	P. Tortamano、M. S. Bello-Silva、L. O. A. Camargo／(訳)伊藤明代、山田　了	

インプラント早期埋入 (Type 2)

4.8	上顎右側中切歯部へのインプラント早期埋入	107
	D. Buser、C. Hart、U. Belser／(訳)立川敬子	
4.9	下顎左側第二小臼歯および第二大臼歯部へのインプラント早期埋入	116
	D. Buser／(訳)立川敬子	
4.10	上顎左側第一小臼歯部へのインプラント早期埋入	121
	M. Roccuzzo／(訳)立川敬子	

インプラント早期埋入 (Type 3)

4.11	上顎側切歯部へのインプラント早期埋入	129
	G. O. Gallucci／(訳)塩田　真	

4.12	上顎左側第一小臼歯部へのインプラント早期埋入	140
	Y. Nakajima／(訳)塩田　真	

インプラント遅延埋入(Type 4)

4.13	上顎左側中切歯部へのインプラント遅延埋入	147
	Y. Nakajima／(訳)宗像源博	
4.14	上顎左側中切歯部へのフラップレスでのインプラント遅延埋入	157
	A. Sclar／(訳)宗像源博	
4.15	上顎左側中切歯部へのインプラント遅延埋入	167
	S. Chen、A. J. Dickinson／(訳)宗像源博	

5章　合併症　177

S. Chen、D. Buser／(訳)船越栄次、安増一志、武井宣暁、下地史麻、笹田雄也、高尾康祐、山下素史、柴戸和夏穂、石川悠子、堀田慎一郎

5.1	抜歯部位へのインプラント埋入後の合併症	178
	(訳)船越栄次	
5.2	インプラント早期埋入後に生じたインプラント周囲炎	179
	L. J. A. Heitz-Mayfield／(訳)船越栄次、安増一志	
5.3	即時埋入・即時修復したインプラント周囲の術後感染による喪失	182
	D. Buser／(訳)船越栄次、武井宣暁	
5.4	即時埋入から3年後のインプラント周囲炎	187
	S. Chen／(訳)船越栄次、下地史麻	
5.5	フラップレスでのインプラント即時埋入後に生じた上顎中切歯部の歯肉退縮	193
	S. Chen、C. Evans／(訳)船越栄次、笹田雄也	
5.6	インプラント即時埋入後に生じた上顎側切歯部の歯肉退縮	199
	S. Chen、S. Callis／(訳)船越栄次、高尾康祐	
5.7	上顎中切歯部へのインプラント即時埋入後に生じた歯肉退縮	205
	D. Buser／(訳)船越栄次、山下素史、石川悠子	
5.8	結論	208
	S. Chen、D. Buser／(訳)船越栄次、柴戸和夏穂、堀田慎一郎	

6章　引用／参考文献　209

翻訳者一覧

[監訳者]

勝山英明(Hideaki Katsuyama)／Center of Implant Dentistry(CID)、ITI教育幹事(ITI Section JAPAN)
船越栄次(Eiji Funakoshi)／福岡県開業、船越歯科歯周病研究所、Chairman of the ITI Section JAPAN

[訳者]

石川悠子(Yuko Ishikawa)／船越歯科歯周病研究所
伊藤明代(Akiyo Ito)／東京歯科大学歯周病学講座　講師
太田幹夫(Mikio Ota)／東京歯科大学歯周病学講座　講師
奥田倫子(Tomoko Okuda)／東京歯科大学歯周病学講座　助教
衣松高志(Takashi Kinumatsu)／東京歯科大学歯周病学講座　助教
黒江敏史(Toshifumi Kuroe)／北海道大学病院歯科診療センター高齢者歯科
笹田雄也(Yuya Sasada)／船越歯科歯周病研究所
塩田　真(Makoto Shiota)／東京医科歯科大学大学院医歯学総合研究科インプラント口腔再生医学　准教授
柴戸和夏穂(Wakaho Shibato)／船越歯科歯周病研究所
渋川義宏(Yoshihiro Shibukawa)／東京歯科大学歯周病学講座　准教授
下地史麻(Shima Shimoji)／船越歯科歯周病研究所
高尾康祐(Kosuke Takao)／船越歯科歯周病研究所
武井宣暁(Noriaki Takei)／船越歯科歯周病研究所
立川敬子(Noriko Tachikawa)／東京医科歯科大学歯学部附属病院回復系診療科インプラント外来　講師
中島　康(Yasushi Nakajima)／Center of Implant Dentistry(CID)
新村昌弘(Masahiro Niimura)／Center of Implant Dentistry(CID)
藤田貴久(Takahisa Fujita)／東京歯科大学歯周病学講座　助教
北條正秋(Masaaki Hojo)／Center of Implant Dentistry(CID)
堀田慎一郎(Shinichiro Horita)／船越歯科歯周病研究所
美田　瞳(Hitomi Mita)／Center of Implant Dentistry(CID)
宗像源博(Motohiro Munakata)／東京医科歯科大学歯学部附属病院回復系診療科インプラント外来　医員
安増一志(Kazushi Yasumasu)／船越歯科歯周病研究所
山下素史(Motofumi Yamashita)／船越歯科歯周病研究所
山田　了(Satoru Yamada)／東京歯科大学歯周病学講座　教授
山本茂樹(Shigeki Yamamoto)／東京歯科大学歯周病学講座　助教
吉村治範(Harunori Yoshimura)／Center of Implant Dentistry(CID)

1章 イントロダクション

Introduction

S. Chen、D. Buser／(訳)美田 瞳、勝山英明

　インプラント歯学は、継続的な研究開発による生体材料や臨床技術の飛躍的な発展とともに過去十年間にわたって進化を遂げてきた。この進化は、今日歯科医院を訪れる患者層を大いに反映している。これまでは、ほとんどの患者が歯のないスペースを持ったまま生活していたものだが、今日では大多数の患者がインプラント治療を前提とした抜歯を希望しており、歯の修復を求めてやってくる。これらの症例では、臨床家は非常に重要な決断を下さなければならない。すなわち、抜歯後にインプラントを埋入する最高のタイミングを勧めなければならないのである。また、使用する生体材料についても最適なものを選択しなければならない。治療期間を短く、といった要望と同じくらいに機能的かつ審美的な治療結果への要求も高く、治療前の抜歯窩の状態や抜歯後に起こる抜歯窩壁の三次元的変化、計画された治療アプローチの予知性、合併症のリスクなどと比較検討しながら熟考しなければならない。

　2003年8月、インプラント歯学における数々の問題について議論するため、ITIは第3回ITIコンセンサス会議を開催した。それらの議題のうちの1つが、抜歯部位へのインプラント埋入を主題とするものであった。当会議の議事録が2004年にInternational Journal of Oral & Maxillofacial Implantsの別冊として出版された。4年の歳月が過ぎてもなお、抜歯後のインプラント埋入に関する問題は非常に高い関心を集め続けている。

　本Treatment Guideには、研究成果の要約と第3回ITIコンセンサス会議における合意声明を、過去4年間に発表された抜歯後のインプラントに関する文献の最新版によって補足したものを掲載している。このエビデンスに基づき、さまざまな治療アプローチにおける推奨事項を詳細なケース報告によって提供・立証する。

　既刊の2冊のITI Treatment Guideと同様に、この巻が、患者の利益のために日々予知性の高い治療を行わなければならない臨床に携わる臨床家たちに、重要な方策を与えるものであることを筆者は願っている。

2章　第3回 ITIコンセンサス会議議事録：抜歯部位へのインプラント埋入

Proceedings of the
Third ITI Consensus Conference :
Implants in Post-Extraction Sites

(訳)北條正秋、美田　瞳

2章　第3回ITIコンセンサス会議議事録：抜歯部位へのインプラント埋入

The International Team for Implantology（以下ITI）とは、インプラント歯学とそれに関連する組織再生にまつわるあらゆる領域の専門家が集う、独立した学術ネットワークである。ITIは、研究、開発、教育分野に注力し活発に活動しており、また、患者の利益のため、インプラント歯学と関連する組織再生のすべての側面に関する知見を、促進し普及させることに専念してきた。今日では、ITIは世界40ヵ国以上からおよそ5,000名もの会員によって成り立っている。

ITIは、包括的な臨床研究に基づき、長期にわたる臨床結果に裏づけられた治療のガイドラインを定期的に執筆・出版している。これらの責務の成果には、例えば、ITI Treatment GuideやITI Consensus Papersといった出版物がある。

ITIでは5年に一度、インプラント歯学における関連トピックを話し合うためのコンセンサス会議を開催する。第1回と第2回のコンセンサス会議はそれぞれ1993年と1997年（2000年のITIコンセンサス会議の議事録を参照のこと）に開催され、主に、インプラント歯学における外科・補綴上の基礎的問題について議論がなされた。

第3回ITIコンセンサス会議は2003年に開催された。この会議に向けてITI教育委員会は、近年非常に大きな注目を浴びている4つの特別なトピックスに焦点を当てて議論することを決定した。その話題の中の一つが「抜歯部位（現在の学術用語ではpost-extraction sites）へのインプラント」であった（第3回ITIコンセンサス会議議事録、International Journal of Oral and Maxillofacial Implants 2004年第19巻別冊）。

ITIコンセンサス会議の目的は、査読付学術誌の最新の文献を論評し、具体的な臨床行為に利用できるほど十分なエビデンスがある部分と、エビデンスに欠ける部分のそれぞれについて議論することである。

それぞれのトピックの調査について、担当のワーキンググループが選任された。Christoph H. F. Hämmerle教授率いる研究グループ1は、抜歯部位へのインプラントに焦点を当て、関連文献をレビューしコンセンサスを得ることを依頼された。

グループ1のメンバーは、以下のとおりであった。
Gil Alcoforado
Jay R. Beagle
Jean-Pierre Bernard
Stephen T. Chen
Anthony Dickinson
Paul Fugazzotto
Erik Hjørting-Hansen
Louis Antonio Lima
Jan Lindhe
Thomas Oates
Mario Roccuzzo
James Ruskin
Thomas von Arx
Gerhard Wahl
Thomas G. Wilson Jr.

2.1　合意声明および抜歯部位へのインプラント埋入に関する推奨術式

　グループ1は、インプラント埋入のさまざまなプロトコールに関連したトピックスについて、エビデンスに基づくレビューを発展させるよう依頼された。レビューと議論をするにあたって、彼らには以下の議題が提示された。

・Stephen T. Chen, Thomas G. Wilson Jr., and Christoph H. F. Hämmerle:"Immediate or Early Placement of Implants Following Tooth Extraction:Review of Biologic Basis, Clinical Procedures, and Outcomes"(Chenら、2004)

　この論文の目的は、即時および遅延埋入の臨床術式と結果に関連して、インプラントの生存率や成功率について考察した最新の文献をレビューすることであった。

　2章2.1.1と2.1.2に挙げられている、グループ1によって定義された「抜歯部位へのインプラント」というトピックにおいての合意声明と推奨される臨床手順は、診断、治療計画、インプラント治療を要する患者への対応といった面で臨床家たちのガイドラインとなるよう意図されたものである。

　合意声明をガイドラインとして、臨床家たちが患者に対してすぐれた治療のクオリティや予後を提供するために、外科的・補綴的処置において、情報に基づいたより良い判断が行えるようになることが望まれる。

2.1.1 合意声明

抜歯窩の治癒

臨床的、X線的そして組織学的研究により、抜歯部位の骨性治癒は、既存の抜歯窩骨壁の外部吸収と抜歯窩内におけるさまざまな程度の骨充填を伴い進むことが示されている。

骨再生

ヒトおよび動物における研究は、2mm以下の水平性欠損(以下HDD:インプラント周囲間隙)では、粗面チタンインプラントの場合、骨の自然治癒とオッセオインテグレーションが獲得されることを示している。

2mmより大きいHDDを呈し抜歯窩との接触がない部位においては、骨の再生とオッセオインテグレーションを得るのに、バリアメンブレンを使うテクニックや、メンブレンをサポートする材料が有効であることが示されている。

データが非常に少ないが、インプラント周囲欠損の骨再生の成功に関する比較データの多くは、Type 1、2と3の間に相違はないことを示唆している。

さらに、骨形成の獲得に成功し、長期に安定することに関連して、異なる骨造成術式の比較分析が必要である。

再生骨の安定性に関する長期分析は、歯間部の骨のX線的評価とインプラントの生存に焦点が当てられている。長期において頬側の骨が再生するか否かについて評価研究が必要である。

補助的投薬

レビューしたほとんどの研究の中では、広域抗菌薬がType 1、2、3のインプラント埋入に使われている。全身投与された抗菌薬の治療結果への効果を評価する比較対照研究が必要である。

インプラントの生存率

インプラント即時埋入(Type 1)の生存率は、多くの研究で報告されており、治癒した歯槽堤に埋入されたインプラント(Type 4)と同様の結果を示した。

わずかな研究しか行われていないが、Type 2と3の過程でインプラントを埋入した場合の短期間の生存率は、Type 1と4の過程と同様の結果を示した。

Type 2と3のインプラント埋入に関する報告はあまり多くなく、埋入の時期と造成方法を無作為割付けしたものはわずか2つであった。3年を超える長期間の研究は2つの報告のみであった。

局所病変を有する歯を抜歯後、即時埋入したインプラントの生存率は治癒した歯槽堤に埋入されたインプラントの結果と同様であることを示唆する証拠がある。これらの状況のマネージメントについての決定的な情報を提供するため、さらなる比較対照研究が必要である。

審美的結果

審美的に満足のいく処置の結果については、最近になり、多くの関心を集めている。しかしながら、Type 1、2、3における審美治療の結果の評価に関する比較対照研究はない。

2.1.2 推奨される臨床的アプローチ

患者評価

抜歯部位へインプラントを埋入する対象となる患者はすべて、インプラント埋入の時期を問わず通常のインプラント患者と同じ一般的スクリーニングの基準に適合する必要がある。

抗菌薬

インプラント治療での抗菌薬の併用について、文献では結論が出ていない。抗菌薬の使用は骨造成の術式を行う場合有効であるという一般的な合意がある。

抜歯

硬組織と軟組織に対する外傷が最小限になるような抜歯技術が必要である。複根歯の場合、歯根の分割を推奨する。すべての肉芽組織を抜歯窩から除去するべきである。

部位の評価

部位の評価は、適切な術式を決定するうえできわめて重要である。考慮すべき要因は次のとおりである。
・総合的な患者治療計画
・患者の審美的期待
・軟組織の質、量、そして形態
・骨の質、量、そして形態
・病態の存在
・隣在歯と支持構造の状態

インプラントの初期固定性

もし残っている歯槽形態が、理想的な修復治療に対し適当な位置へ、適切なサイズのインプラントの初期固定を達成できない場合、インプラントを抜歯時に埋入するべきではない。

薄いバイオタイプ

治療する患者の歯肉が薄いスキャロップ状の組織のバイオタイプである場合、頬側骨壁が完全であっても、何らかの造成処置がインプラントの埋入時(Type 1)に推奨される。なぜなら、頬側骨壁の吸収と辺縁組織の吸収のリスクが高いからである。

もし、頬側骨壁が失われている場合、抜歯同時のインプラント埋入は推奨されない。さらに言えば、造成処置後、Type 3または4のアプローチを利用するべきである。

厚いバイオタイプ

歯肉が厚く、あまりスキャロップ状ではない組織のバイオタイプで、頬側骨壁が完全な場合には、インプラント埋入(Type 1)時の造成処置の必要性は減る。なぜなら、厚いバイオタイプは薄いバイオタイプよりも頬側骨壁吸収のリスクが少ないからである。頬側骨壁が失われるにつれ、造成処置の必要性が増すことになる。

頬側骨壁が損なわれ、処置の結果があまり期待できないようなときは、インプラント即時埋入(Type 1)ではなく、Type 2、3ないし4の術式をとる。HDDが2mmを上回るときには、造成処置を併用する必要がある。

追加の造成処置は、審美結果を最適にするため、上記のいかなる状況においても適応となる。

インプラント埋入

インプラントの三次元的配置は、補綴主導で行われるべきである。

2.1.3 結論

2003年8月に第3回ITIコンセンサス会議が開催された。グループ1によってまとめられた合意声明は、「抜歯部位へのインプラント」のトピックについて調査したものであり、また、その時点での文献内容に基づくものであった。

その一方で、「抜歯部位へのインプラント」という題材については今なお研究中であり、さらなる文献が出版されつづけている。加えて、インプラント表面に関する新たなテクノロジーと、それらのインプラント即時および早期埋入プロトコールへの影響も現在調査中である。

2章2.2の「抜歯部位へのインプラント―最新の文献情報」および3章3.2の「抜歯部位へインプラントを埋入する治療オプションの利点と欠点」では、インプラント埋入のプロトコールが進歩していることを認めている。どちらの章も最近のデータや文献を含めているのは、臨床的意義と実際の適用に関連するインプラント埋入プロトコールの最新の概要を示すことができるようにとの意図からである。

2.2 抜歯部位へのインプラント埋入—最新の文献情報

S. Chen、D. Buser

2.2.1 抜歯後のインプラント埋入時期の分類

2003年8月の第3回ITIコンセンサス会議以降、抜歯部位へのインプラント埋入の術式が興味を集めている。この治療様式の臨床結果に関しさらなる情報を提供するために、いくつかの無作為化比較対照試験や、数多くの前向きと後ろ向きのケースシリーズが発表されている。

抜歯後のインプラント埋入時期を表現するために、数多くの専門用語が用いられてきた。WilsonとWeber(1993)は、軟組織治癒との関連やバリアメンブレンに誘導される骨再生術式の予知性との関連から、"immediate"、"recent"、"delayed"、そして"mature"という単語によってインプラント埋入時期を表すことを提唱した。1999年には、抜歯後6～10週間の時期を"delayed"、6ヵ月以上経過した時期を"late"とそれぞれ区別して用いられるようになった(Mayfield、1999)。さらに最近では、軟組織および硬組織が回復したものの、抜歯窩の治癒が完全でない時期のインプラント埋入を指す語として"early"という表現が用いられている(Chenら、2004)。

歯科文献における専門用語のばらつきについては第3回ITIコンセンサス会議で議論され、抜歯後のインプラント埋入時期についての新たな分類法が提案された(Hämmerleら、2004)。この分類法は、これまでの専門用語や抜歯後の正確な時間経過に基づくというよりは、創傷治癒の過程で求められる臨床結果に基づいている。よって、Type 1の埋入とは、抜歯と同日に同じ術式中でインプラント埋入を行うものを指している。Type 2は、軟組織治癒後であるがいまだ臨床的に抜歯窩の骨の顕著な回復がみられない時期におけるインプラント埋入としている。対照的に、Type 3は臨床的に、またはX線上で抜歯窩の骨が顕著に回復した後のインプラント埋入を示している。Type 4とは、完全に治癒した抜歯部位へのインプラント埋入である。このレビューのため、抜歯後という時期には、Type 1、Type 2、そしてType 3の埋入プロトコールが含まれる。表2-2-1では、このトリートメントガイドにて用いる用語を要約している。一般的には、Type 2のインプラント早期埋入に必要なだけの軟組織の治癒には4～8週間かかるといわれている。Type 3の部分的な骨治癒を伴うインプラント早期埋入には、通常12～16週間の回復期間を要する。抜歯窩の治癒やType 2および3で望ましい臨床結果を得るためにかかる期間は、抜歯窩の初期の状態やその大きさに依存する。Type 4のインプラント遅延埋入に必要とされる完全な骨の回復のためには、通常6ヵ月かそれ以上を要する。

表2-2-1　抜歯後インプラント埋入における時期の分類と記述用語

分類	記述用語	抜歯後の期間	インプラント埋入における望ましい臨床状況
Type 1	即時埋入 (Immediate placement)	0	骨と軟組織の治癒がない抜歯部位
Type 2	軟組織治癒を伴った早期埋入 (Early placement with soft-tissue healing)	一般に4～8週	軟組織は治癒しているが著しい骨の治癒は伴っていない抜歯部位
Type 3	部分的な骨治癒を伴った早期埋入 (Early placement with partial bone healing)	一般に12～16週	軟組織の治癒と著しい骨の治癒を伴った抜歯部位
Type 4	遅延埋入 (Late placement)	一般に6ヵ月以上	完全に治癒した抜歯部位

2.2.2　最新の文献情報

　抜歯部位へのインプラントに関する最新の関連文献は以下に挙げられている。続く章で議論する研究の大部分は、第3回ITIコンセンサス会議の後に発表されたものである。コンセンサス会議におけるグループ1の議事録は、当時までに発表された研究の詳細な情報を提供している(Chenら、2004、Hämmerleら、2004)。

抜歯窩の治癒—組織学的変化

　抜歯窩が治癒する過程で起こる組織学的現象は主に、実験研究と少数の臨床研究の中で述べられている。

　近年、イヌモデルでの6ヵ月にわたった包括的な組織学的研究が発表された(Cardaropoliら、2003)。9頭の雑種犬の下顎小臼歯部において、抜歯後1,3,7,14,30,60,90,120,180日後の抜歯窩治癒の状態が組織学的に調査された。初め抜歯窩のほとんどを覆っていた血餅は抜歯後3～7日目を迎えるとしだいに一時的なマトリックスに置き換わっていった。このマトリックスは、新生血管や未熟な間葉系細胞、白血球、コラーゲン線維によって成り立っていた。抜歯窩壁を裏打ちする束状骨には、回復中の抜歯窩と周囲骨の間の伝達経路としてのフォルクマン管の形成を誘導する、破骨細胞の非常に活発な活動性がみられた。14日後には、抜歯窩は血管と炎症性細胞に富む、良く組織化した結合組織で満たされていた。抜歯窩の水平方向および根尖方向への範囲は未熟な線維性骨に裏打ちされていた。30日後には、新生骨はモデリングとリモデリングの初期サインを示しながら抜歯窩を完全に満たしていた。60日後には抜歯窩の入口に石灰化した骨による架橋が形成された。それらは次第に皮質化が進み、180日後には周囲の皮質骨と区別がつかなくなったのであった。

抜歯窩治癒に関するヒトでの組織学的なデータは数少ない(Mangos、1941；Amlerら、1960；Boyne、1966；Amler、1969；Evianら、1982)。類骨は抜歯の約3週間後に、明らかな初期の石灰化とともに7〜10日間認められた(Mangos、1941；Amlerら、1960；Boyne、1966；Amler、1969)。実質的に骨が抜歯窩を埋めるのには5〜10週間かかった(Amlerら、1960；Amler、1969)。骨芽細胞の活性が最大となるのは抜歯後4〜6週間であり、8週間目から骨の形成が完了する16週目にかけて、骨形成の進行速度は減少するようであった(Evianら、1982)。

抜歯窩の壁に1壁またはそれ以上のダメージがある場合の治癒に関するデータは、ごくわずかしか存在しない(Adriaens、1999)。抜歯窩における骨の増大における組換え骨形成タンパク質-2の有効性について調査した無作為化比較対照研究によると、唇側の骨壁が50%超減少している部位では、健全な骨壁の部位に比べて骨の再生能力が劣るということが示された(Fiorelliniら、2005)。この所見は、多くの文献の筆者らが強調した、抜歯窩の再生能力という点において窩壁に欠損がない状態であることの重要性に対する見解を支持している(Beckerら、1994a；Zitzmannら、1999；Schroppら、2003a)。

抜歯窩の治癒—抜歯後に起こる寸法変化

歯槽堤の外壁の幅は抜歯後に減少していく(Johnson、1963；CarlssonとEricson、1967)。ある前向き臨床研究では、抜歯後12ヵ月経過し治癒した状態の臼歯部歯槽堤の幅はおよそ50%喪失していた(Schroppら、2003b)。注目すべきは、それらの喪失分のうち2/3は最初の3ヵ月に起こるということである。Schroppらは、唯一頬側粘膜の高さに約0.5mm増大がみられたと報告している。抜歯後12ヵ月間の観察期間において、患者の大多数は補綴物を装着していなかった。

粘膜外形の変化は、抜歯窩壁のモデリングの変化を反映しているように見受けられる。これらの変化の結果、粘膜外形の幅は垂直方向に0.7〜1.8mm、水平方向に2.6〜4.6mm減少する(Lekovic、1997；Lekovicら、1998；Camargoら、2000；Iasellaら、2003；Serinoら、2003)。近年の研究で報告された変化量はより少ない(垂直方向に1.2mm減少、水平方向に0.6mm増加)。なぜなら、調査対象とされた部位は研究開始の時点ですでにダメージを受けており、50%以上の唇側の骨壁を喪失していたためである(Fiorelliniら、2005)。

これらの寸法変化は抜歯後まもなく開始するのかもしれない。即時埋入と早期埋入を比較した研究によると、抜歯後6〜8週間経過した「早期」の抜歯窩では抜歯直後と比較して唇舌的にほぼ2mm少なかった(Covaniら、2004)これは、抜歯後6〜8週間に水平的寸法が15%減少することを表す。

上記の臨床研究で報告された抜歯後の寸法変化は、骨のモデリングに起因する。イヌモデルを用いた近年の組織学的研究の筆者は、抜歯に続いて抜歯窩に沿った束状骨の吸収が治癒期間8週目までの間に起こる、と述べられている(AraújoとLindhe、2005a)。唇側の骨壁は舌側の骨壁より薄く、また、その歯冠側はほぼ完全に束状骨が占める。こうして束状骨の吸収は唇側の骨壁に、舌側の骨壁と比較して顕著な高さの喪失を引き起こす。同時に、唇側骨と舌側骨の外面では破骨細胞の活性が亢進して水平的な歯槽堤の減少を引き起こすが、これも唇側において特に強い。

抜歯後、骨の体積を維持するための歯槽堤保存テクニックについて評価した複数の研究によると、バリアメンブレンや吸収置換率の低い骨移植材を用いたにもかかわらず、13%〜25%の水平的骨吸収が依然として起こった(Lekovicら、1997；Lekovicら、1998；Iasellaら、2003)。このことから、抜歯窩への骨移植を行ってもなお、骨の寸法変化をもたらす吸収とモデリングが起こっていると結論づけられるであろう。しかしこれらのプロセスは、充填する骨移植材の置換率に影響を受けている可能性がある。対照的に、抜歯窩と唇側の骨壁外面両方に脱灰凍結乾燥他家骨移植材(以下DFDBA)を移植し吸収性メンブレンで覆った場合、水平的な寸法は24%増加した(Simonら、2000)。骨移植によって初めは42%まで水平的な寸法が増加するにもかかわらず、移植によって増加した

部分は4ヵ月後には半分失われてしまう。これはおそらく顆粒状の移植材であることと、リモデリング期間におけるDFDBAの吸収置換率が高いことによるものであろう(Buserら、1998)。

2.2.3 抜歯部位のインプラント周辺の治癒について

2003年の第3回ITIコンセンサス会議以降、抜歯窩治癒とインプラント埋入の関連についてのさらなるデータとして、数多くの研究論文が発表されている。前向き臨床研究として、18名の患者に抜歯と同時に計21本のインプラントを埋入したものがある。骨補填材やバリアメンブレンは使用しなかった。4ヵ月に及ぶ粘膜下での治癒期間の後、リエントリーし粘膜貫通型のアバットメントを装着した。初めの水平的な辺縁のギャップを伴う欠損は、3mm以内であれば、骨添加と欠損の解消によって大半が治癒する(Botticelliら、2004)。4〜6ヵ月後には抜歯部位へ埋入したインプラント周辺の欠損は、自然に起こる骨の添加と欠損の解消によって回復する可能性がある、ということが近年の多くの臨床研究によって立証されている(Covaniら、2003；Covaniら、2004；Chenら、2005；Chenら、2007)。しかし、抜歯窩の再生に伴い外側の吸収と唇側の骨壁のモデリングが起こり、唇側の歯槽堤を平坦化させる。Botticelliらは唇側の骨壁において、56％の水平的吸収と0.3±0.6mmの垂直的な骨稜の吸収が起こることを観測した(Botticelliら、2004)。即時埋入を行ったとき周辺の欠損に移植を用いなかった他の研究でも似たような寸法変化が認められた(Covaniら、2003；Chenら、2005；Chenら、2007)。最近の研究では、33名の患者を対象として骨移植をしない即時(Type 1)と早期(Type 2)のインプラント埋入を比較している(Covaniら、2004)。いずれの治療アプローチも、治癒4〜6ヵ月目に似たような水平的の変化を認めた。インプラント即時埋入では、唇舌的な歯槽堤の幅は10.5±1.5mmから8.1±1.3mmに変化した。これと類似して、インプラント早期埋入では8.9±2.4mmから5.8±1.3mmへの変化がみられた。

3つの無作為化比較対照研究において、異なる造成術の有効性が調査されている(Cornelini、2004；Chenら、2005；Chenら、2007)。Corneliniらは、辺縁の欠損を充填するための吸収性コラーゲンメンブレンへの補助として、除タンパクウシ骨ミネラル(以下DBBM)の有効性を、1回法プロトコールを用いたインプラント即時埋入(Type 1)と比較した(Corneliniら、2004)。実験群では、10名の患者の10本のインプラントにDBBMと吸収性コラーゲンメンブレンを用いた。対照群では10名の患者の10本のインプラントに吸収性コラーゲンメンブレンのみを用いた。6ヵ月後、X線所見では2つのグループには差がみられなかった。しかし、唇側におけるインプラントショルダーより歯冠側の粘膜高さは、対照群に比べて実験群で有意に大きな値を示した(2.1mm対0.9mm；$P<0.05$)。

インプラント即時埋入を受けた62名の患者を対象とし、5つの異なる造成テクニック(e-PTFEメンブレン、吸収性ポリ乳酸／ポリグリコール酸メンブレン、吸収性ポリ乳酸／ポリグリコール酸メンブレン＋自家骨、自家骨のみ、造成をしないコントロール)を比較した研究では、6ヵ月の治癒期間後、垂直的、水平的(唇舌的)な欠損の減少量には5グループで有意差がみられなかった(Chenら、2005)。唇側骨に裂開状の欠損が存在する場合、欠損のない骨壁と比べてより大きな水平的吸収が観察された。メンブレンによる治療を受けたグループ(吸収性、非吸収性は問わず)では、メンブレンによる治療を受けていないグループと比較して欠損幅(近遠心)の減少量が大きく、唇側骨に裂開状の欠損が存在する場合には、欠損のより著しい改善が認められた。

1回法により、単独歯インプラントの即時埋入を受けた30名の患者を対象とした3つの造成テクニック(DBBM単独、コラーゲンメンブレン＋DBBM、非移植の対照)の比較研究においては、欠損の高さ、深さ(唇舌的)、X線的パラメータについて有意差はみられなかった(Chenら、2007)。これらのグループ間で唇側歯槽骨頂の高さの減少量に差はなく、1.0〜1.3mmの間であった。しかし、DBBMを単独もしくはコラーゲンメンブレンと併用し

た場合のどちらも、水平的な吸収量は元の寸法の約25％以内にまで有意に減少した。いかなる移植も行っていないグループにおいて50％の水平的吸収がみられたのと対照的であった。唇側の骨が薄いほど多くの歯槽骨頂高さを失った。

抜歯窩では、1壁またはそれ以上の窩壁の欠損がみられることが頻繁にある。ある後ろ向き研究においては、31本のインプラント即時埋入を行った部位のうち、壁の欠損がなかったのはたった10本（32％）であった。残りの21本については、2壁性欠損が52％、壁が1壁、もしくはまったく残らないものが16％であった（Zitzmannら、1999）。この筆者らは、抜歯からの期間が経過するにつれ、3壁または2壁をもつ抜歯窩の割合は減少すると報告した。

いくつかの臨床研究によって、抜歯後のインプラント埋入に伴う唇側骨壁の裂開状欠損は、骨造成によって再建できる可能性があるといわれている（Gelb、1993；Fugazzotto、1997；Nemcovskyら、1999；Nemcovskyら、2000；NemcovskyとArtzi、2002；Nemcovskyら、2002；Schroppら、2003a）。即時（Type 1）と早期（Type 2）埋入における骨造成の有効性に関するデータは相反している。ある前向き研究では、早期（Type 2）埋入部位は、即時（Type 1）埋入部位と比較してより大きな欠損の高さと範囲の縮小がみられた（Nemcovskyら、2002）。即時（Type 1）インプラント埋入と早期（Type 3）インプラント埋入を比較した、ある無作為化比較対照研究では、3壁性の欠損のほうが裂開状の欠損部より骨添加量が多い傾向にあることが認められた（Schroppら、2003a）。それとは対照的に、即時（Type 1）と早期（Type 2）埋入を比較したある研究では、いずれのアプローチでも完全な骨の充填がみられたという（Covaniら、2004）。

要約すると、抜歯部位へ埋入されたインプラント周囲の水平性骨欠損が3mm以内で、窩壁の欠損がない場合、骨の自然再生が起き欠損が修復されることが期待できる。しかし、内側からの骨の充実は、当初の唇舌的幅の50％の減少を引き起こし唇側の骨壁の高さを約1mm減少さ せるという外形変化と並行して起こる。こうした外形変化は、抜歯窩に何も処置を施さないときに観察される変化に類似している。唇側の骨が薄い場合、歯槽骨壁の垂直的高さの大きな減少を予期せざるを得ない。なぜなら、この薄い唇側の骨壁は、6～8週間で再吸収される束状骨を中心に構成されているためである（AraújoとLindhe、2005）。即時（Type 1）と早期（Type 2）埋入プロトコールにおいて起こる水平的変化は類似している。辺縁の欠損にDBBM移植を行った症例では水平的吸収が減少するが、垂直的な吸収を防ぐことはできない。バリアメンブレンと骨移植材を用いた骨造成術により唇側の骨壁を再生できるとみられる。だが、裂開状の骨欠損が存在する場合、欠損のない骨壁と比べるとその水平的吸収量は有意に大きいのである（Chenら、2005）。

2.2.4 インプラントの生存率

2003年の第3回ITIコンセンサス会議以降、抜歯部位へのインプラント埋入の生存について述べている無作為化比較対照試験が3つ存在する（Schroppら、2005；Lindeboomら、2006；Siegenthalerら、2007）。Schroppら（2005）は、抜歯後平均10日（3～15日の範囲内）に埋入したインプラントと抜歯後平均14.1週間（65～138日の範囲内）に埋入したインプラントの臨床成績を比較した。いずれの治療グループも23名の患者に23本の単独歯インプラントを埋入した。2グループのインプラント生存率はそれぞれ91％と96％であった。他の2つの無作為化比較対照試験は、根尖病変がインプラント生存率に与える影響について調べている。Lindeboomら（2006）はX線的に慢性根尖性歯周炎の所見を呈する50名の患者における50本の単独歯インプラント埋入について、即時（Type 1）と早期（Type 3：抜歯後12週間経過）埋入の比較を行った。Lindeboomらによると、12ヵ月後のインプラント生存率はType 3では100％であったのに対し、Type 1では92％であった。他の研究は、根尖病変の有無によってグループ分けをし（それぞれ17名の患者の17本の単独歯欠損）即時（Type 1）インプラント埋入の12ヵ月後の生存率を調べたところ、いずれも100％であったと報告している（Siegenthalerら、2007）。

数々の前向き研究(CanginiとCornelini、2005；Fugazzotto、2006；Covaniら、2007；Kanら、2007；Sammartinoら、2007)と後ろ向き研究(Evianら、2004；PerryとLenchewski、2004；De Kokら、2006；WagenbergとFroum、2006)によって、即時(Type 1)埋入の1～5年間の観察期間における生存率が95%以上と高いことを裏づける報告がなされている。臨床病歴の分析に基づく大規模な後ろ向き研究の中で、WagenbergとFroum(2006)は、表面を機械加工処理されたものと粗面のものという2種のインプラントシステムを用いた891名の患者における、1,854本の即時(Type 1)埋入インプラントの臨床成績を報告している。平均71ヵ月間(12～193ヵ月の範囲内)に及ぶフォローアップ後の生存率は、96%であった。インプラント治療の失敗は以下の因子に大きく左右される。インプラント表面性状(機械加工表面で4.5%の失敗に対し粗面は1.8%)、インプラントの埋入部位(下顎前歯部で予後不良となる率がもっとも高い)、抗菌薬の選択(薬剤アレルギーの患者にペニシリンが処方されなかった場合がもっとも予後不良)、そして慢性歯周炎の既往の有無といった因子である。

即時(Type 1)埋入インプラントにおいて即時修復処置(機能的接触点を持たないプロビジョナルクラウン)を行った場合の予後についても多大な関心が寄せられている(Locante、2004；Norton、2004；Vanden Bogaerdeら、2005；Baroneら、2006；Degidiら、2006；Ferraraら、2006；Horwitzら、2007；Schwartz-Aradら、2007)。一般的にこれらの研究においてはわずかに低い生存率(65%～100%の範囲内)を示す傾向があると報告された。これらの研究のうち3つは比較研究としてデザインされたものである。Norton(2004)は、即時にプロビジョナルクラウンを装着した25名の患者の28本の単独歯インプラントについての12ヵ月後の生存率は、治癒した抜歯部位に埋入したインプラントが95.2%であったのに対し、即時(Type 1)インプラント埋入では97.6%であったと報告した(Norton、2004)。111名の患者を対象に、即時にプロビジョナルレストレーションを施した単独歯インプラントに関する5年間の前向き研究においては、即時(Type 1)インプラント埋入の生存率(92.5%)は、骨が完全に治癒した後にインプラントを埋入した症例の生存率(100%)に対し、有意に低い値を示した(Degidi、2006)。19名の慢性歯周炎の患者グループにおいて同様の比較を行った場合、ただちにプロビジョナルレストレーションを施した単独歯の即時(Type 1)埋入インプラントの生存率は65%とさらに低い値を示した(Horwitzら、2007)。

要約すると、即時(Type 1)埋入インプラントの生存率は、短期～中期的には早期(Type 2と3)埋入インプラントや完全に治癒した抜歯部位へ埋入したインプラントとほぼ同じである。また、慢性歯周炎が、即時(Type 1)埋入インプラントが予後不良となるリスク指標であることのエビデンスが得られている。Type 1のインプラントに対する即時のプロビジョナルレストレーションは、治療の失敗率を若干高めるようである。根尖病変のインプラント生存率への影響に対するエビデンスには対立意見がある。

2.2.5 審美的結果

抜歯部位へのインプラントは、しばしば審美部位の修復で歯の代替に検討される。よって、もっとも適切な治療アプローチを行いたいのであれば、審美的結果も十分に考慮されるべきである。軟組織と審美的パラメータについてのデータを含む研究が、現在までにいくつか発表されている。それらの研究は、3つの無作為化比較対照試験(Schroppら、2005；Lindeboomら、2006；Chenら、2007)や、複数の前向きおよび後ろ向きの臨床研究(Wöhrle、1998；Grunder、2000；Kanら、2003a；Maloら、2003；CanginiとCornelini、2005；Corneliniら、2005；Baroneら、2006 De Kokら、2006；Ferraraら；Covaniら、2007；JuodzbalysとWang、2007；Kanら、2007；EvansとChen、2008；Buserら、2008)である。そうした研究の大部分は即時(Type 1)埋入インプラントについてであり、唇側のマージンの粘膜が平均的に0.5～0.9mmの範囲で退縮すると述べている。しかしながら、平均値というものはその中に潜む傾向を隠してしまいがちである。したがって、頻度を分析することで、より適切に臨床情報を得る(EvansとChen、2008)。表2-2-2には平均的な退縮量や、あるいは唇側マ

ージンの粘膜の退縮の頻度についての研究データを掲載している。即時（Type 1）埋入インプラントの粘膜退縮の頻度は高く、インプラント埋入部位の８％〜40％に１mm以上の退縮が生じる。抜歯窩のうち、おおよそ1/3が0.5mm以上の退縮量を示す。最近の前向きのケースシリーズは早期（Type 2）埋入の審美的な結果を報告している（Buserら、2009）。その臨床術式では、欠損への自家移植材の使用と自家骨による被覆、そして除タンパクウシ骨ミネラル（DBBM）で唇側骨壁の表面を覆った。20ヵ所の抜歯部位のうちただ１つ（５％）が0.5〜１mmの退縮を示した。

抜歯による顎堤の水平的吸収を補償するため、また審美的結果を改善するために、外形への造成（Grunderら、1996；PriceとPrice、1999；KhouryとHappe、2000）、十分な幅の角化粘膜の維持（BianchiとSanfilippo、2004）、薄い組織のバイオタイプの場合における組織厚さの増大（Kanら、2005）の３つを目的とした、追加の軟組織移植（結合組織移植）が推奨されている。これらの移植片は通常、口蓋粘膜から採取する（LangerとCalagna、1980）。インプラント即時埋入を受け、かつ結合組織の移植を受けた116名の患者を９年間にわたって追跡した前向き研究で、インプラント即時埋入のみを受けた20名の患者から成る対照群との比較が行われている（BianchiとSanfilippo、2004）。２mm以上の角化粘膜を持つ部位の割合は、結合組織の移植を行った群で85％〜90％であり、移植を行わなかった群では65％〜70％であった。隣在歯間の粘膜辺縁の高さの違いが１mm以下であるものの割合は、結合組織の移植を行った群で95％以上であり、一方、移植を行わなかった群では80％であった。

より最近では、即時（Type 1）インプラント埋入への即時修復を、フラップを挙上せずに行う術式が普及してきている（Wöhrle、1998；KanとRungcharassaeng、2003）。唇側のフラップを挙上しないことで唇側の歯槽骨頂の吸収を抑制し、軟組織の審美的結果に良い影響を与えるのではないか、という仮説が立てられている。この術式を用いた近年の研究では、唇側中央のマージンに平均0.5〜0.75mmの退縮が依然生じていると報告された（KanとRungcharassaeng、2003；Corneliniら、2005）。

いくつかの因子が、退縮を起こすリスク指標と確認されている。Kanら（2007）は、辺縁組織の退縮頻度と、唇側の骨壁の裂開の範囲や形状との関係について評価した。狭い、もしくはV字型の欠損の部位のうち、わずか8.3％が0.5mm以上の退縮を生じていた。広い（U字型の）欠損や、隣在歯を含む欠損（UU字型欠損）のある部位に付随する退縮の頻度はそれぞれ42.8％と100％であった。即時（Type 1）埋入における、抜歯窩内でのインプラントショルダーの位置もまた、同じくらい重要な因子である。抜歯窩の唇側寄りに埋入したインプラントには、口蓋側寄りに埋入したインプラントに比べ有意に大きな粘膜の退縮を生じることが証明されている（Chenら、2007；EvansとChen、2008）。Chenら（2007）は、粘膜の退縮がない部位ではインプラント埋入部位の唇舌的な欠損の深さが2.3±0.5mmであるのに対し、退縮のある部位では明らかに小さな欠損の深さしかなく、1.1±0.3mmであったという。薄い組織バイオタイプの部位は厚い組織のバイオタイプに比べ高い頻度で退縮を引き起こす（Kanら、2003b；Chenら、2007；EvansとChen、2008）。しかも、組織の薄い部位では1.5mm以上の退縮が高頻度で認められた（EvansとChen、2008）。

上顎前歯部にインプラントを埋入する際は、追加の結合組織移植がしばしば推奨される。これらの移植片は通常は硬口蓋の粘膜から採取し、外形の造成のため、または抜歯窩の一次閉鎖のためにインプラントの唇側面に置く。即時埋入（Type 1）では、特に組織のバイオタイプが薄い場合、結合組織移植が検討されるべきである。フラップ基底部の骨膜に対しては、唇側のフラップが移植片を十分覆うところまで移動できるよう、減張切開を行うことが求められる。移植片は大きすぎないように注意が必要である。さもなければ、部位はオーバーカントゥアとなり、フラップの端を理想的にぴったりとあわせることが困難になるであろう。

表2-2-2 唇側マージンの粘膜変化について報告している抜歯後インプラントの臨床研究

研究	荷重プロトコール	埋入プロトコール	唇側粘膜の吸収の頻度	所見
Wöhrle、1998	即時修復	即時埋入（Type 1）	14.3％—1〜1.5mmの吸収	
Grunder、2000	遅延荷重	即時埋入（Type 1）	報告なし	平均吸収 0.6mm
Kanら、2003	即時修復	即時埋入（Type 1）	報告なし	平均吸収 0.5±0.53mm
CanginiとCornelini、2005	遅延荷重	即時埋入（Type 1）	報告なし	エムドゲインを用いた治療部位 0.2±1.5mm
Corneliniら、2005	即時修復	即時埋入（Type 1）	報告なし	コラーゲンメンブレンを用いた部位 0.9±1.3mm
Lindeboomら、2006	遅延荷重	即時埋入（Type 1）	8.7％—1〜2mmの吸収 30.0％—1mm未満の吸収	平均吸収 0.75mm
Chenら、2007	通常荷重	即時埋入（Type 1）	吸収部位の33.3％	
JuodzbalysとWang、2007	遅延荷重	即時埋入（Type 1）	21.4％—1〜2mmの吸収	
Kanら、2007	即時修復	即時埋入（Type 1）	34.8％—1〜2mmの吸収 8.3％—V字型欠損 42.8％—U字型欠損 100％—UU字型欠損	
EvansとChen、2008	通常荷重	即時埋入（Type 1）	45.2％—0.5mmの吸収 21.4％—1mmの吸収 19.1％—1.5mm以上の吸収	平均吸収 0.9±0.78mm
Buserら、2009	早期荷重	早期埋入（Type 2）		1部位に0.5〜1.0mmの吸収

3章　抜歯後インプラントのための術前評価と治療オプション

Pre-Operative Assessment and Treatment Options for Post-Extraction Implants

(3.1　訳)中島　康
(3.2　訳)新村昌弘
(3.3　訳)吉村治範、黒江敏史

3.1 抜歯後インプラントの治療結果に影響する因子

D. Buser、S. Chen

3.1.1 はじめに

今日では、抜歯部位へのインプラント埋入は一般に用いられる臨床術式である。う蝕、慢性歯周炎、歯根破折、根管治療の失敗、歯冠側に十分な歯質が欠如している場合や外傷によって喪失しつつある天然歯は、患者の口腔内によく認められる。臨床医は歯を評価し、抜歯後にインプラントを埋入する時期を提案しなければならない。インプラント治療の第一の目標は、機能と審美の両方の点から、高い予知性と低い合併症のリスクでもって治療結果を達成することである。第二の治療目標は、できるだけ少ない回数の外科的侵襲で、患者の不快感を少なくし、抜歯後から補綴修復までの治療期間を短くするような治療成果を達成することである。過去10～15年にインプラント治療を患者にとってより魅力的にし、それによってこの治療様式を受け入れやすくするために、インプラント分野の治療プロトコールを改良するさまざまな努力がなされてきた。

臨床医にとって、即時埋入、早期または遅延埋入など、抜歯後の部位に適応されるさまざまな治療オプションを理解しておくことが重要である。2章での最新文献のレビューの概説のとおり、これらの治療オプションのそれぞれにおいて、具体的な特性、適応症と禁忌症、利点と欠点、リスクと予知性のレベル、術式の難易度、そして最後であるが重要なこととして、それぞれの科学的根拠のレベルが記載してある。

図3-1-1に示すように、一般的に治療結果は4つの要因に影響され、それぞれは密に関連している。キーファクターは臨床医であり、彼らが臨床状況を判断したことを基準にすべての決定を行う。臨床医は患者を評価し、

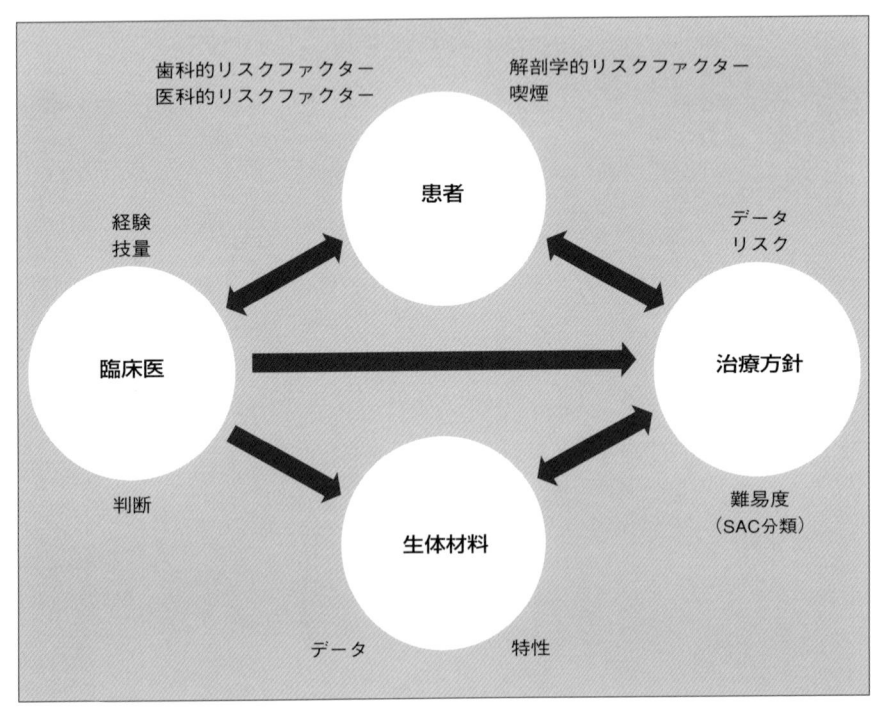

図3-1-1 インプラント治療の治療結果に影響する4つの因子とそれぞれの関連。

必要な生体材料を選択し、期待する治療結果を提供できるもっとも適切な治療方針を決定する。

図3-1-1には、通常インプラント治療の治療結果に主として影響する4つの因子を示している。この図は、すべての臨床状況に対応させることができる。次の項より、抜歯後の症例にインプラント治療を行うことについて、これら4つの側面から議論する。

審美領域における抜歯後の部位に対する単独歯欠損修復について強調することとする。というのも、これは頻繁にみられる臨床状況であるためである。上顎前歯部の抜歯後部位の複数歯欠損へインプラント埋入する臨床的取扱いについては、後続のITI Treatment Guideの1つで別に検討する予定である。さらに臼歯部への抜歯後のインプラント埋入もまたケース報告の章で紹介し議論する。

3.1.2 患者

いかなる種類のインプラント治療でも、患者の個人的なリスクを評価するための注意深い術前診査を含まなければならない。上顎前歯部への抜歯後のインプラント埋入においては包括的な術前診査を行わなければならず、というのもインプラントの方法が歯学のさまざまな領域を含むからである。通常4つのリスクファクターのグループに分類される。

1．医科的リスクファクター
2．喫煙
3．歯科的リスクファクター
4．解剖学的リスクファクター

リスクファクターを確認するためには、前向き研究により因果関係の確立が必要であることに注意すべきである。インプラント歯学では、この根拠は一般的には欠落しており、議論される因子はリスク指標である。この臨床的な議論のため、より一般的な用語である「リスクファクター」という表現を用いる。

初めの2つのリスクファクターのグループは、口腔内外の治療結果に影響する全身的なリスクファクターを含んでいる。それらは患者の医学的既往歴の一環として診査されなければならない。その後の2つのグループには主に治療結果に部分的に影響する局所的リスクファクターが含まれている。次の章では、これらすべての要因について簡単に議論する。

医科的リスクファクター この用語は、患者の創傷治癒と骨のリモデリングの能力、ならびにオッセオインテグレーテッドインプラントを長期間メインテナンスすることに対する患者のコンプライアンスに悪影響を及ぼす、すべての疾患または状況を含む。これらのリスクファクターを分類する初めての試みは、1990年代後半の第2回ITIコンセンサス会議にてITIが行った。医科的リスクファクターの高いリスクファクターとリスクファクターの一覧表が作成された(Buserら、2000)。次の疾患または状況が高いリスクファクターに含まれている。（1）骨形成不全症や骨軟化症などの重度の骨疾患で、臨床医がまれに遭遇することがあるもの。さらに（2）ウイルス性の感染症（HIV）による免疫不全状態、または投薬（ステロイド剤や腫瘍への化学療法など）のある患者、（3）コンプライアンスに影響するような薬剤の常習、心理的または精神的な疾患のある患者である。リスクファクターのグループでは、次の疾患または状態が含まれている。すなわち、放射線治療、重度の糖尿病、特に若年性（1型）糖尿病、出血性素因または抗凝固剤の投与による血液凝固障害である。最新のレビュー（MombelliとCionca、2006）ではエビデンスレベルは低いと結論づけられているものの、リスクファクターのこのグループは10年来変更されていない。非常に重篤な全身状態でのデータは見出されていない、というのも単純にそのような患者にインプラント治療がなされてこなかったからである。最近では新たな医科的リスクファクターが、定期的にビスホスホネートを投与されている患者において確認されている(Marxら、2005)。この薬剤は骨転移を伴ったガン患者や骨粗鬆症の患者に頻繁に適用されており、破骨細胞の活性と骨吸収を抑制する効果がある。ビスホスホネートは骨壊死を引き起こすことがあり、結果として口腔内に

3章　抜歯後インプラントのための術前評価と治療オプション

表3-1-1　12の評価項目による審美的リスク評価（ERA）

審美的な リスクファクター	低い	中程度	高い
全身的な状態	健康で、正常な完全な免疫システムを持つ協力的な患者		低下した免疫システム
喫煙習慣	非喫煙者	軽度の喫煙者 （＜10本／日）	重度の喫煙者 （≧10本／日）
患者の審美性への期待	小さい	中程度	大きい
リップライン	低い	中程度	高い
組織のバイオタイプ	低いスキャロップ、 厚い	中程度のスキャロップ、 中程度の厚さ	高いスキャロップ、 薄い
歯冠形態	方形		三角形
インプラント部位の感染	なし	慢性	急性
隣在歯の骨レベル	コンタクトポイントから ≦5mm	コンタクトポイントから 5.5～6.5mm	コンタクトポイントから ≧7mm
隣在歯の修復状態	天然歯		修復済み
欠損部の幅	1歯（≧7mm）	1歯（＜7mm）	2歯もしくはそれ以上
軟組織の解剖学的形態	完全な軟組織		軟組織欠損
歯槽頂の解剖学的形態	骨欠損のない歯槽頂	水平性骨欠損	垂直性骨欠損

大きな範囲で壊死骨が露出することになる。現在ではビスホスホネートの経管投与の適用のみがインプラント治療の絶対禁忌症と考えられているようである（Scullyら、2006）。ビスホスホネートを経口投与されている患者においては、骨壊死を生じるリスクは増加しないことが最近の短期間の研究で示された（Fugazzottoら、2007）。

喫煙 喫煙はインプラントの長期予後に悪影響を及ぼすことが長く知られている（BainとMoy、1993、De BruynとCollaert、1994）。最新のシステマティックレビューでは、喫煙とインプラント周囲感染または失敗率が増加するような生物学的合併症の関連性が明確に確認された（Strietzelら、2007）。非喫煙者とさまざまなレベルの喫煙者の間にはよく差が認められる。最近の研究ではヘビースモーカー（>20本／日）は、もっとも高い失敗率を示した（Sancez-Perezら、2007）。

歯科的リスクファクターと解剖学的リスクファクター これらの2つの局所因子のグループは、一括して議論する予定である。というのもそれらはITI Treatment Guide Vol.1の3章でMartinらにより提案された審美的リスク評価（ERA）の一部であるからである（Martinら、2006）。Martinらは日常臨床で患者を評価するために用いることのできる12のリスクファクターの表を作成した（表3-1-1）。

初めの2つのリスクファクター、すなわち全身的な状態と喫煙習慣については、すでに上記している。三番目のリスクファクターは治療結果に対する患者の期待度である。その他の9つは、抜歯後の上顎前歯部単独歯欠損へのインプラント埋入に関連づけて議論する。

患者の期待度 患者が初めて診査されたときに、治療結果に対する患者の期待度を判断することが重要である。解剖学的状況から、これらの期待はときに現実的ではないことがある。したがって解剖学的リスクファクターとそれらの治療結果への影響、合併症のリスクについて話し合いを行うことが、高い審美性を要求する患者にとって期待に添えない結果にならないための手助けにな

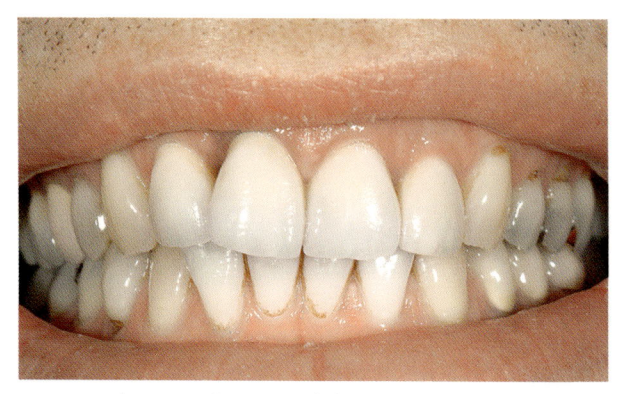

図3-1-2　高いリップラインの患者。

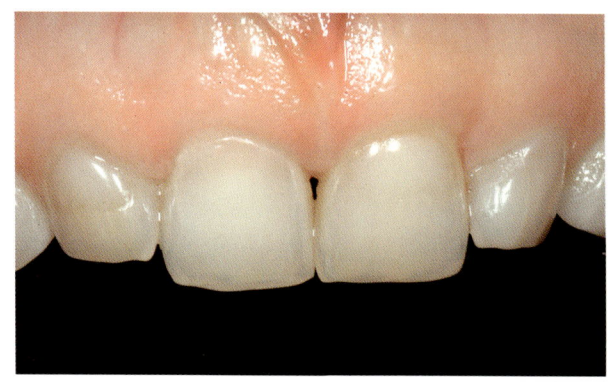

図3-1-3　審美的リスクが低いとされる厚い組織のバイオタイプで方形の歯の患者。

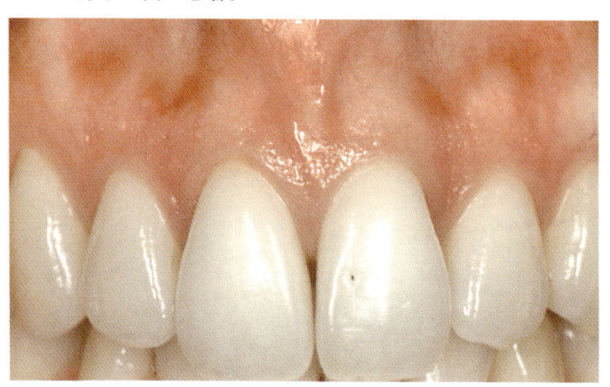

図3-1-4　薄い組織のバイオタイプと三角形の歯の形態が組み合わさった高いスキャロップ状の歯肉ラインを持つ患者。これは高い審美的リスクになる。

るであろう。そのような患者は審美の点から「高いリスク」とみなすべきである。

リップライン リップラインは患者が噛んだり、話したり、笑ったときに見える天然歯と支持組織の量と関連している。低い、中程度、高いリップラインの3つのカテゴリーに分類される（Martinら、2006）。かなりの量の歯槽堤と上顎前歯全体が頻繁に見えるような高いリッ

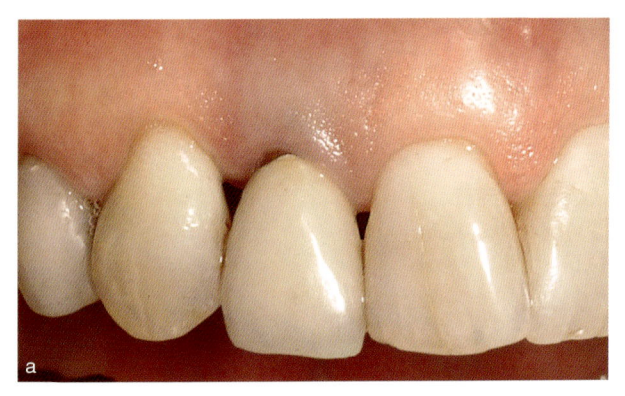

図3-1-5a、b　隣接歯根面の垂直的骨高径が不足しているのは明らかなリスクファクターであり、インプラント治療後の歯間乳頭の高さに影響を及ぼす。この女性患者の場合、大きな根尖病巣が骨欠損の原因となった。

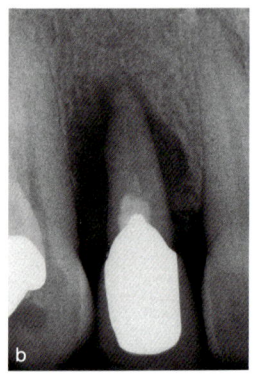

プラインがもっともハイリスクである（図3-1-2）。対照的にリップラインの位置が低い場合には審美的リスクは減少する。というのも、口唇が歯肉組織や歯の形態そして修復物の根尖部の最適とはいえない結果を効果的に隠してくれるからである。

組織のバイオタイプ　ここでは厚い、中等度、薄いバイオタイプに分類されている（Martinら、2006）。それぞれに、具体的な特徴がある。もっともリスクが低いのは厚く幅の広い付着粘膜を呈する厚い組織のバイオタイプ（図3-1-3）で、典型的なものは退縮に対して抵抗性がある（Kanら、2003、Kois、2004）。厚い粘膜はインプラントと粘膜下の金属部の色調を隠し、満足な審美結果が得られないリスクを軽減することができる。このバイオタイプは、審美的なインプラント周囲軟組織の長期安定性にとって明らかに好ましい。

対照的に薄いバイオタイプの患者ではもっとも高い審美リスクになる（図3-1-4）が、もし隣在歯が歯周学的に健康であり歯槽骨のレベルに変化がなければ、すばらしい審美的な単独歯の修復物を示すこともできる。これらの患者は通常、歯間乳頭を形成し維持するが、粘膜の退縮のリスクは明らかに増加していた（EvansとChen、2008、Kanら、2003b、Kois、2004）。これらの患者にとっては、わずかに口蓋側寄りへのインプラント埋入が最良の審美結果を得るには好ましい。

隣接歯冠の形態　欠損した歯と隣在歯の形態は、審美領域のインプラント支持の単独歯修復に関係するリスクの程度に大いに影響する。三角形の歯の形態（図3-1-4）は薄く、高いスキャロップの組織のバイオタイプと組み合わさっていることがよくある（Müllerら、2000）。三角形の歯の形態に、歯間乳頭高さの喪失の原因となるような隣在歯の骨レベルの減少が随伴する場合、明らかに審美リスクが増加することが確認されている。これらの患者は、長く延長されたコンタクトの領域を持った方形のインプラント上部構造にする必要が頻繁にあり、最終形態の外観が損なわれる可能性がある。修復物に三角形の歯冠形態を含む場合は、歯間空隙（ブラックトライアングル）が生じることを予期しなければならない。厚いバイオタイプとよく組み合わさっているような台形または方形の歯の場合では、リスクは軽減する（図3-1-3）。

隣接歯の骨レベル　臨床研究が示してきたように、インプラント支持のクラウンに完全な歯間乳頭があるかどうかは、主に隣在歯の骨レベルに依存する（Choquetら、2001、Kanら、2003b、Ryserら、2005）。局所感染が原因で隣在歯の垂直的骨吸収が起きたり、コンタクトポイントから歯槽骨レベルの距離が6 mm、さらには7 mmを超えているような部位では、審美結果を損なうリスクが明らかに増加する（図3-1-5a、b）。適切にカントゥアを与えた修復物と隣在歯との間にブラックトライアングルが生じる可能性は、隣接歯根に非常に目立つような歯槽骨の喪失があれば増大する。したがって、隣接歯根での垂直的な骨吸収がある臨床状況は、予知性をもってこの喪失した骨を再生させる外科手技がいまだないため、依然治療困難であり外科医によって管理できるものではない。

インプラント部位の局所感染 歯列全体またはインプラント埋入予定部位の感染の存在は、術前診査で検査されるべき重要な側面である。インプラント治療を導入する前には、治療のされていない歯周炎は処置するべきであるということは、長年定着している（MombelliとLang、1992）、というのも歯周疾患に罹患した歯は、インプラント部位への交差感染の原因となる可能性があるからである。根尖病巣や外傷後の病巣（歯根破折、歯根吸収や骨性癒着）または抗原反応（アマルガムの砕片、感染した根の破片）が原因の局所感染は、一時的なリスクファクターと考えられる（図3-1-6a、b）。もしインプラントがこれらの感染部位に埋入されたなら、それらは術後合併症の原因となりうるためである。浸出液または排膿のある急性感染の部位は高いリスクと考えなければならないが、慢性感染部位は中程度のリスクと考えられる。

しかし、根尖病巣のある抜歯窩へのインプラント埋入で早期失敗の率が増加するかどうかについては、いまだ論争中である。1つの前向き無作為化臨床研究では、失敗率が増加することを明確に示しているが（Lindeboomら、2006）、一方、別の研究は有意差がないことを示した（Siegenthalerら、2007）。より合理的な対処法として考えられるのは、排膿または根尖部の瘻孔のある急性病巣の部位ではインプラントの遅延埋入のようである。

隣在歯の修復状況 単独歯欠損の隣在歯に修復処置が施されていない場合は、審美治療結果にリスクが加わらないと予測される。しかし、もし歯肉溝内まで延長された修復物があるような場合は、重大なリスクが存在する。そのような歯肉縁下のマージンはよくインプラント治療後に修復物のマージンが露出したり、歯肉のカントゥアを変化させることへとつながる、退縮の原因になる。こうした患者では、隣在歯の修復物を再製することを治療計画に含み、またリスクを減らすために外科的な切開を変更する。

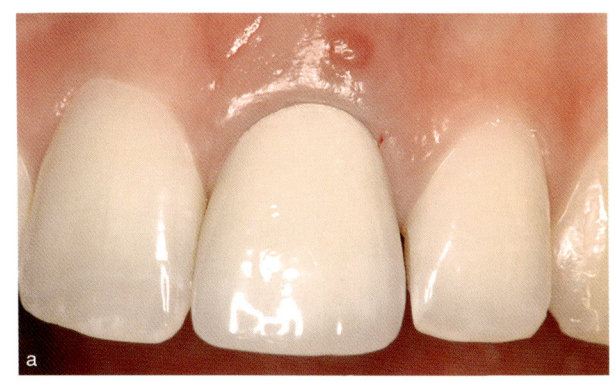

図3-1-6a、b 上顎左側中切歯部の歯に瘻孔を伴った感染が認められる。感染は外傷後に生じた歯根吸収が原因である。即時埋入（Type1）は推奨されない。

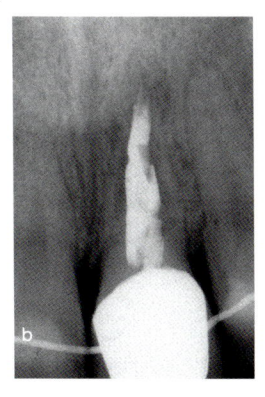

欠損スペースの幅 審美治療結果は、隣在歯が複数欠損しているより、単独歯欠損におけるインプラント支持クラウンのほうが良好である可能性が高い（Belserら、1996、Belserら、1998、Buserら、2004）。すでに上記で指摘したことであるが、歯間乳頭の有無は主に隣接歯根面の骨レベルに依存する。単独歯欠損では、近遠心的なギャップサイズは、インプラントショルダーから隣接歯根まで最低1.0〜1.5mmの距離が確実になければならない（Buserら、2004）。上顎前歯の複数歯欠損部に関しては、臨床状況としては明らかに高い審美的リスクを示すため、別のITI Treatment Guideで議論する予定である。

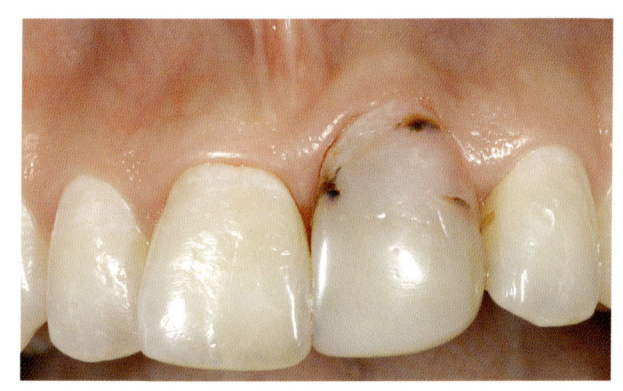

3章 抜歯後インプラントのための術前評価と治療オプション

図3-1-7 抜歯しなければならない骨性癒着した上顎左側中切歯に、垂直的な軟組織の欠損がある女性患者。組織の不足が薄い組織のバイオタイプと組み合わさっている。高いリスクで注意を要する組み合わせである。

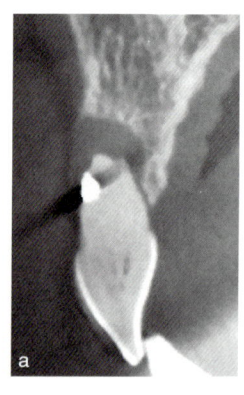

図3-1-8a～c これらの3つのX線写真は抜歯前の唇側骨壁のさまざまな状態を現している。(a)根尖病巣のような進行中の局所感染のため唇側の骨壁が完全に喪失することがある。(b)上顎前歯部ではもっともよくみられる症例である唇側の骨壁がたいへん薄い状態（≦1mm）。(c)上顎前歯部ではまれな症例である、唇側の骨壁がむしろ厚い状態（＞1mm）。

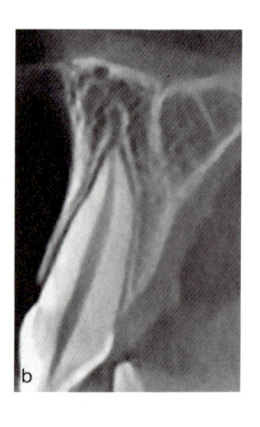

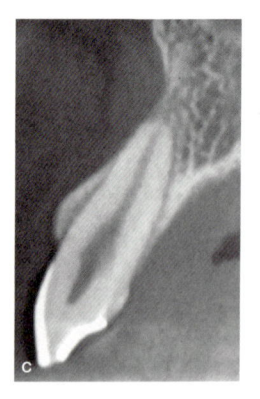

軟組織の解剖 軟組織の欠損には、水平性または垂直性骨欠損を伴うことがほとんどである（図3-1-7）。

生物学的幅径の概念は天然歯のそれと同様にインプラントにもあてはまることが、実験と臨床研究で明確に示されてきた。これは、インプラント周囲の軟組織は厚みに関して一定の範囲があることを意味する（BerglundhとLindhe、1996、Cochranら、1997、Kanら、2003b）。インプラント部位にあるこれらの軟組織の欠損を解決する鍵は、インプラント埋入と同時または前もって骨造成を行うか、または結合組織移植を用いた軟組織の造成を行うかのどちらかである。双方のテクニックは普通に用いられ、時には併用することもある。考慮しなければならない重要な因子は、隣在歯の歯肉退縮である。歯肉歯槽粘膜手術のスタンダードな術式が、審美結果を向上させるには必要である。

インプラント部位の骨欠損 これは重要なカテゴリーである。Martinら（2006）によって3つのグループに分類されている。骨欠損のない治癒した部位はリスクが低いと考えられている。抜歯窩が治癒した状態、または水平性骨欠損は中程度のリスクと考えられている、というのも今日では、これらの欠損への骨造成は、高い予知性があり、合併症のリスクが低い外科術式であるためである。これらの水平性骨欠損を解決するための確証が十分に得られている外科術式は骨再生誘導法（以下GBR法）であり、インプラントを同時に埋入するか（Nymanら、1990、Simionら、1997）または歯槽堤をまず修復する段階法（Buserら、1996、Von ArxとBuser、2006）のいずれかで行う。骨造成術の当初の目的を正確に表しているため、今日この術式はカントゥア造成（contour augmentation）と呼ぶ。カントゥア造成の成功条件は、以下のとおりである。(1)唇側においてインプラント‐骨界面に骨が成功裏に再生される。(2)カントゥアが十分に天然歯根部の豊隆を模倣するように造成される（Buserら、2008）。

抜歯後の部位では、抜歯窩の形態が重要であり、抜歯時の唇側骨の状況に特に注意を要する。この壁は局所感染や外傷によって喪失していることがある（図3-1-8a）。

3.1 抜歯後インプラントの治療結果に影響する因子

この状況では骨造成は必須である。臨床上よくあることだが（図3-1-8b）、もし唇側の壁が薄いなら（1 mm以下）、4〜8週以内にこの骨は吸収し、水平的なクレーター状の骨欠損となり、唇側骨の高さを失うことになる。

このことは実験と臨床研究により証明されてきた（AraújoとLindhe、2005、Nevinsら、2006、Schroppら、2003b）。結果として、カントゥアの造成がインプラント埋入と同時に行われてきた。唇側の壁が厚い場合は（＞1 mm；図3-1-8c）、壁は同じ量ほど吸収せずに最小限の骨の高さの喪失が起こるのみである。しかし、骨壁はある程度の骨のリモデリングによる変化が進み、結果として骨治癒の6ヵ月後には唇側カントゥアの著しい平坦化が生じる（Botticelliら、2004）。これらの異なった臨床的なシナリオをまとめると、GBR法によるカントゥアの造成は、審美結果を最良な状態にする際には、もっともよく適用されるようである。

インプラント部位の垂直性骨欠損は、上顎前歯部において外科的な観点からもっとも難しく、高いリスクと考えられている。幸運なことに、上顎前歯部の抜歯後の部位では、これらの状況に遭遇することは多くない。もしあるとすれば、それらは根尖側に位置異常を生じている骨性癒着した歯を伴った外傷後の部位（図3-1-9）、または重度慢性歯周炎によって骨吸収を生じた歯の部位にもっともよく認められる。

ある程度まではGBR法により垂直的歯槽堤造成を行うことができる（Simionら、1998、Simionら、2007）。しかし、外科術式がたいへん難しく複雑で、軟組織の裂開を伴った合併症を生じるリスクが高い。したがって、この外科術式は必要とされる技術を持っていて、難易度の高い術式の経験を増やし、信頼できる治療手順を確立できるのに十分な数の患者が集まっている状況で、経験豊富な臨床医によって行われるべきである。

臼歯部においては、骨高径は歯槽堤の著しい萎縮か上顎洞の含気化により明らかに減少していることがある。下顎臼歯部の抜歯後の部位では、このタイプの垂直的な

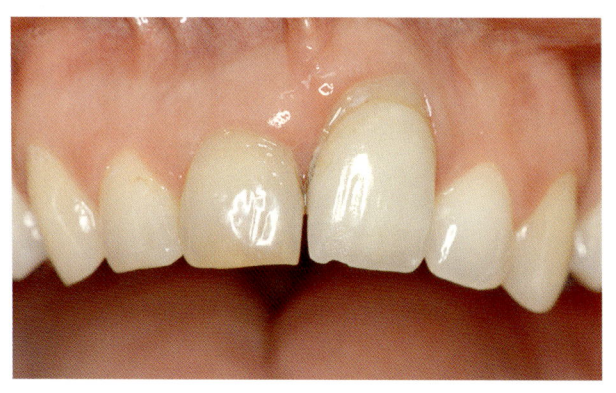

図3-1-9 根尖部への位置異常のある骨性癒着した歯により、著しい垂直的な硬組織と軟組織の欠損を認める。抜歯は大きな組織欠損の原因となるであろう。

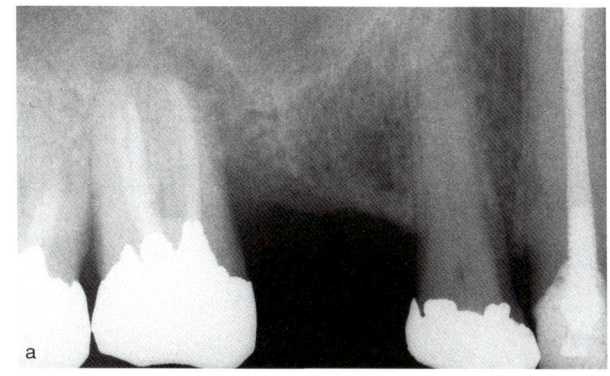

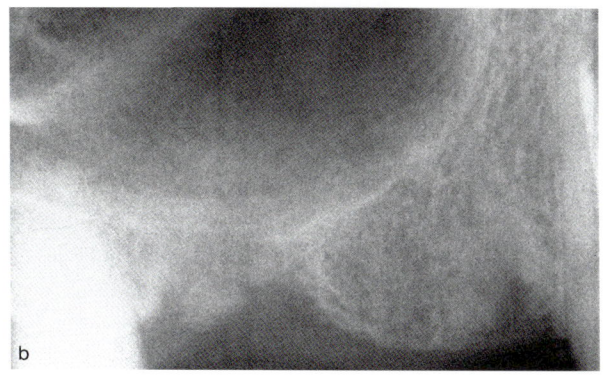

図3-1-10a、b 上顎右側第一大臼歯部の減少した骨高径では即時（Type 1）または早期埋入（Type 2 または 3）は不可能、というのも初期安定性が得られないからである。結果として、歯槽頂が再生してインプラントの初期安定性を得るには、抜歯後最低6ヵ月の治癒期間が推奨される。

萎縮はあまりない。著しい萎縮は、遊離端欠損部にサドルタイプの可徹性義歯を長年装着してきた患者でもっとも多く認められる。しかし、上顎臼歯部での骨高径の減少は、抜歯後の部位において上顎洞の含気化により頻繁にみられる（図3-1-10a、b）。そのような部位では上顎洞底挙上術を適切な時期に行わなければならないため、インプラント埋入の時期がこの解剖学的制限に強く影響される。

3.1.3　生体材料

　抜歯後インプラント埋入のためには、ほとんどの症例で3つのグループの生体材料が必要である。すなわち、インプラントそれ自体、バリアメンブレン、そしてインプラント周囲の骨を再生するための骨充填材である。

　これら生体材料の3つのグループにとって、もし予期しない合併症や不良な治療結果のリスクを低く維持したいのであれば、科学的確証が選択に際し重要な役割を果たす。生体材料は、基礎研究だけでなく臨床研究においても、よく証明されているべきである。

　異なったインプラントタイプやメンブレンまたは骨充填材についての詳細な議論はITI Treatment Guideの範囲を超えているため、ここではできない。その代わりに概説として、これらの生体材料に関する特性となぜそれらが臨床使用に重要であるかを述べる。

インプラントの特性　適切なインプラントの選択に関しては、市場には裏づけが十分にとれ、またよくテストされたインプラントシステムが多くあり、それらのほとんどはインプラント材料として商業的純チタンを使用している。インプラントタイプの選択には次の特性が重要のようである。

・インプラントの形状
　—スレッド　対　スレッドなしのインプラント
　—シリンダー型　対　テーパード
　—さまざまなインプラントの直径と長さ
　—スレッドの形状とスレッドピッチ
　—骨レベル型　対　軟組織レベル型
　—平坦なショルダー　対　スキャロップ型ショルダー
・インプラントとアバットメントの連結
　—エクスターナル　対　インターナル連結
　—シリンダー型　対　テーパー連結
　—プラットフォームスイッチングコンセプト
・補綴コンポーネント
　—チタン　対　ゴールド　対　ジルコニアアバットメントとメゾストラクチャー
　—ストレート　対　アングルアバットメント
　—スクリュー固定式　対　セメント固定式
・インプラント表面
　—表面の形状：機械研磨　対　微小粗面　対　マイクロポーラス
　—表面化学：親水性　対　疎水性

　この長いリストは、近代インプラントの多様性を示し、過去10〜15年の間に、どのように企業が増えつづける臨床医からの改善の要求に対応してきたかを明らかにしている。原則的には、臨床医が最新のテクノロジー、精度の高い製品、そして実験および臨床研究に基づいた良好なデータを提供することのできる裏づけのとれたインプラントシステムを選択することが勧められる。また合併症が生じた際に補綴コンポーネントを長期間提供することのできる企業と共同することが重要のようである。

　今日、微小粗面のチタン製スクリュータイプインプラントが日常臨床で主に好まれている。抜歯部位の治癒期間は、主にインプラント周囲の欠損形態と大きさによって決定されるが、インプラント表面の改良により治癒期間を短くできる。

バリアメンブレンの特性　e-PTFEメンブレンを用いインプラント周囲の欠損を再生させるために、バリアメンブレンの使用は1988年後半から始まっている（Lazzara、1989、Nymannら、1990、Buserら、1990）。1990年半ばには、吸収性メンブレンがより一般的になってきた（HürzelerとStrub、1995、Hutmacherら、1996）。次の特性がバリアメンブレンを選択するために重要と思われる。

・生体親和性と組織反応
　—生体不活性　対　生体吸収性
　—異物反応
　—バリア機能期間
・外科での臨床的使用
　—親水性と剛性
　—外科での適合性

―外科用ピンまたはミニスクリューの必要性
―メンブレン除去のための二次手術の必要性
・軟組織裂開の際の感受性
―炎症の拡大
―合併症のない肉芽組織による二次創傷治癒の機会

今日、インプラント歯学では、生体吸収性バリアメンブレンが普及している。それらは外科時に相対的に使用が容易であり、軟組織裂開の際にはリスクが低く、メンブレン除去のための二次手術を必要としないからである。

骨充填材の特性　GBR法では、創傷治癒中のバリアメンブレンの陥没を防ぐ手助けをするために、1990年初頭に骨充填材の使用が始まった。当初は自家骨片とブロックが主として使われていた（Buserら、1993）。程なく、これらの骨充填材もまた、骨原性や骨伝導性の能力によって新生骨の形成を促進し、治癒期間を短縮することが判明した。1990年半ばに自家骨移植の代替が外科術式を簡単にし、患者の負担を軽減するために研究された（Buserら、1998、Hämmerleら、1998）。今日、幅広いさまざまな骨充填材が利用できる。次の特性が骨充填材の選択に関与する。

・生体親和性
―異物反応
―骨誘導性　対　骨形成性　対　骨伝導性
―吸収置換率：高い　対　低い
・由来
―骨移植材　対　代用骨
―自家骨
―他家骨
―異種骨
―人工材料（合成）
・形状と機械的性質
―ブロック　対　さまざまなサイズの顆粒
―物理的安定性：スクリューでの固定　対　固定なし

今日、骨治癒を促進し、治癒期間が短くなる利点を得るために自家骨ブロックがいまだ使用されている。また一方では吸収置換率の低い代用骨が、量の安定性を必要とする場合には非常によく用いられる。骨形成能のある骨移植と低い吸収率の骨充填材の併用は、GBR法だけでなく移植材を複合的に用いた上顎洞底挙上術にも幅広く用いられている。

3.1.4　治療方針

患者の個々のリスクプロファイルを確立するための術前分析を基に、臨床医はできるかぎりの予知性をもった、予想される治療結果を得るために、もっとも適切な治療方針を選択しなければならない。抜歯部位においては、臨床医は4つの埋入オプションがあり、3章3.2でそれらの利点と欠点について示す。

これらのオプションは科学的根拠、術式を成功させる難易度と合併症のリスクに関して修正されることがある。ITIでは、別に出版する予定である2007年ITI SACコンセンサス会議議事録において、SAC分類によりさまざまな臨床状況と治療オプションを分類してきている（DawsonとChen、2009）。

3.1.5　臨床医

最後にさらに重要であるのが、臨床医は治療を成功させるための鍵となる役割を果たしていることである。臨床経験からは、多くのインプラントの合併症や失敗は、不適切な治療や生体材料の選択、または最適とはいえない臨床術式の実行といった医原性因子によるものである。過去15年での抜歯部位へのさまざまなオプション、または無歯顎や部分歯欠損患者の荷重プロトコールのようなインプラント歯学における新しい治療オプションの発展により、日常臨床においてインプラント治療は臨床医にとってより困難なものとなった。一般的な見解としては、外科手技が不適切に行われた場合には合併症はさらに厳しいものになる。インプラントの形状と直径の不適切な選択、（補綴学的観点での）インプラントの位置不正、患者の治癒能力に過剰なストレスが加わる積極的な外科手技の適用、または下顎神経のような重要な解剖学的構造

へのダメージは、重篤な合併症につながることがある。

　インプラント治療を成功させる外科医というのは、いくつかの必要条件を満たす必要がある。彼らは臨床技術とインプラント外科手技を正確に成し遂げる能力を持っていなければならない。この技術と能力の適切なレベルを達成するうえでもっとも好ましいのは、大学ベースの卒後研修のような適切な教育を基礎にすることである。もう1つの重要な側面は、臨床医とスタッフの一部が良好な日常臨床を確立するため、毎年十分なインプラント患者数を生み出すよう患者を確保することである。臨床医は必要な日常臨床を確立するため1週間に少なくとも平均一度のインプラント手術を行うことを目標にすべきである。また重要なことは、衛生的で、その他適切な外科環境の中で施術を行える歯科診療所の適切な設備の存在である。

　最後の因子は、臨床医が患者の臨床状況の適切な判断を行わなければならないことである。この評価は、計画された治療の難易度の情報だけでなく、患者のリスクプロファイルにより、計画された術式を成し遂げる臨床医自身の能力に関する情報も得られる。臨床医は臨床能力の彼ら自身のレベルを自覚しなければならず、彼らの能力を超えていたり、または適切に訓練されていないような術式は計画すべきでない。以前に説明したSAC分類（DawsonとChen、2009）は、S（スタンダード）、A（アドバンス）またはC（コンプレックス）のように臨床ケースを分類する一定のガイドラインを臨床医に提供している。品質保証の観点から、よりアドバンス（advanced）またはよりコンプレックス（complex）な臨床状況であるほど、臨床医と歯科技工士はより経験と技術のある者が治療すべきであるということは当然と思われる。そのようなケースでは、資格のある歯科技工士と共同して、専門の外科と補綴のスペシャリストとともにチームアプローチでの治療がよく行われている。

3.2 抜歯部位へインプラントを埋入する際の治療オプションの利点と欠点

S. Chen、D. Buser

抜歯後、歯科医師はどの段階でインプラントを埋入すべきかの治療術式を選択する。抜歯即時埋入(Type 1)、軟組織治癒後の早期埋入(Type 2)、骨の部分的な治癒を伴う早期埋入(Type 3)。さらには完全な抜歯窩の治癒を待つ遅延埋入(Type 4)を選択する場合もある。インプラント埋入部位、目標とする治療結果、術者の技術に依存する重要な臨床的意義を考慮し、どの段階でインプラント埋入するか慎重に決定される必要がある。

3.2.1 治療期間と外科術式の回数

即時埋入(Type 1)は、抜歯と同時にインプラント埋入を行うので、患者は外科術式を1回のみにすることができる。このことは、患者と歯科医師の双方にとっての大きな利点である。これに対して、早期埋入(Type 2または3)は、2回の外科術式を必要とする。つまり、外科手術の1回目は抜歯であり(通常はフラップを翻転しない)、2回目はインプラントの埋入である。

即時埋入(Type 1)は、早期埋入(Type 2と3)と比較して、全体的な治療期間がもっとも短いと考えられる。一方、部分的な骨の治癒を約12週待ってインプラントを埋入する早期埋入(Type 3)は、これら3種類の術式の中でもっとも長い治療期間を必要とする。臨床においては、多くの歯科医師たちがインプラントの確実なオッセオインテグレーションを獲得するため、即時埋入(Type 1)の後、十分な治癒期間をおくよう推奨していることに注目すべきである。このことは、即時埋入(Type 1)と、軟組織の治癒を伴った早期埋入(Type 2)との比較をした際に、抜歯後から補綴修復処置開始までの全体的な治療期間が、ほとんどの患者においてそれほど変わらないことを意味している。

3章 抜歯後インプラントのための術前評価と治療オプション

図3-2-1 上顎中切歯の正面観。歯根の垂直的破折のために、唇側の歯肉、粘膜にわたる広範な腫脹と排膿がみられる。

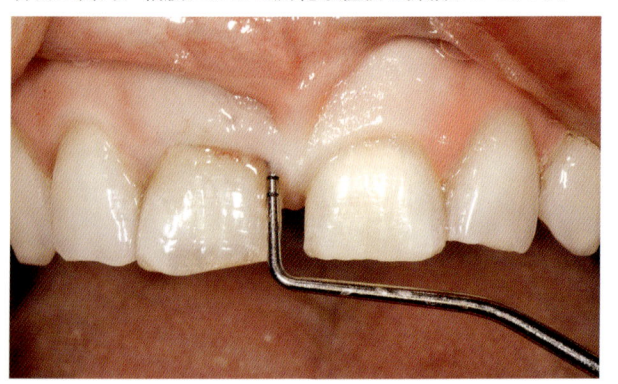

図3-2-2 プロービングにより、歯の唇側の深く広いポケットの存在がわかる。このことは、唇側骨に深刻な骨破壊が起きていることを示す。

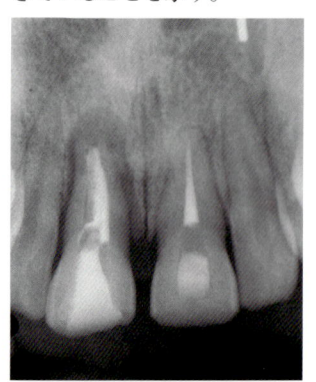

図3-2-3 右側中切歯のX線像は、大きな根尖病巣と歯根膜腔の拡大を示している。

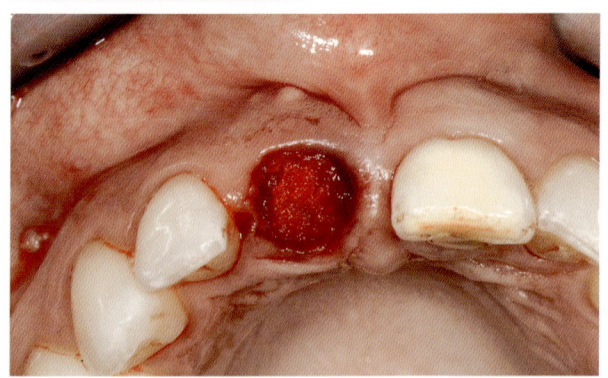

図3-2-4 フラップを翻転せずに抜歯を行った際の咬合面観。血餅を抜歯窩に安定させるためにコラーゲンの栓子を挿入してある。

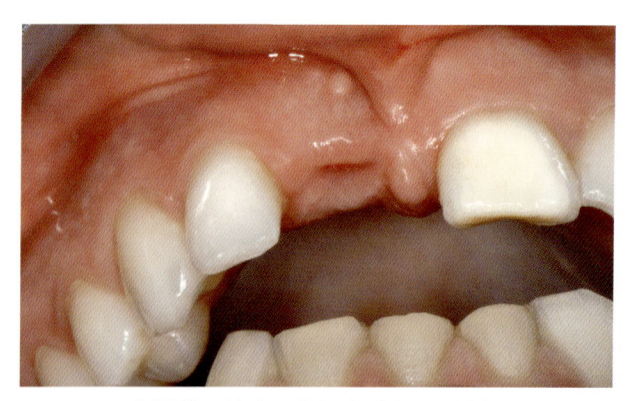

図3-2-5 8週間後の治癒の状況を示す。上顎右側中切歯の咬合面観でわかるように、炎症は完全に治癒している。抜歯窩の治癒による軟組織の完全な閉鎖が認められる。

3.2.2　インプラント埋入部位の因子

局所の炎症の解決策

　急性の炎症があり排膿がある場合や、慢性の炎症が広範囲に骨組織を破壊している症例においては、抜歯後消炎を確認した後に埋入する（Type 2、3、4）ことが、局所の炎症の問題を解決することにつながる。歯科医師は、臨床所見やX線所見からこれを判断することができる（図3-2-1〜5）。また、歯周病に罹患している部位においては抜歯後、即時埋入（Type 1）よりも早期埋入（Type 2または3）で対応することが推奨されている。

インプラント周囲欠損の形状変化と形態

抜歯すると、束状骨の吸収および外側の形状変化により、時間とともに歯槽骨の形状が変化する。即時埋入（Type 1）の際、歯科医師は抜歯窩内においてインプラントを埋入する位置に対し、もっとも大きな空間的自由度を有している。しかしながら、上顎前歯部位においては、もし抜歯窩内にインプラントショルダーが唇側寄りの間違った位置に埋入されてしまい、歯頚ラインの退縮を引き起こすというような場合、審美的な欠点となる（図3-2-6、7）。

抜歯後、唇側の骨壁が吸収しリモデリングすることにより、水平的形状変化が引き起こされる。歯槽骨頂においては、薄い唇側骨はほぼ束状骨によって構成されている。この唇側骨は歯根膜からの血液供給が遮断されるため、ただちに吸収してしまう（AraújoとLindhe、2005）。唇側骨への血液供給は、抜歯時にフラップを翻転するとさらに損なわれる可能性が高い（Woodら、1972）。臨床的に、特に抜歯がフラップを翻転することなく行われ、抜歯後4週から8週以内の、軟組織の治癒が達成された時点での早期埋入（Type 2）が選択されたならば、形状変化は比較的少ない。天然歯に隣接する抜歯窩においては、この時点では、隣接面の形状変化はほとんどみられない。その結果として、抜歯窩は2壁または3壁性骨欠損の良好な形態がなお維持されている。

少なくとも12週以上の治癒を待つ早期埋入（Type 3）においては、水平的な吸収はさらに進行している可能性がある。最初の抜歯窩の形状が小さい、または唇側骨が破壊されている、もしくは、喪失しているような状況下においては、インプラント床の形成後に骨幅が不足する可能性が高い。6ヵ月以上の治癒期間後にインプラントを埋入する遅延埋入（Type 4）の場合、唇側の吸収と唇側の歯槽骨の平坦化がさらに進んでいる。この場合、インプラントを埋入するために段階法（最初に骨造成を行い、

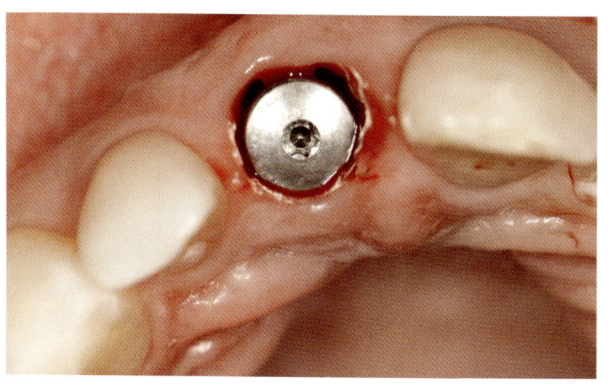

図3-2-6 上顎右側中切歯の抜歯窩にインプラントを埋入したところの咬合面観。インプラントは抜歯窩内でわずかに唇側寄りに埋入された。このような埋入位置は、辺縁歯肉の退縮のリスクを増加させる。

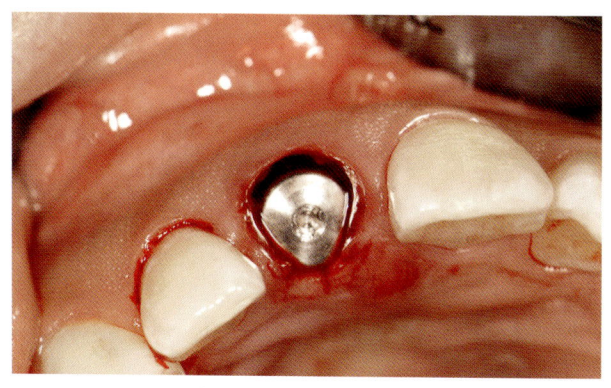

図3-2-7 この上顎右側中切歯部位において、インプラントはより口蓋側寄りに埋入されている。このような埋入位置は辺縁歯肉の退縮のリスクを低下させる。

その後にインプラント埋入を行う）の術式を適用する必要性が高くなる（von ArxとBuser、2006）。このような状況は、10歳から15歳の間に外傷で歯を失ったような青年期の患者においてしばしば起きる。このような患者は、顎顔面の成長が完了するまでインプラント埋入を待つ必要がある（Kochら、1996）。骨の部分的治癒を伴った早期埋入（Type 3）と遅延埋入（Type 4）は、囊胞性病変による大きな骨欠損が存在し、インプラントの初期固定を困難にするような場合に適応となる。審美的な結果が要求される部位において、水平性の骨吸収を最小限にするため吸収の遅い代用骨での顎堤保存術は有効である（Artziら、2000；Sclar、2004）。

同時骨造成（同時法）

　同時骨造成術は、即時埋入(Type 1)または、早期(Type 2と3)そして、遅延埋入(Type 4)においても一般的に行われる術式である。段階法は骨幅が不足しているときや望ましくないインプラント周囲の欠損形態の場合に選択されるが、同時骨造成術は、どの埋入時期においても行われる。

　もし、周囲骨壁の損傷がなく、インプラント周囲の欠損の幅が3 mm以下の場合、即時埋入(Type 1)または早期埋入(Type 2と3)においては、骨再生を促すための同時骨造成術は必要ない。このような状況下では、欠損部は自然に骨で満たされる可能性が高い。しかしながら、術後大きな水平的吸収の可能性があることを考慮すべきである。審美的に重要な部位において、水平的吸収はインプラント補綴物の周囲粘膜部分に対して、審美的に不良な結果につながる軟組織のカントゥアの喪失をもたらすことがある。インプラント周囲に理想的な軟組織による審美性を獲得するために、骨の豊隆と粘膜の支持を保つことは重要な要素である(Buserら、2008)。

　自家骨もしくは代用骨を伴った周囲欠損への移植により、水平的な吸収量を減らすことができ、即時埋入(Type 1)または、早期(Type 2と3)の術式と同時に行うこともある。しかし、数編の論文が示しているように、水平的な形状の喪失を完全に阻止することはできない。その代わり、唇側の骨壁への移植は、歯槽骨の水平的骨幅をわずかに増やす、もしくは少なくとも維持することを可能にしているだけにすぎない。臨床的に、顆粒状移植材を用いた損傷のない抜歯窩への移植は、唇側骨が凸状の形態であることや、顆粒状移植材を固定し、フラップを適切に戻すことが困難であるために、即時埋入(Type 1)においては容易ではない。早期埋入(Type 2と3)の状況においては、骨壁の吸収は唇側の形状を修正する骨造成がしやすい凹状のクレーターのような形態になっていることが多い。このことは、移植材の安定性を増し、メンブレンの固定を容易にし、骨膜への減張切開によるテンションのかからない軟組織の閉鎖をしやすくする。このような理由により、顆粒状移植材を用いた唇側への骨造成は、即時埋入(Type 1)よりは早期埋入(Type 2と3)において、より頻繁に行われる。

　唇側骨に損傷があり、裂開型欠損がみられる場合は、骨造成が抜歯後のインプラントの埋入時期にかかわらず行われなければならない。即時埋入(Type 1)または、軟組織治癒を伴った早期埋入(Type 2)の多くの症例においては、結果的に少なくとも2壁性以上の欠損形態を有しているので、それによって高い予知性をもって同時骨造成が可能となる。部分的な骨治癒を伴った早期埋入(Type 3)においては、水平的な吸収が進んでいるために2壁性骨欠損の骨の高さが減少していたり、2壁性以下の欠損状況になっている可能性が高い。歯科医師は、そこで同時骨造成を行うべきなのか、まず骨移植を行い5〜6ヵ月待ってインプラントを埋入する段階法の術式を選択すべきかの決断をしなくてはならない。

追加の結合組織移植

　追加の結合組織移植(CT)は、上顎前歯部にインプラントを埋入する場合においてよく推奨される。これらの移植片は通常、硬口蓋の粘膜から採取し、カントゥア造成のための軟組織造成や、抜歯窩の初期閉鎖のためにインプラントの唇側に移植する。即時埋入(Type 1)においては、薄いバイオタイプの場合に結合組織移植が検討される。フラップの基底部の骨膜は移植する結合組織を十分に覆うべく減張される必要がある。結合組織移植片が大きすぎないように注意を払わなければならない。そうしないと、インプラント埋入部位のオーバーカントゥアを引き起こしたり、フラップの縁部がうまく適合しないことがある。

　結合組織移植はまた早期埋入(Type 2と3)においても検討される。骨造成術をインプラント埋入と同時に行うときは、結合組織移植は通常、インプラントショルダー付近の移植片とメンブレンの上部に設置される。バリアメンブレンのみを用いて骨充填を行い、十分なカントゥア造成が達成される状況であれば、結合組織移植は必ずしも必要ではない。

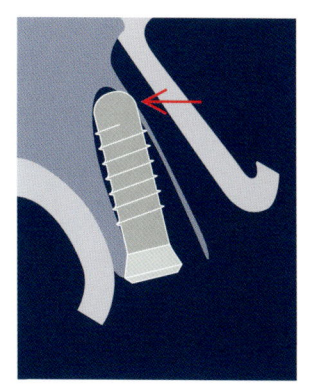

図3-2-8　上顎前歯部の抜歯窩におけるインプラントの側方面観を模式図で示す。インプラントは正しい軸方向に埋入されているが、もし、この位置にインプラント床が形成されると、唇側の皮質骨に穿孔を引き起こしてしまうであろう。矢印：唇側の皮質骨の穿孔のリスクを示す。

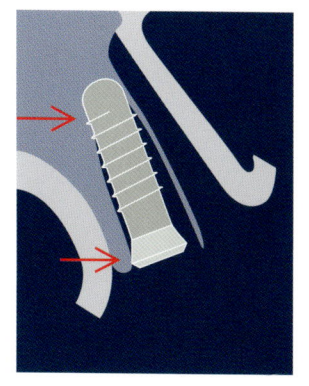

図3-2-9　上顎前歯部の抜歯窩におけるインプラントの側方面観を模式図で示す。この場合、唇側の皮質骨を穿孔することなく、かつインプラントが補綴的に好ましい位置に埋入されるように、インプラント床は抜歯窩の口蓋側寄りに形成されている。口蓋側寄りの骨壁の歯槽頂部位もまた、インプラントショルダーが正しく適合するように形成されていなくてはならない。上矢印：骨形成は口蓋側寄りの骨壁に行われている。下矢印：口蓋側寄りの骨壁はインプラントショルダーが正しく適合するように形成される必要がある。

抜歯窩の形態

抜歯時における抜歯窩の形態が、理想的なインプラント埋入位置と初期固定を困難にすることがある。即時埋入（Type 1）は、一般に歯科医師の技術力が要求される術式であるといえる。

上顎前歯部の場合、根尖部唇側骨の陥凹がしばしばみられる。この部位の唇側骨の穿孔を避け、インプラントを補綴的に理想的な位置に埋入するために、通常抜歯窩の口蓋側壁に骨形成を行う必要が生じる（図3-2-8、9）。抜歯窩の形状と、口蓋壁の厚い皮質骨に骨形成を必要とするために、ドリルは唇側寄りにガイドされやすく、結果としてインプラントの埋入位置が誤った位置になることがある。インプラントを挿入する際にも、すでに形成されているインプラント床に正確に沿わせることがしばしば困難なことがある。もしインプラントの位置が注意深くあわせられていないと、骨形成されたインプラント床が損傷し、結果的にインプラントの初期固定を失うリスクを負うことになる。ゆえに上顎前歯部位の即時埋入（Type 1）は技術を要する術式であり、適応する時に、アドバンス（advanced）からコンプレックス（complex）な術式であることを考慮しなければならない（DawsonとChen、2009）。上顎の犬歯部位は、技術的に上顎の前歯部位の中でもっとも難度が高いとされる部位である。

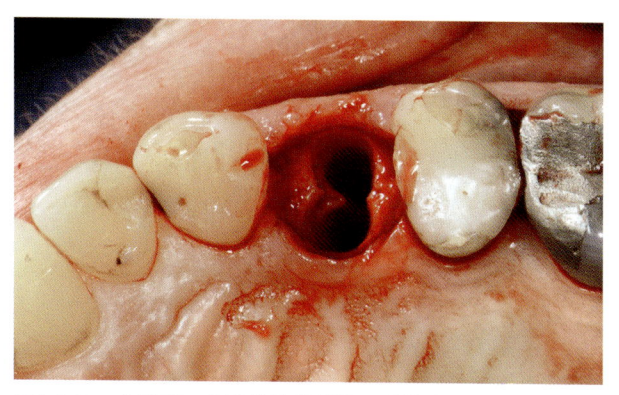

図3-2-10　上顎第一小臼歯抜歯部位の手術中の状況を示す。根間中隔が確認できる。

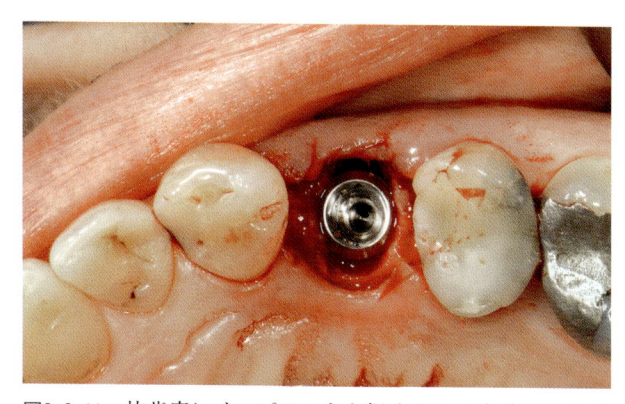

図3-2-11　抜歯窩にインプラントが埋入された直後の同部位の手術中の状況を示す。インプラントは、根尖部の骨と抜歯窩の近遠心の骨壁との密接な結合により、理想的な初期固定を達成した。

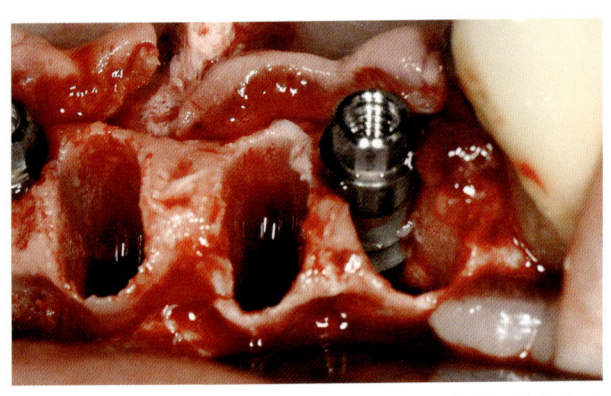

図3-2-12　下顎側切歯の抜歯窩に埋入された直径の小さなインプラントの術中状況を示す。薄い唇側骨と唇側の大きな欠損の存在に注目。

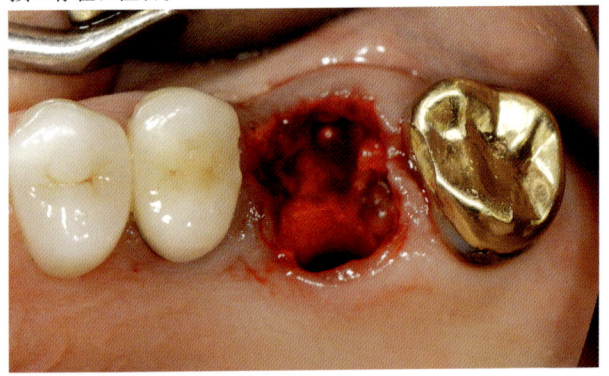

図3-2-13　大臼歯の抜歯窩の咬合面観。即時埋入（Type 1）の場合、インプラントを抜歯窩の中央部に埋入するために根間中隔部の骨を形成する必要がある。

　下顎の小臼歯の抜歯窩の形態は、通常それほど困難なく即時埋入（Type 1）が適用される。オトガイ孔に近接している場合は困難な症例になることがあるが、抜歯窩の根尖は容易に判断がつき、解剖学的にオトガイ孔に近接しているときの正確なガイドとして参考にすることができる。上顎の小臼歯はしばしば複雑な抜歯窩の形態を示すことがある。インプラントの理想的な位置は、抜歯窩における頬舌的中央部である（Fugazzotto、2002）。このことは、明らかに二根に分かれた歯の場合に、骨幅の狭い根間中隔に対して骨形成を行う必要があることを示している（図3-2-10、11）。インプラントの初期固定は、根尖部の骨と抜歯窩の近遠心の骨との密接した埋入により達成される必要がある。

　下顎前歯部位の抜歯窩は明確な問題を抱えている。頬舌側の骨壁は薄く、多くの場合、抜歯窩の頬舌的骨幅は非常に薄い。そのために皮質骨の破折、穿孔の危険性は高まる。このような問題を回避するために、多くの場合、小さな直径のインプラントを適用する。しかし、小さな直径のインプラントに対して、下顎切歯部には頬舌的に広い形状が存在するために、インプラントと周囲の骨との間に大きな欠損がよく生じてしまう（図3-2-12）。さらに、歯槽骨の頬舌的な狭窄が、しばしば根尖部位にみられる。そのために唇側および舌側の穿孔の危険性は増すことになる。舌側の皮質骨へ穿孔すると、舌下の脈管構造に重篤な結果につながる損傷を加えることになる。

　上顎大臼歯部においては、理想的な補綴的位置は、抜歯窩の中心部となる（図3-2-13）。このような部位へインプラントを容易に埋入するためにいくつかの臨床的な手法が進歩してきているが、根間中隔が存在する場合は、すべての手法がこの根間中隔への骨形成を含んでいる（Schwartz-Aradら、2000；Fugazzotto、2006）。上顎洞底が歯根間にまで下がっていることがある。このことは、インプラント埋入を複雑にし、上顎洞底を挙上するためにさらに高度な手法が必要となることを示している（Fugazzotto、2008）。インプラントの初期固定は、根間中隔、上顎洞底の皮質骨、頬舌側の骨壁との密接な結合により達成される。通常、頬舌的に骨壁と接触するために骨内直径の大きなタイプや、補綴プラットフォームが大きなタイプのインプラントが用いられる。通常、上顎大臼歯部の抜歯窩のいずれか一根に合わせて、直接インプラントを埋入することは好ましいやり方ではない。そうすると、間違いなく補綴的には適切でない位置にインプラントが埋入されてしまうことになる。

　同様に、下顎の大臼歯部位にインプラントを埋入する場合、抜歯窩の中心部に埋入すべきである。通常、第一大臼歯部位の場合、根間中隔に骨形成を行う。この中隔は第二大臼歯部位では、欠如していることがよくある。インプラントの初期固定は、根間中隔の骨と下歯槽管の上方にある抜歯窩根尖部の骨との密接な結合により達成される。この際に、舌側の皮質骨への穿孔を避けるよう注意を払わなければならない。適切な直径のインプラントが選択されれば、頬舌側の骨壁はインプラントの安定性を増すよう密接に結合する。補綴的な治療計画で許容

されれば、下顎第一大臼歯部の抜歯窩のどちらか一根にあわせて埋入することは、可能であろう。大臼歯単独歯欠損の抜歯窩に対して、複数のインプラントを埋入することは避けるべきである。

軟組織治癒を伴った早期埋入（Type 2）の多くの部位に関しては、抜歯窩の根尖付近の部分的な骨の再生が存在する。このことは、即時埋入（Type 1）と比較して、インプラント床の形成と埋入を容易にしている。しかしながら、適切なインプラント床の形成、注意深いインプラント埋入、インプラントの初期固定の獲得といった重要事項は、単一歯根や、複数歯根のどちらのタイプの抜歯窩であっても十分考慮される必要がある。部分的な骨治癒を伴った早期埋入（Type 3）においては、再生した骨で満たされた抜歯窩であるために、通常インプラントの埋入手順は、治癒した部位と同様の手順となる。

インプラントの初期固定の獲得

三次元的に適切な位置にインプラントを埋入することと、良好な初期固定を達成することは、抜歯部位にインプラントを埋入する場合、両者とも非常に重要な欠くことのできない項目である。ある状況下においては、安定してインプラントの初期固定を獲得するのが困難な場合がある。例えば、囊胞性病変（図3-2-14）により、根尖周囲に大きな欠損がある場合や、臼歯部位において上顎洞底が広がっているような場合である。そのような解剖学的な制約のある部位においては、抜歯窩や根尖部の骨欠損の骨治癒を待つために、より長い治癒期間を必要とすることがある。もし、そのような部位が、骨のリモデリングにより水平的吸収を起こしやすいようであれば、しばらく治癒を待ってからインプラントを埋入するために、まず顎堤保存術が適用されるかもしれない（Isaseraら、2003）。

フラップレスの術式

近年、フラップを翻転しない「フラップレス」のインプラント埋入が、良好な審美的な結果を得るための治療選択として提案されてきている（Wöhrle、1998；KanとRungcharassaeng、2003）。フラップレスは「盲目的な」

図3-2-14 上顎左側中切歯の歯根部に起因する大きな囊胞性病変のX線像を示す。隣接する上顎左側側切歯の根尖部はその疾患に包含されているのがわかる。

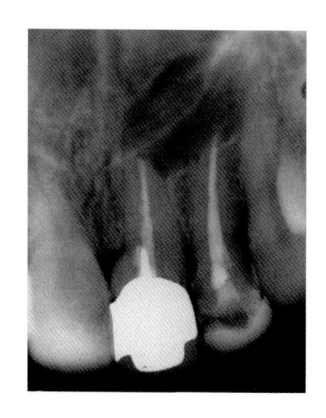

術式であるために、合併症の大きなリスクを生じないためには術者の十分な臨床的な経験と技量が要求される。十分な骨量が存在するような状況下（幅≧7 mm、高さ≧12mm）では、フラップレスによる埋入が経験豊富な歯科医師の裁量により検討される。骨量が少ないほど、合併症のリスクは増大する。ここ5年間、コンピュータガイドシステムや、ナビゲーションシステムを用いた外科術式が、フラップレス手術を容易にするために用いられてきた。しかし、合併症のリスクは重要な問題としてまだ解決に至っていない。コンピュータガイドを用いた訓練模型へのフラップレスのインプラント床形成に関する最近の文献によると、歯科医師の経験に関係なく高い合併症の可能性を有する骨の穿孔がほぼ60％の部位で起きていたと報告されている（Van de Veldeら、2008）。最近の文献においても、根尖部において最大で4°、距離にして2.4mmずれていたことが報告されている（Van Asscheら、2007）。骨の形状に制約があるような臨床状況においては、このような術式は、まだ正確性において十分でないといえる。

3.2.3 結論

日常臨床において、抜歯後のインプラント埋入の時期に関する4つの治療様式が存在する。治療様式の選択は、個々の長所、短所および目標とする治療結果を十分考慮したうえで行う。これらの長所と短所は表3-2-1にまとめられている。

3章 抜歯後インプラントのための術前評価と治療オプション

表3-2-1 抜歯後インプラント埋入タイミングでみた治療オプションの利点と欠点

術式	即時埋入（Type 1）	軟組織治癒を伴った早期埋入（Type 2）	部分的な骨治癒を伴った早期埋入（Type 3）	遅延埋入（Type 4）
利点	・1回のみの外科手術回数 ・Type 3、Type 4 と比較して少ない治療期間 ・インプラント埋入に際し、理想的なスペースが存在する ・通常、同時骨移植術に適した、2壁性または3壁性の骨欠損形態が存在する	・Type 3、Type 4 と比較して治療期間が短い ・軟組織の増大によりテンションのかからない創面の一次閉鎖がしやすい ・軟組織の増大により審美性が高まる ・唇側骨壁面の平坦化により、代用骨を用いた骨移植が容易である ・カントゥア造成のための骨移植により、結合組織移植が不要となる場合がある ・通常、同時骨移植術に適した、2壁性または3壁性の骨欠損形態が存在する ・抜歯に伴う病変の消失は利点と考えられる	・部分的な骨治癒により通常、インプラントの初期固定を得られる ・軟組織の増大によりテンションのかからない創面の一次閉鎖がしやすい ・軟組織の増大により審美性が高まる ・唇側骨壁面の平坦化により、代用骨を用いた骨移植が容易である ・カントゥア造成のための骨移植により、結合組織移植が不要となる場合がある ・抜歯に伴う病変の消失は利点と考えられる	・骨治癒により良好なインプラントの初期固定を得られる ・軟組織の増大によりテンションのかからない創面の一次閉鎖がしやすい ・抜歯に伴う病変の消失は利点と考えられる

3.2 抜歯部位へインプラントを埋入する際の治療オプションの利点と欠点

術式	即時埋入 (Type 1)	軟組織治癒を伴った 早期埋入(Type 2)	部分的な骨治癒を伴った 早期埋入(Type 3)	遅延埋入 (Type 4)
欠点	・抜歯窩の形状は、インプラントの正確な位置への埋入を困難にする。上顎前歯部においては、唇側寄りに埋入されてしまうことがほとんどである ・抜歯窩の形状により、インプラントの初期固定が困難になることがある ・フラップの取扱いやテンションのない一次閉鎖のための軟組織量が不足；フラップの伸展は歯肉歯槽粘膜レベルを変化させる ・審美部位では追加の結合組織移植が必要であるかもしれない ・吸収率の低い代用骨を用いた唇側外面の骨移植は困難であるかもしれない ・唇側骨に裂開を伴う場合や、特に薄いバイオタイプは周囲粘膜の退縮を伴う危険性が高い ・Type 2や3と比較して術式が複雑である	・2回の外科手術が必要 ・複根歯における抜歯窩の治癒の形状は、インプラントの初期固定を困難にすることがある ・審美部位に追加の結合組織移植が必要であるかもしれない	・2回の外科手術が必要 ・Type 1、Type 2と比較して治療期間が長い ・抜歯窩壁の吸収量はさまざまである ・増大した水平的骨吸収が、インプラント埋入のための骨量を制限する ・増大した水平的骨吸収により、インプラント周囲が増大する。この場合、段階法の術式が必要となるかもしれない ・審美部位に追加の結合組織移植が必要であるかもしれない	・2回の外科手術が必要 ・Type 1、Type 2と比較して治療期間が長い ・抜歯窩壁はType 1、2、3と比較してもっとも多い吸収量である ・増大した水平的骨吸収により、インプラント周囲が1壁性の欠損となる。この場合、段階法の術式が必要となるかもしれない ・審美部位に追加の結合組織移植が必要であるかもしれない ・もしType 4が検討される状況ならば、段階法による顎堤造成術を避けるために顎堤保存術が推奨される

3.3 治療アプローチを選択する際の推奨事項

S. Chen、D. Buser

3.3.1 一般的な推奨事項

インプラント支持の修復物で欠損補綴を行う際、臨床医は抜歯後どの時期にインプラントを埋入するのがもっとも適切かを判断しなければならない。前章で議論した四種類の各治療アプローチは、すべての症例に対して適応を検討することができるかもしれない。しかしながら、ある状況においては、特定の方法を選択することで他の方法を選んだ場合に比べ、予知性が向上し、外科処置が容易になり、合併症のリスクを軽減できる場合がある。表3-3-1にそれぞれのアプローチの適応症・非適応症を示す。もっとも予知性が高くもっともリスクが低いアプローチに関しての指標を臨床医に示す目的で、これらの推奨事項を作成した。より経験が豊富な臨床医は、患者にここに挙げている以外の選択肢を推奨したいと考えるかもしれない。しかし、抜歯後のインプラント埋入時期の提示とその治療結果に関して、最終的に責任を持つのは臨床医であること忘れてはならない。

審美領域において、厚い歯肉のバイオタイプで、唇側の骨壁が厚く（≧1mm）、良好な初期固定が得られる場合には、即時埋入（Type 1）を選択できる。しかし、上記のような理想的に近い状況下でも、軟組織の退縮を防ぐために結合組織（CT）移植や歯肉弁歯冠側移動などの付加的な処置が必要になる場合もあるため、注意が必要である。もし、唇側骨壁がダメージを受けている場合には、厚い歯肉のバイオタイプでも早期埋入（Type 2か3）が推奨される。もし薄い歯肉のバイオタイプで唇側骨壁が薄いかダメージを受けている場合には、即時埋入（Type 1）ではインプラント周囲粘膜の退縮のリスクが非常に大きい。審美的なリスクは、リップラインが高い患者群でより高くなる。唇側骨壁の欠損が存在する場合、特に欠損の幅が広いと、審美的なリスクは増加する。上記のような状況では、即時埋入（Type 1）ではなく早期埋入（Type 2か3）を考慮すべきである。審美的なリスクが低い場合から高い場合まで、審美領域の大半のケースは早期埋入（Type 2）で対応可能である。審美領域における隣接した複数歯欠損に対しては、一般的に即時埋入（Type 1）は推奨されない。

フラップレス手術による即時埋入（Type 1）は術前の三次元X線診査を行ったうえで、臨床的な条件が良好な場合にのみ考慮されるべきである。良好な条件とは、厚い歯肉のバイオタイプで、損傷のない厚い唇側骨壁が存在し、患者の審美的要求が低いような場合を指す。フラップレス手術は経験を十分に積んだ臨床医のみが行うべきである。

前述のように多くの臨床的因子が関与することを考えると、フラップ形成の有無にかかわらず、即時埋入（Type 1）で予知性が高く粘膜の退縮のリスクが低い良好な結果を得るためには、適切な症例を選択することがもっとも重要である。

非審美領域では、単根歯症例で根尖病変と根尖部の骨欠損が皆無かわずかであるならば、即時埋入（Type 1）を考慮してもよい。できれば歯槽骨壁に損傷がないことが望ましい。急性炎症や排膿がある、または初期固定が不十分な場合には、即時埋入（Type 1）を行うべきではない。

遅延埋入（Type 4）は以前から行われている埋入方法で、1980年代には標準的な術式と考えられていた。しかし、抜歯後の適切な時期にインプラントを埋入するという目的と合致しないため、今日ではこのアプローチが用いられることはまれである。さらに、顎堤の著明な吸収が起きるため、段階法による骨造成が必要になることが多い。これは治療期間の延長および患者への侵襲が増加

表3-3-1 抜歯後のインプラント埋入時期に対する4つの選択肢とそれぞれの適応症および非適応症

治療アプローチ— 抜歯後の インプラント埋入時期	適応症	非適応症
即時埋入 （Type 1）	・審美領域で、審美的リスク評価（ERA）で低リスクと判断された部位 　—厚い組織のバイオタイプ 　—損傷のない厚い唇側骨壁 　—低いリップライン 　—単独歯欠損 ・歯槽骨壁に欠損がない場合 ・単根歯の抜歯窩 ・感染のない部位	・審美領域で、審美的リスク評価（ERA）で高リスクと判断された部位 　—薄い組織のバイオタイプ 　—薄い唇側骨壁（≦1mm） 　—高いリップライン 　—唇側の骨が欠損している場合 　—隣接した複数歯欠損 ・歯槽骨壁の欠損 ・複根歯の抜歯窩 ・抜歯部位に感染巣がある場合 ・根尖部の骨欠損が大きく、初期固定が得られない可能性がある場合
軟組織治癒を伴った 早期埋入 （Type 2）	・低から高リスクまで審美領域のほとんどの症例に対応可能 ・単根歯の抜歯窩 ・感染があった部位	・根尖部の骨欠損が大きく、初期固定が得られない可能性がある場合
部分的な骨治癒を伴った 早期埋入 （Type 3）	・複根歯の抜歯窩 ・感染があった部位 ・根尖部の骨欠損が大きく、Type 1や2では初期固定が得られない場合	・当初より唇側骨に大きな欠損があり、唇側骨が水平的に平坦化すると見込まれる場合
遅延埋入 （Type 4）	・成長期の患者 ・骨の治癒とモデリングに長期間必要と考えられるとき、例えば大きな嚢胞除去後や上顎洞底部に近接する場合 ・医学的、もしくは患者に起因する理由で、抜歯後の治療を大きく遅らせる必要がある場合	・抜歯窩の唇舌的幅径が狭く、4ヵ月以上待つと歯槽堤の幅径が不足する場合 ・当初より唇側骨に大きな欠損があり、唇側骨が水平的に平坦化すると見込まれる場合

することを意味する。しかし、一定の状況下、例えば成長期の患者における抜歯などの場合、遅延埋入（Type 4）を行う必要がある。このような場合、後から段階法による骨造成を行う必要をなくすため、顎堤保存術を行うことが推奨される。抜歯後の埋入時期を最適化する努力にもかかわらず、現実には患者の個人的または医学的な理由によって治療が延期されることがよくある。そのような場合は、患者には顎堤吸収と段階法による骨造成が必要になるリスクを受け入れてもらわなければならない。

早期埋入（Type 2）を行う主な目的は、軟組織の治癒を待ち、軟組織量を増加させ角化歯肉の幅を確保することである。このことによって、埋入と同時に骨再生誘導法（以下GBR法）を行う際に、フラップをテンションフリーで一次閉鎖することが容易になる。したがって、軟組織の治癒を待った早期埋入（Type 2）は、審美／非審美領域にかかわらず、大部分の症例に適応可能である。抜歯予定歯に起因した局所の感染がある場合にも、病的状態の治癒を促すため、このアプローチをとるようにする。しかし、複根歯の抜歯窩や根尖部に大きな骨欠損がある場合には、4〜8週間の治癒期間では初期固定が十分に得られないことがある。そのような場合には、骨の部分的な治癒を待った早期埋入（Type 3）の適応となる。

早期埋入（Type 2）では抜歯直後に比べて軟組織量が増加するため、インプラント治療に不適切な症例を選択してしまうリスクが少なくなることも、即時埋入（Type 1）に対して有利な点である。したがって、早期埋入（Type 2）においても適切な症例選択が重要であることには変わりないが、結果に与える影響度は比較的小さい。術後と審美に関する合併症のリスクを軽減できるため、早期埋入（Type 2）を選択することは経験の浅い臨床医にとって利点となる。

3.3.2　上顎前歯部における推奨事項

上顎前歯部においては、欠損歯の機能を回復するだけではなく、患者の審美的要求も満足させなければならない。そのために臨床医は、抜歯後インプラントを埋入するタイミング、インプラント埋入予定部位の治癒過程における寸法変化の影響、選択したインプラントの直径（骨内直径とプラットフォームのサイズ）、インプラント周囲組織の欠損の管理、そして周囲組織増大のための骨造成の必要性、といった多くの因子を評価しなければならない。Type 1、2、3の埋入後に起こりうるインプラント周囲組織の寸法変化の概要と、選択したインプラントの直径に対して最低限必要な顎堤の唇舌的幅径を以下に示す。

上顎前歯部で即時埋入（Type 1）を行う場合には、抜歯窩の唇舌的内径によって埋入するインプラントのサイズが決まる（図3-3-1）。抜歯窩の唇舌的内径は、インプラントの直径より最低でも2 mm大きくなくてはいけない（抜歯窩の幅≧ d + 2 mm、d：インプラントの骨内直径）。この条件を満たすことで、インプラントを若干口蓋側寄りに埋入して唇側骨との間に1〜2 mmの間隙を確保し、インプラントショルダーが唇側の危険領域（danger zone）（Buserら、2004）に入ることを防止できる。

抜歯窩内の口蓋側壁を形成することによって抜歯窩を拡大することが可能であるが、現実的には口蓋側の緻密な骨壁の形成は困難で、拡大できる量は通常限られる。直径の太いインプラントやプラットフォームの大きいインプラントを選択すると、大半の症例では上記の2 mmの間隙を確保できなくなり、インプラントショルダーが極端に唇側寄りに位置することになる。したがって、オーバーサイズのインプラント（直径の太いインプラントやプラットフォームの大きいインプラント）を審美領域に用いることは、厳に慎まなければならない（Smallら、2001）。中切歯もしくは犬歯部では、骨内直径が約4 mmのインプラントの使用が推奨される。もしプラットフォーム部の直径が5 mmに広がるようなタイプのインプラントを用いる場合には、インプラントショルダーが唇側寄りに

図3-3-1　上顎中切歯部に即時埋入(Type 1)した場合の咬合面観の模式図。唇側骨壁に裂開が観察される。抜歯窩の唇舌的内径(両矢印)によって、埋入可能なインプラントのサイズが決まる。この内径はインプラントの骨内直径(d)より最低でも2 mm大きくなければならない(≧ d + 2 mm)。

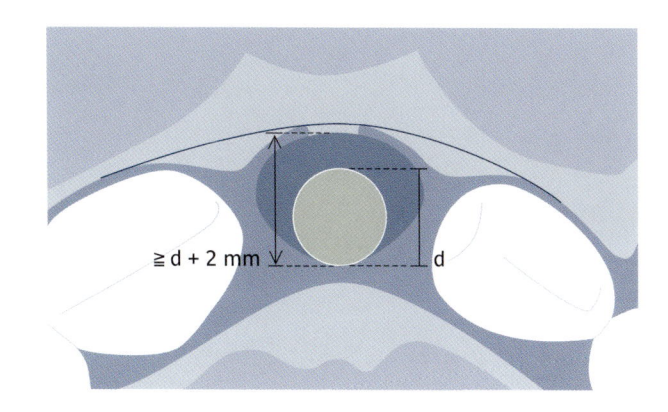

図3-3-2　上顎中切歯部に軟組織の治癒を待って早期埋入(Type 2)した場合の咬合面観の模式図。抜歯から4〜8週後の典型的な臨床像を示す。唇側骨壁には、抜歯直後の時点から比較的変化していない裂開が残存している。抜歯窩中央部では、唇側骨がわずかに平坦化(赤矢印)しているが、隣在歯に近接した部分の骨の唇舌径の変化はほとんどない。両隣在歯に近接した部位の骨の唇舌的外径(両矢印)によって、埋入可能なインプラントのサイズが決まる。この部分の骨幅はインプラントの骨内直径より最低でも2 mm大きくなければならない(≧ d + 2 mm)。

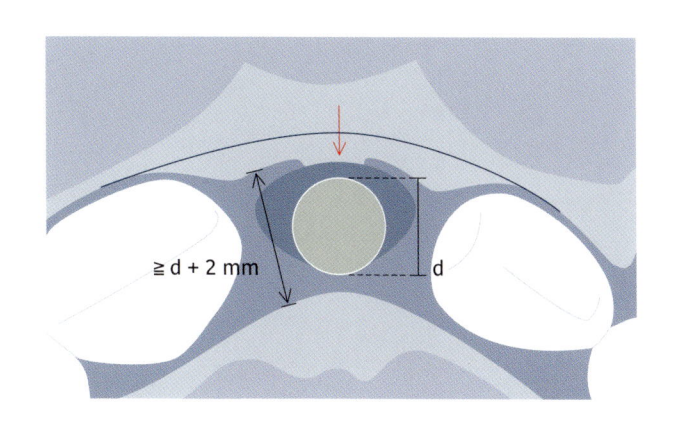

図3-3-3　上顎中切歯部に骨の部分的な治癒を待って早期埋入(Type 3)した場合の咬合面観の模式図。抜歯から12〜16週後の典型的な臨床像を示す。抜歯窩内部は部分的に骨が満たされた状態になっており、裂開部位の骨辺縁は吸収によって丸みを帯びた形態になっている(赤破線矢印)。唇側骨の外形は平坦化が著明になり(赤矢印)、元の唇舌径の約1/3が失われている。両隣在歯に近接した部分の骨の唇舌的外径(両矢印)によって、埋入可能なインプラントの直径が決まる。この部分の骨幅は、インプラントの骨内直径よりも最低でも2 mm大きくなければならない(≧ d + 2 mm)。

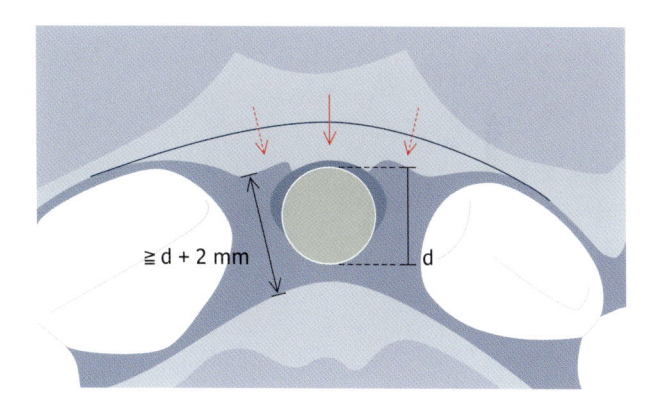

位置しないように、太いプラットフォーム部が収まるよう抜歯窩の口蓋側壁を確実に形成するよう注意を払う。上顎側切歯部のように抜歯窩のサイズが比較的小さい場合には、直径が約3.5mmの細いインプラント（強度が確保されたもの）を用いて、要求されている唇側の骨壁との間の距離を確保しなければならない。

　軟組織の治癒を待った早期埋入（Type 2）を行う場合、束状骨の吸収によって唇側骨のわずかな平坦化が起きる（AraújoとLindhe、2005）（図3-3-2）。抜歯窩内部に一部新生骨の形成が始まるが、ほとんどの場合抜歯窩の形態は保たれている。この治癒の初期段階では、天然歯に隣接する骨壁の外形には大きな変化は生じない。このような状況下では、隣在歯に近接した部分の骨の唇舌的外径によって、適切な直径のインプラントが埋入できるか否かが決まる。この部分の骨幅は、埋入予定のインプラントの直径より最低でも2mm大きくなくてはならない。この原則を守ることによって、インプラントを若干口蓋側寄りに埋入することができ、唇側の危険領域（Buserら、2004）を避けることが可能になる。抜歯後早期に起きる骨のリモデリングによって抜歯窩口蓋側骨壁の密度が減少しているため、この時期ではインプラント床の形成は抜歯直後よりも容易になっている。

　中切歯および犬歯部では、直径が4mm前後のインプラントの使用が推奨されている。もし唇側中央骨壁に欠損がなければ、埋入直後のインプラント周囲の骨欠損は3壁性の形態を示すことになる。唇側中央骨壁の一部もしくは全部が欠損している場合には、埋入直後のインプラント周囲の骨欠損は2壁性の形態となる。どちらの欠損形態であっても、埋入と同時のGBR法を用いた局所的な骨造成を行うのに適した解剖学的形態である。前述のように、オーバーサイズのインプラントの使用は、このような状況では禁忌である。なぜなら、インプラントショルダーが理想的な位置よりも唇側に出てしまい、局所的な骨造成に適した欠損形態が損なわれてしまうからである。また、唇側中央骨壁の吸収が起きている症例は、形態的に、吸収の遅い骨補填材を用いた唇側骨外側面への骨移植がしやすい。審美性が要求される症例では、このような骨造成によって良好な審美性に必要な安定したカントゥアを達成することができる。場合によっては、結合組織移植によってこのような追加のインプラント周囲組織の造成を行うこともある。

　骨の部分的な治癒を待った早期埋入（Type 3）では3〜4ヵ月の十分な治癒期間をとるために、通常抜歯窩内は骨で満たされた状態になっている。その一方で、唇側骨壁のモデリングにより、抜歯窩部位中央の著明な平坦化と唇舌径の減少が起きる。もともと抜歯窩の唇側壁に裂開があった場合には、このような骨吸収はより大きくなるかもしれない。さらに、唇側骨のモデリングによって裂開部の骨辺縁部分の吸収が進み、隣在歯に近接した部分の骨の唇舌径も減少する（図3-3-3）。両隣在歯に近接した部分の骨の唇舌的外径（両矢印）によって、埋入可能なインプラントの直径が決まる。この部分の骨幅は、埋入予定のインプラントの骨内直径よりも最低でも2mm大きくなければならない（≧d＋2mm）。抜歯後のモデリングによって、インプラント埋入後に唇側骨壁の厚みが1mm未満になるほど骨量が減少する場合もある。このような場合には審美的な理由から、唇側骨壁の厚みとインプラント周囲組織のカントゥアを造成するために、吸収の遅い骨補填材を用いて唇側骨の造成を行わなければならない。もし唇側骨の裂開がありインプラント周囲の骨欠損形態が2壁性を下回るような場合には、埋入と同時の骨移植は予知性が低くなるため、段階法による骨造成が推奨される。

4章　異なった埋入プロトコールに基づいた臨床ケース報告

Clinical Case Presentations Based on Different Implant Placement Protocols

（4.1〜4.7　訳）伊藤明代、太田幹夫、奥田倫子、衣松高志、藤田貴久、
　　　　　　　山本茂樹、渋川義宏、山田　了（東京歯科大学）
（4.8〜4.15　訳）立川敬子、塩田　真、宗像源博（東京医科歯科大学）

インプラント即時埋入（Type 1）

4.1　上顎右側中切歯部へのインプラント即時埋入

J. R. Beagle

　30歳女性患者が、上顎右側中切歯の治療を主訴に来院した。初診時の彼女の関心事は、「なぜ私の歯は、ピンク色なのか」ということであった。診察の結果、右側中切歯は以前外傷の既往があり、内部吸収により歯冠部のピンク色が顕著になったと診断した（図4-1-1）。

　X線診査において、歯冠中央部と遠心部に広範なX線透過像を確認した（図4-1-2）。

　この歯の修復は難しく、抜歯が必要であると診断した。患者自身が改善を希望している正中離開について、インプラントを用いた歯牙修復治療を計画した。彼女の医科的、歯周組織および咬合の分析を含む歯科的健康状態は、インプラントの手術や審美的修復に適した良い状態であった。彼女はリップラインが高く、薄い組織バイオタイプなので、機能回復を促進するため、通常荷重プロトコールを伴う即時埋入（Type 1）法を推奨した。

　彼女の治療結果への期待を含めた、臨床的、X線的所見から、中程度から高い審美的リスクとした（表4-1-1）。

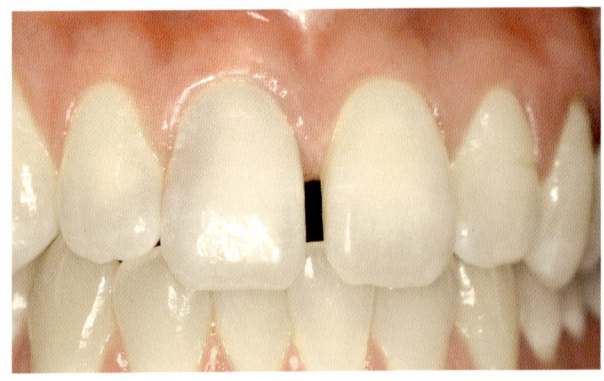

図4-1-1　30歳の白人女性。上顎右側中切歯部に内部吸収が認められた。歯肉の形態は高いスキャロップ状で薄い組織のバイオタイプであることがわかった。

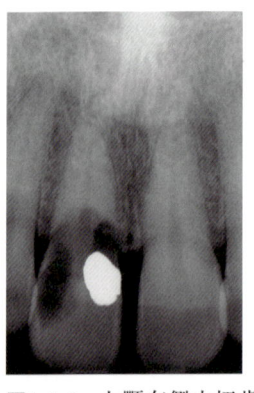

図4-1-2　上顎右側中切歯、左側中切歯のデンタルX線像。上顎右側中切歯に吸収による欠損の形成が認められた。

表4-1-1　患者の審美的リスクは中程度

審美的な リスクファクター	低い	中程度	高い
全身的な状態	健康な患者で、正常な免疫システム		低下した免疫システム
喫煙習慣	非喫煙者	軽度の喫煙者 （＜10本/1日）	重度の喫煙者 （≧10本/1日）
患者の審美性への期待	小さい	中程度	大きい
リップライン	低い	中程度	高い
組織のバイオタイプ	低いスキャロップ、厚い	中程度のスキャロップ、中程度の厚さ	高いスキャロップ、薄い
歯冠形態	方形		三角形
インプラント部位の感染	なし	慢性	急性
隣在歯の骨レベル	コンタクトポイントから≦5mm	コンタクトポイントから5.5〜6.5mm	コンタクトポイントから≧7mm
隣在歯の修復状態	天然歯		修復済み
欠損部の幅	1歯（≧7mm）	1歯（＜7mm）	2歯もしくはそれ以上
軟組織の解剖学的形態	完全な軟組織		軟組織欠損
歯槽頂の解剖学的形態	骨欠損のない歯槽頂	水平性骨欠損	垂直性骨欠損

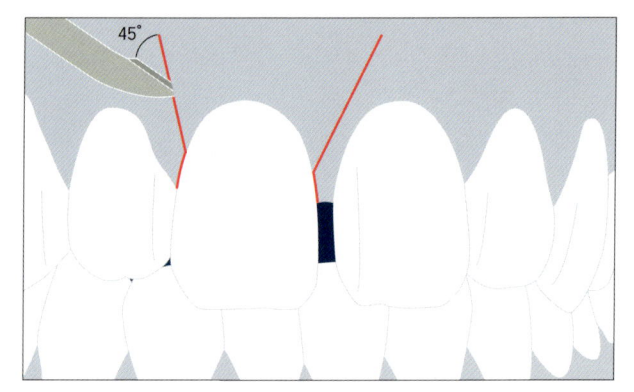

4章 異なった埋入プロトコールに基づいた臨床ケース報告

図4-1-3 唇側面の初期切開線。外科用メスにて、唇側軟組織に対して、45°の角度で縦切開を加える。

インプラント外科処置開始前に、診断用模型のマウントを行い、サージカルステントを作製した。右側中切歯に対する即時埋入インプラントの外科術式は、Beagle（2006）が示したものに従った（図4-1-3～8）。

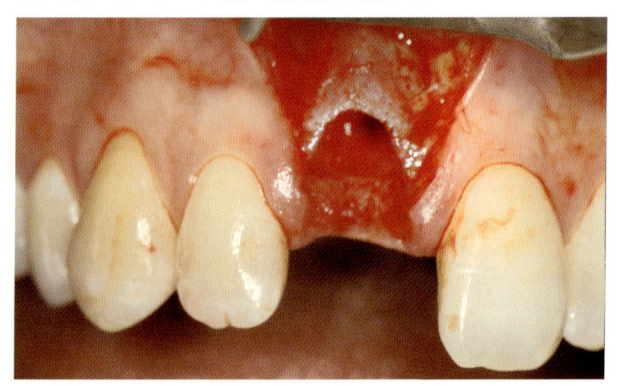

図4-1-4 初期切開時唇側面観。

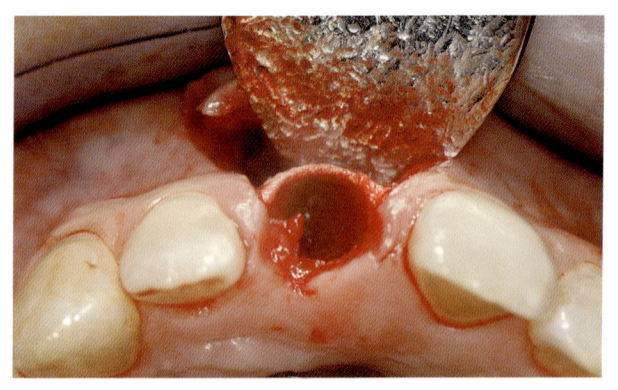

図4-1-5 初期切開時咬合面観。

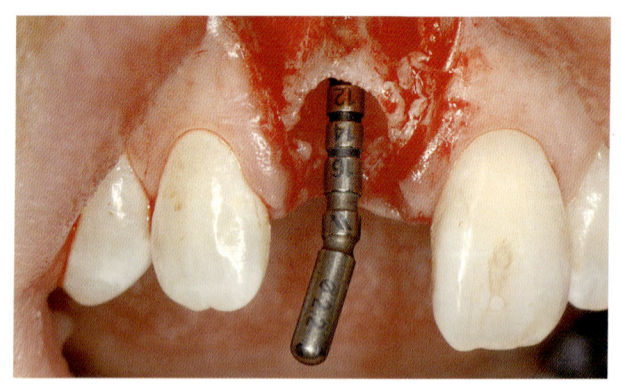

図4-1-6 2.2mmツイストドリルでの形成後唇側面観。

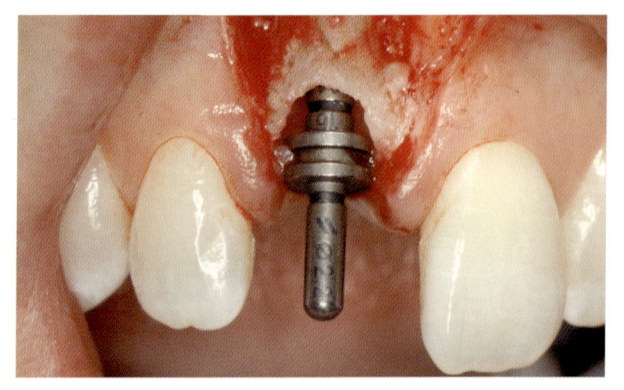

図4-1-7 2.8mmツイストドリルでの形成後唇側面観。

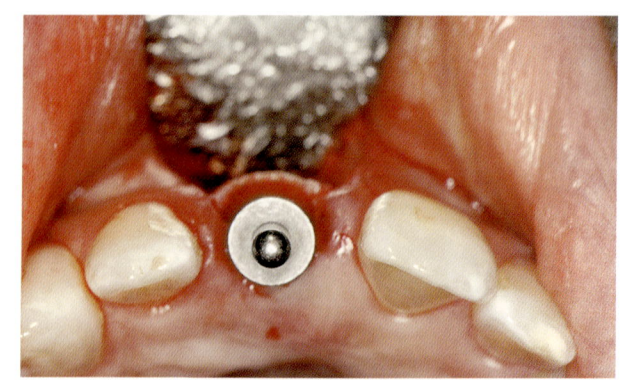

図4-1-8 2.8mmツイストドリルでの形成後咬合面観。

ストローマンテーパードエフェクト（TE）インプラント（骨内直径3.3mm、長さ12mm、レギュラーネック補綴プラットフォーム4.8mm）を使用し、すぐれた初期固定が得られた（図4-1-9～11）。

水平性欠損部および薄い唇側骨部に自家骨移植と吸収性コラーゲンメンブレンを応用した（図4-1-12、13）。

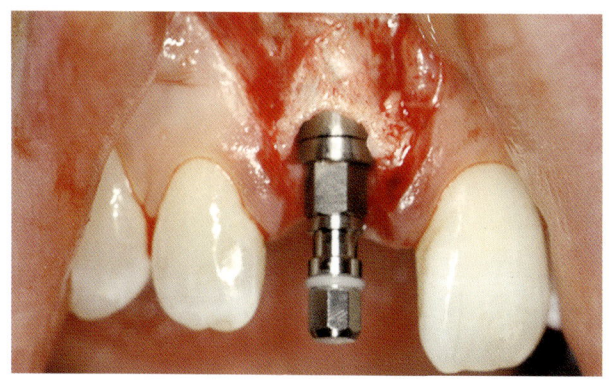

図4-1-9 トランスファーの付いたインプラント。正しい近遠心関係かつ正確な咬合平面-歯頸部関係を示している。

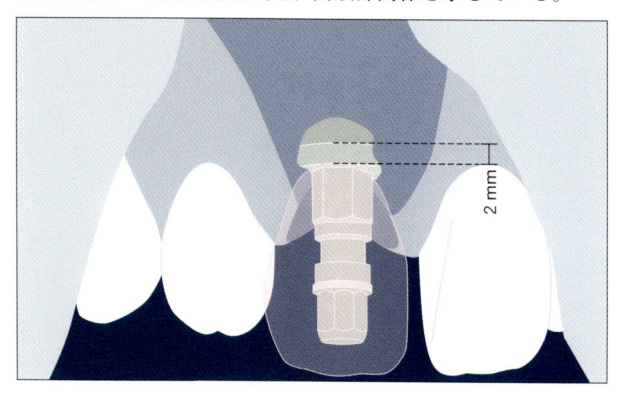

図4-1-10 将来的なクラウンの軟組織マージンは、歯冠根尖方向に理想的なインプラントショルダーの位置づけに役立つ。

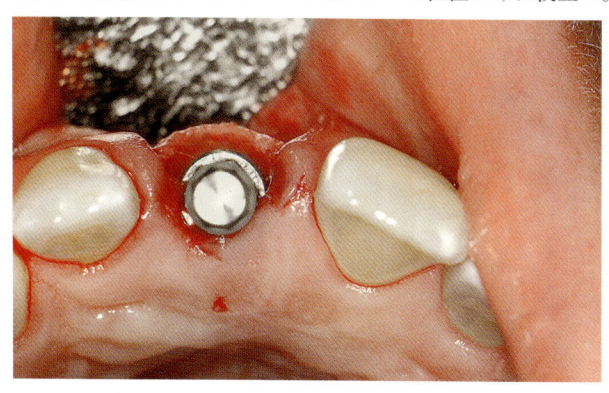

図4-1-11 埋入されたインプラントの咬合面観、正しい唇舌的方向であることを示している。

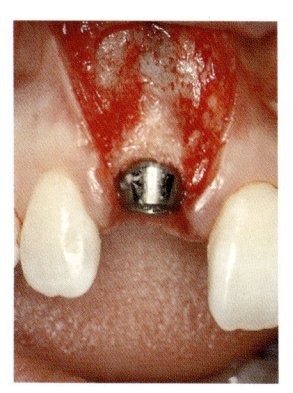

図4-1-12 ベベルの付いたヒーリングキャップを装着したインプラント唇側面観。

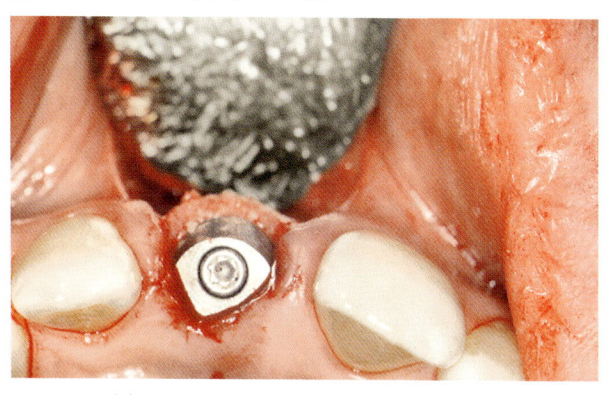

図4-1-13 唇側面に沿って、水平性骨欠損に自家骨移植を行った咬合面観。

4章　異なった埋入プロトコールに基づいた臨床ケース報告

インプラント周囲軟組織の最終形態改善のため、セミサブマージドでフラップを縫合し、そしてデンタルX線写真を外科処置後すぐに撮影した（図4-1-14〜16）。

インプラント外科処置10週後、ベベルの付いたヒーリングキャップを摘出するため、小さい範囲で歯肉切除を行った（図4-1-17、18）。

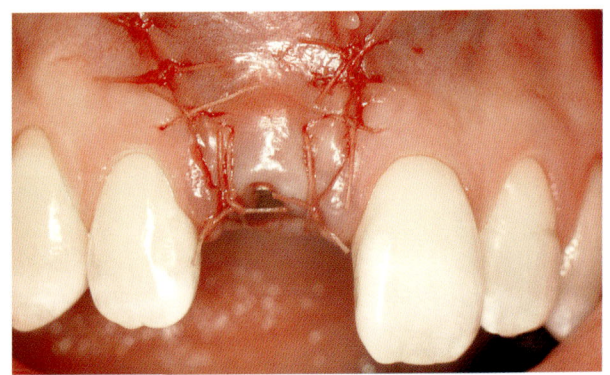

図4-1-14　唇側面観、フラップを5-0 Vicryl縫合糸にて縫合。

図4-1-15　咬合面観、サブマージドのフラップ縫合。

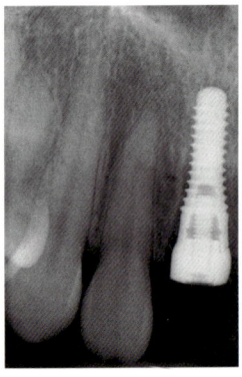

図4-1-16　外科処置直後のデンタルX線像。

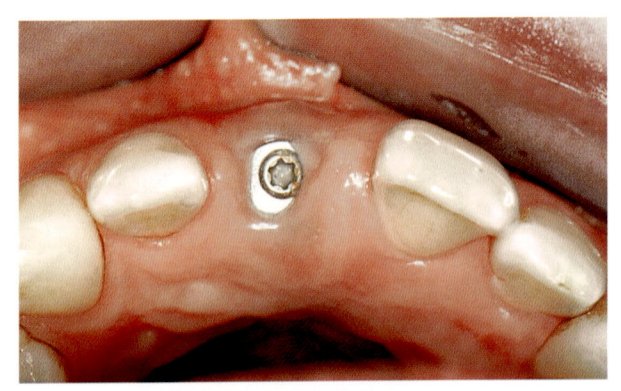

図4-1-17　治療10週後、手術部位咬合面観。

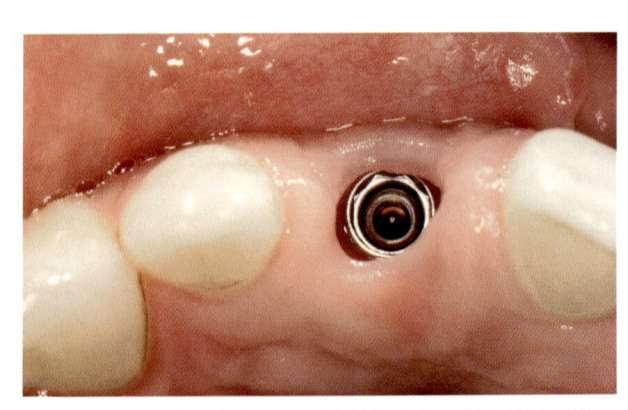

図4-1-18　ヒーリングキャップを外した後、部分的に歯肉切除を行う。

4.1 上顎右側中切歯部へのインプラント即時埋入

　暫間修復のためsynOctaポストをインプラントに装着し（図4-1-19、20）、Higginbottomら（2004）が記載したように、synOctaアナログを使用して常温重合型のアクリルレジンによるプロビジョナルレストレーションの製作、マージン形成を行った（図4-1-21、22a、b）。

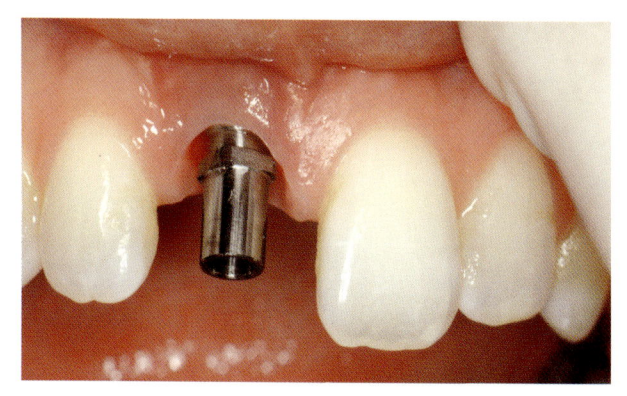

図4-1-19　暫間修復のため、術部にSynOctaポストを装着。

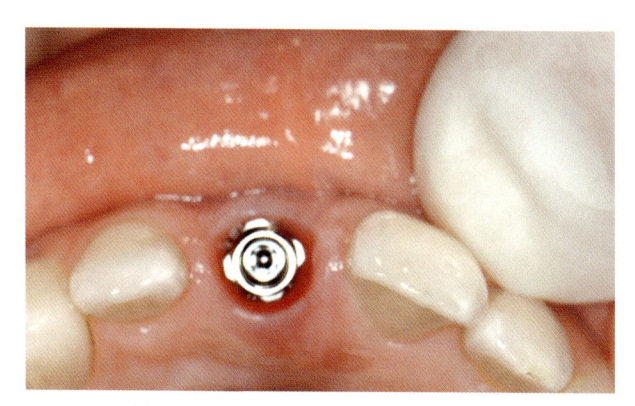

図4-1-20　暫間修復のため装着したSynOctaポスト。咬合面観。

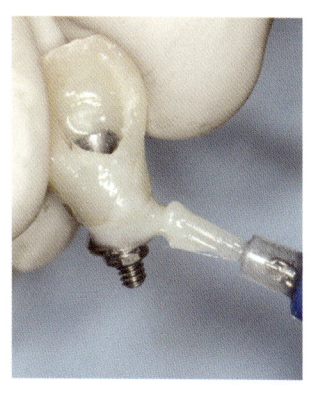

図4-1-21　アクリルにてマージン形成を行った、スクリュー固定式のプロビジョナルレストレーション。

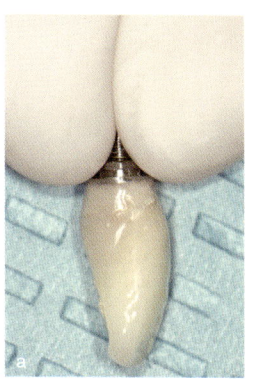

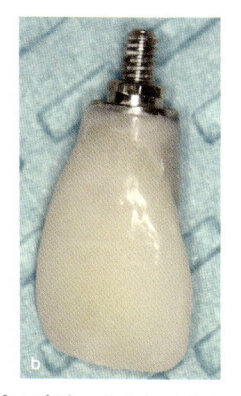

図4-1-22a、b　アクリル製プロビジョナルレストレーションのエマージェンスプロファイル。

4章　異なった埋入プロトコールに基づいた臨床ケース報告

最終印象前の4週間、プロビジョナルレストレーションとインプラント周囲軟組織の成熟を待った（図4-1-23〜25）。

最終印象時、synOctaスクリュー固定式印象キャップをインプラントに装着し、オープントレー印象法により印象採得を行った（図4-1-26、27）。

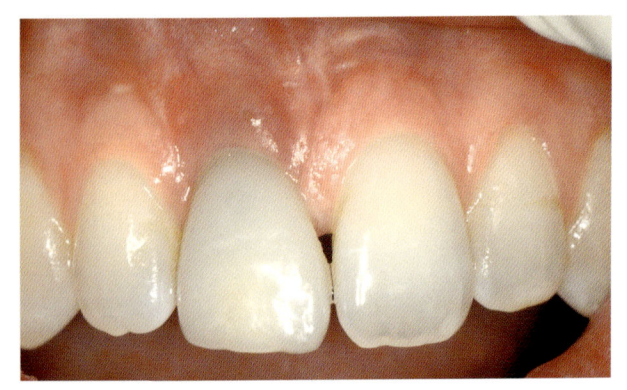

図4-1-23　プロビジョナルレストレーション装着。初期に正中離開を閉鎖した結果、歯冠形態が近遠心にかなり広がった。

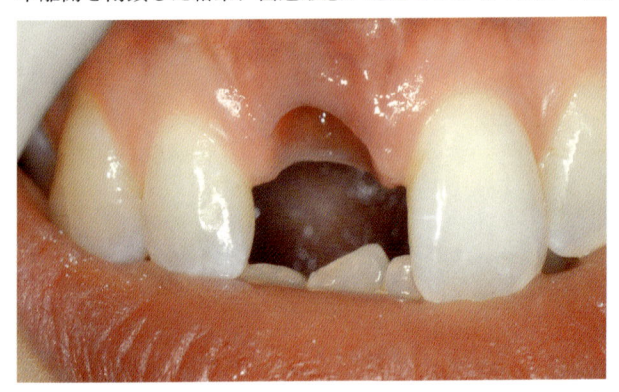

図4-1-24　アクリル製プロビジョナルレストレーションを使用した歯肉組織のリモデリング後の軟組織形態の唇側面観。

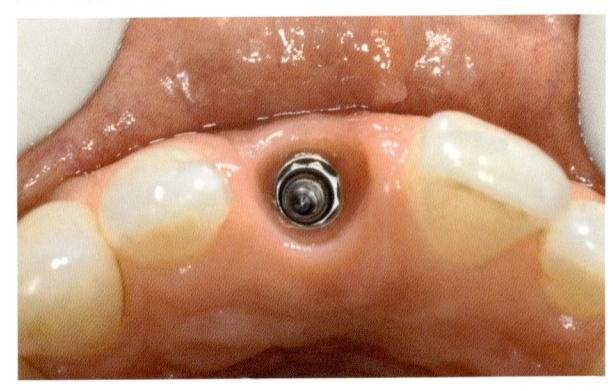

図4-1-25　図4-1-24と同時期のインプラント周囲歯肉溝咬合面観。

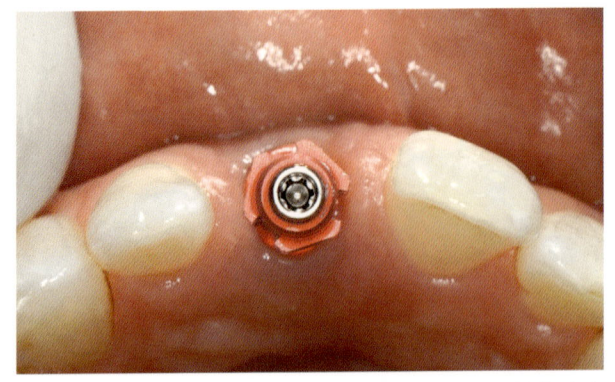

図4-1-26　synOctaスクリュー固定式印象キャップ装着時咬合面観。

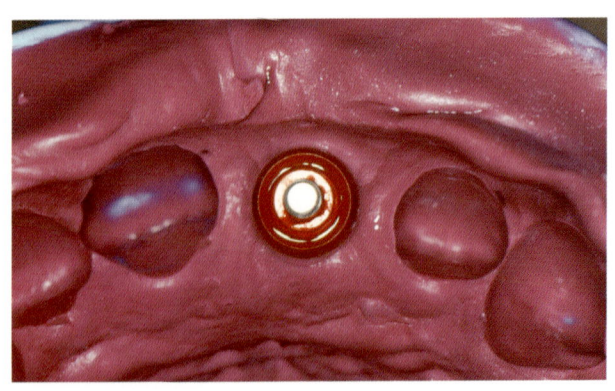

図4-1-27　最終印象。

4.1 上顎右側中切歯部へのインプラント即時埋入

　印象キャップにアナログを接続した後、インプラントの三次元的な位置を再現するため、マスター模型を製作した。マスター模型にて、回転防止機構の付いたsynOcta 1.5アバットメントのゴールドコーピングを使用し、スクリュー固定式鋳造冠のフレームワークを製作した（図4-1-28）。

　手指でアバットメントを締めた後、SCSオクルーザルスクリューでクラウンのフレームワークを装着し、インプラント周囲軟組織の外形を確認するために、クローズドトレー印象法により二次最終印象を行った（図4-1-27～32）。

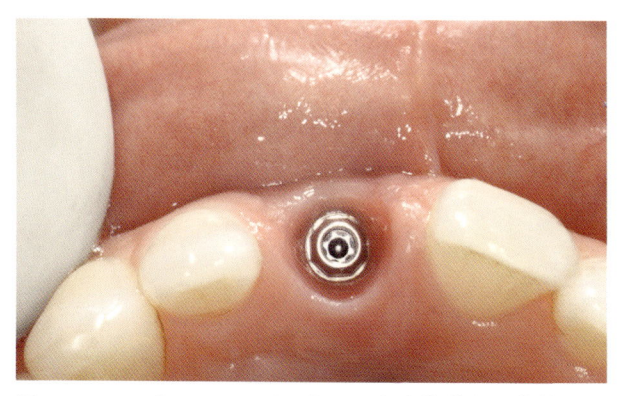

図4-1-28　synOcta 1.5アバットメントを装着し、成熟したインプラント周囲歯肉溝組織が認められる咬合面観。

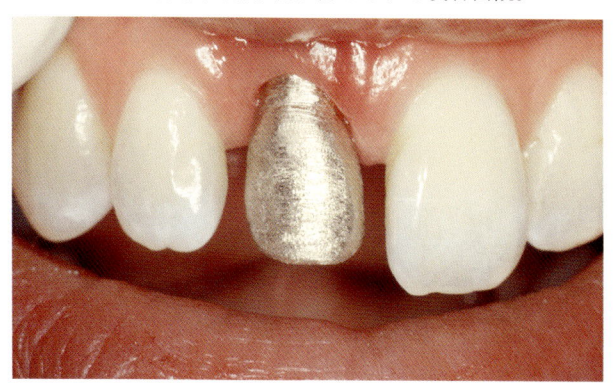

図4-1-29　鋳造ゴールドフレームワーク装着時唇側面観。

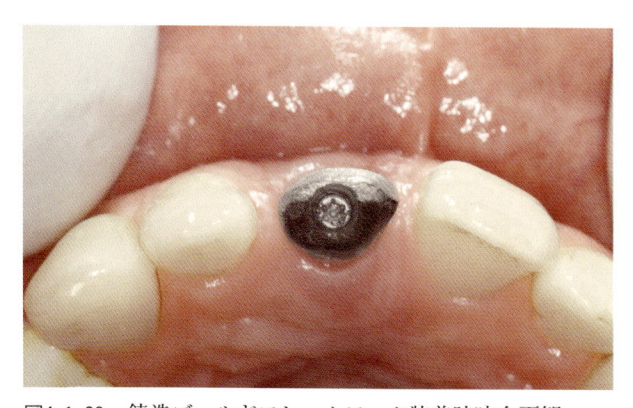

図4-1-30　鋳造ゴールドフレームワーク装着時咬合面観。

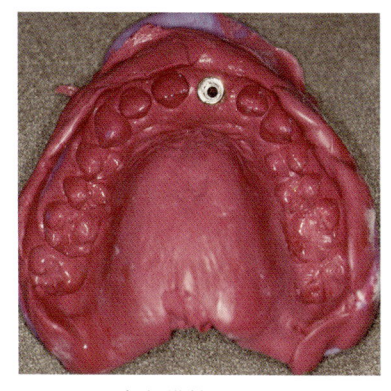

図4-1-31　軟組織外形確認のためのフレームワーク印象。

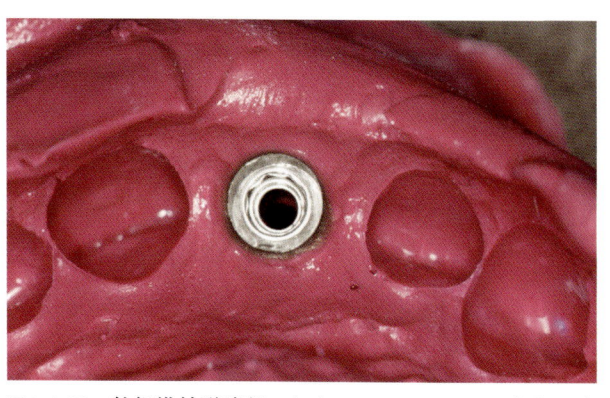

図4-1-32　軟組織外形確認のためのフレームワーク印象、咬合面拡大像。

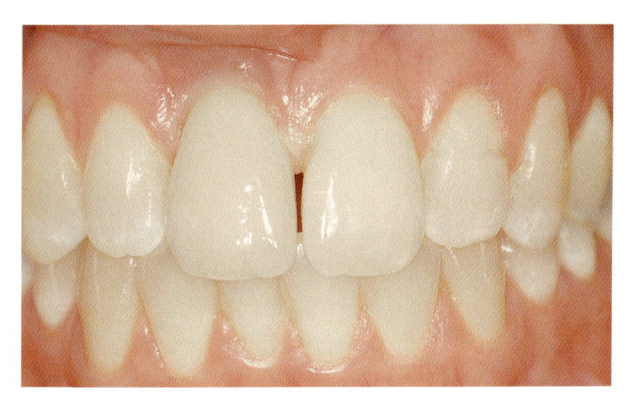

4章 異なった埋入プロトコールに基づいた臨床ケース報告

図4-1-33 最終補綴物唇側面観、最初の外科処置より4ヵ月後に装着。

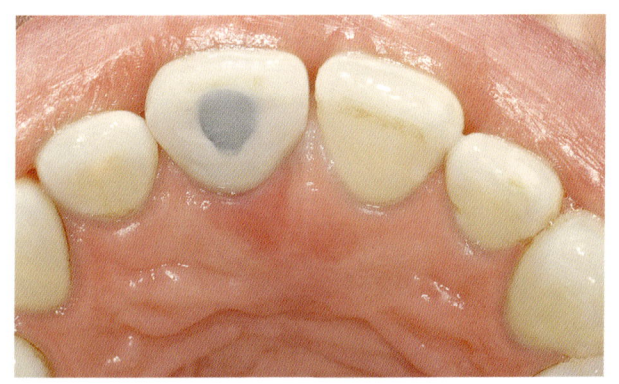

図4-1-34 スクリュー固定式最終補綴咬合面観。

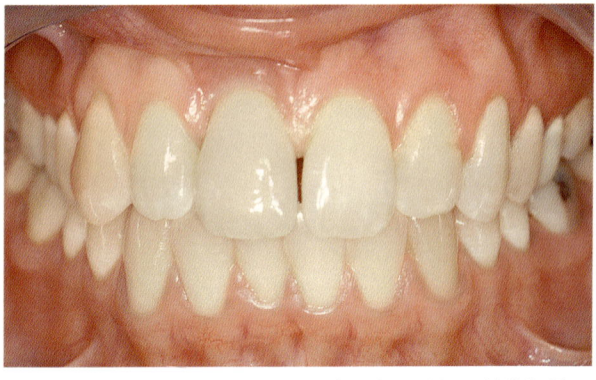

図4-1-35 最終補綴物唇側面口腔内写真、最初の外科処置より4ヵ月後に装着。

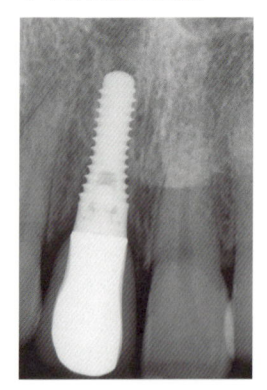

図4-1-36 最終補綴物のデンタルX線像、最初の外科処置より4ヵ月後に装着。

技工作業は、歯科技工所にて正確な最終模型を使用し完了した。synOcta 1.5アバットメントは35Ncmにてトルクをかけ、最終補綴物を装着し、マージンの適合、咬合関係、隣接面部コンタクトの状態、エマージェンスプロファイルを確認した（図4-1-33）。

セラミックの最終的なつや出しを行い、SCSオクルーザルスクリューを15Ncmで締めた。スクリューアクセスは綿球にて封鎖し、光重合型コンポジットレジンにて充填を行った（図4-1-34）。

歯科衛生士による6ヵ月ごとのメインテナンス時、デンタルX線写真にてベースライン時の辺縁骨レベルまで骨が認められた（図4-1-35、36）。

1年後のフォローアップ時は、安定したインプラント周囲軟組織を示す、すばらしい臨床結果と、X線写真にて最適な歯槽骨頂の高さが認められた（図4-1-37、38）。

謝辞

補綴処置

Dr. Richard Stuart - Private Practice, Indianapolis, Indiana, USA

歯科技工所での工程

Michael Hahn - Boca Raton, Florida, USA

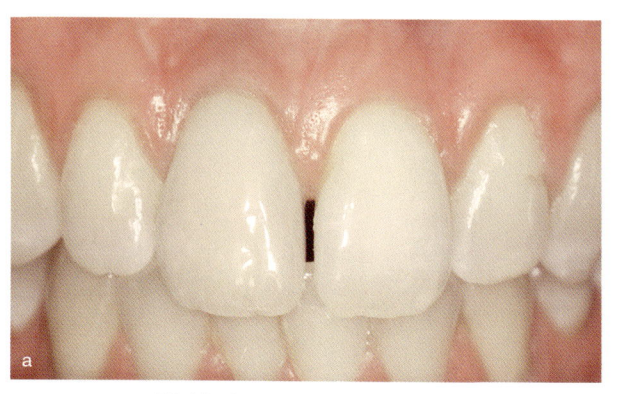

図4-1-37a、b 即時埋入したストローマンテーパードエフェクト（TE）インプラント最終補綴から1年後の、唇側および唇側面口腔内写真。インプラント周囲軟組織の成熟を示している。

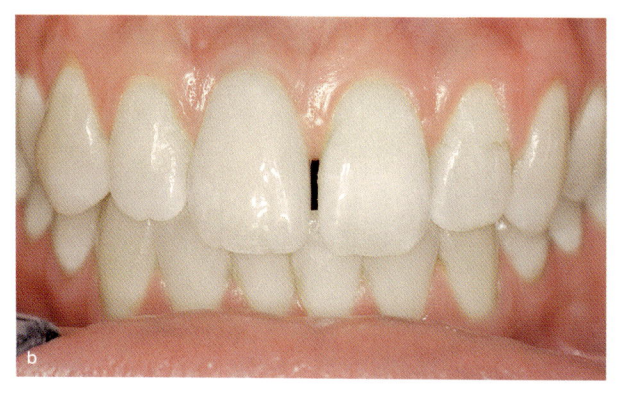

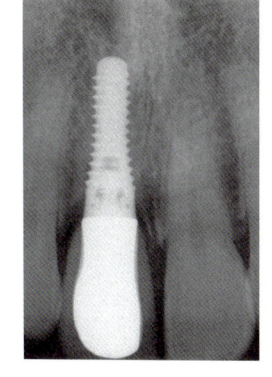

図4-1-38 上顎右側中切歯最終補綴から1年後のデンタルX線像。隣接面間の骨レベルの変化がないことに注目。

4.2　上顎左側中切歯部へのインプラント即時埋入

S. Chen、A. J. Dickinson

　33歳の女性患者、上顎左側中切歯は歯内治療の失敗により要抜歯と診断された。上顎左側中切歯は患者が10代の時、外傷により数回の歯内治療（2回の歯根端切除手術を含む）を受けていた。患者の全身状態は良好で、非喫煙者であった。診査の結果、高いリップラインであった。大きく笑うと上顎の歯肉のマージンが第一大臼歯まで見えた。両側中切歯の歯肉マージンはわずかに見えるのみであった。

　診査の結果、左側中切歯には動揺と1 mmの挺出が認められた（図4-2-1）。

　唇側中央部に8 mmのプロービングデプスが認められた。唇側歯肉は2 mmの歯肉退縮と腫脹が認められた。両側の歯間乳頭は健全であった。患者の組織バイオタイプは中程度の厚さで、角化組織は広い範囲で認められた。

中切歯は方形で、上顎前歯部は重度のエナメル質形成不全を呈していた。外科的歯内治療の結果、粘膜に著しい瘢痕が認められた。アマルガムタトゥーが広範囲にみられた。

　X線写真では歯根は短く、広い範囲に根管充填材がみられ、根尖部はアマルガムで封鎖されていた（図4-2-2）。根尖部にはX線透過像がみられた。隣在歯の歯間部歯槽骨は無傷で、歯槽骨頂部からコンタクトポイントまで近遠心ともに約5 mmであった。

　審美リスク評価（ERA）を行った（表4-2-1）。左側中切歯の補綴処置は、患者のリップライン、高い審美性への期待、軟組織および骨組織の欠損から、中程度から高いの審美的リスクであった。さらに審美性の獲得において、エナメル質形成不全により技術的要求が高まった。

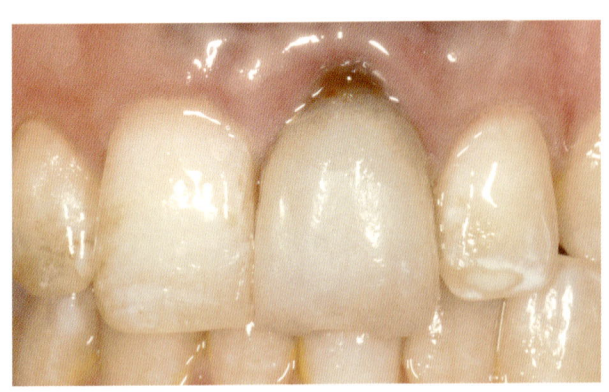

図4-2-1　上顎左側中切歯の唇面観。歯肉の退縮と腫脹が認められる。

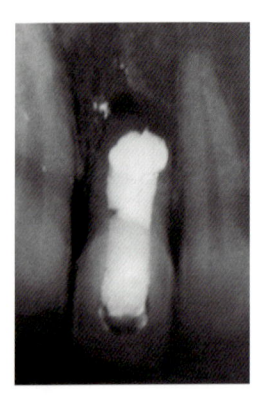

図4-2-2　左側中切歯のデンタルX線写真。歯根が短く、根尖部はアマルガムによる封鎖を認める。X線透過像と、その根尖部に十分な歯槽骨高さがみられた。

表4-2-1 患者の審美的リスク評価(ERA)は中程度から高いを示す

審美的な リスクファクター	低い	中程度	高い
全身的な状態	健康な患者で、 正常な免疫システム		低下した免疫システム
喫煙習慣	非喫煙者	軽度の喫煙者 (＜10本/1日)	重度の喫煙者 (≧10本/1日)
患者の審美性への期待	小さい	中程度	大きい
リップライン	低い	中程度	高い
組織のバイオタイプ	低いスキャロップ、 厚い	中程度のスキャロップ、 中程度の厚さ	高いスキャロップ、 薄い
歯冠形態	方形		三角形
インプラント部位の感染	なし	慢性	急性
隣在歯の骨レベル	コンタクトポイントから ≦5mm	コンタクトポイントから 5.5～6.5mm	コンタクトポイントから ≧7mm
隣在歯の修復状態	天然歯		修復済み
欠損部の幅	1歯(≧7mm)	1歯(＜7mm)	2歯 もしくはそれ以上
軟組織の解剖学的形態	完全な軟組織		軟組織欠損
歯槽頂の解剖学的形態	骨欠損のない歯槽頂	水平性骨欠損	垂直性骨欠損

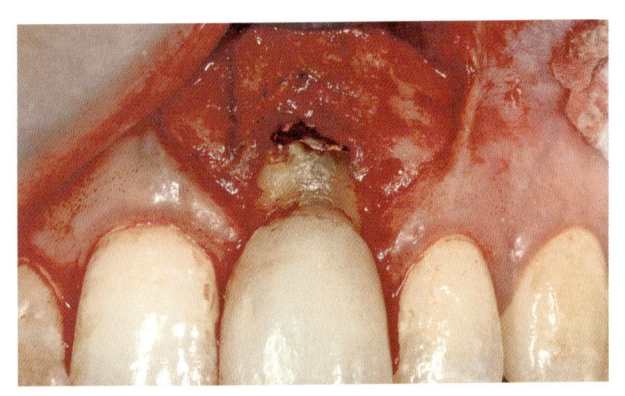

4章　異なった埋入プロトコールに基づいた臨床ケース報告

図4-2-3　全層弁形成後の左側中切歯の唇側面観。全層弁は歯間乳頭を含まないようにデザインした。

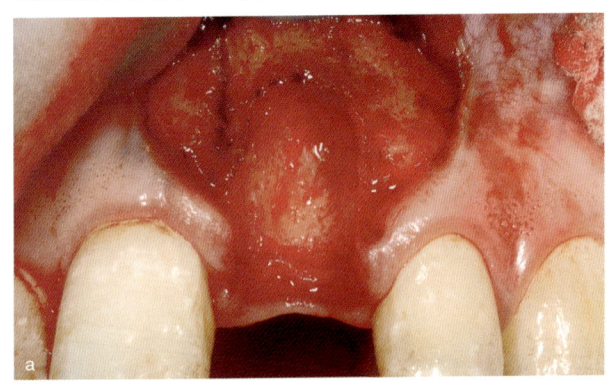

図4-2-4a、b　抜歯後の唇側面観では、唇側骨壁の吸収が認められる。

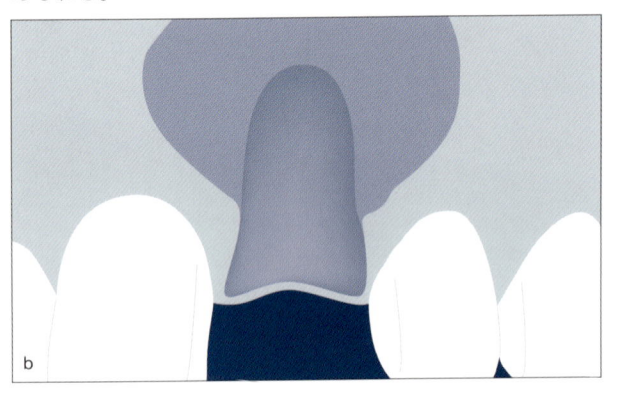

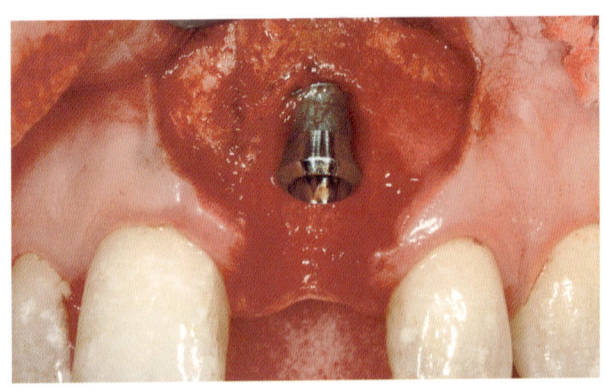

図4-2-5　インプラントショルダーが残存骨壁内に位置するように埋入した。

　患者と治療計画について相談した結果、上顎左側中切歯を抜歯後、即時にインプラントを埋入することとした（Type 1）。骨および軟組織両方の造成が必要であった。患者のスマイル時、アマルガムタトゥーが見えないようにするため、最小限に全層弁を形成した。半埋入下の方法で行った。根尖部の骨吸収は初期固定が得られなくなる可能性を増加させた。残存骨壁の2壁に損傷はないと思われたため、インプラント埋入と骨造成を同時に行えると見込んだ。しかし、実際の状況は手術時にしか確認できないため、患者に骨造成とインプラント埋入を同時に行えない可能性について説明した。解剖学的なリスクは低かったが、審美的な合併症のリスクは高かった。それゆえ、提案したインプラント即時埋入（Type 1）はSAC分類により、コンプレックス（complex）な方法とみなした。

　局所麻酔後、全層弁を形成し、唇側の歯根と周囲の歯槽骨を露出させた。全層弁は近心、遠心の乳頭を含まないようにデザインした（図4-2-3）。近心、遠心、口蓋側には歯肉溝内切開を行った。注意深く抜歯した後、唇側壁の骨吸収を確認した（図4-2-4）。

　抜歯窩の歯槽骨頂部に裂開状骨欠損が広く認められた。抜歯窩の肉芽組織を手用器具で掻爬し、除去した。ストローマンスタンダードプラスインプラント（骨内直径4.1mm、長さ12mm、レギュラーネック補綴プラットフォーム、4.8mm、TPS表面）を抜歯窩に埋入した。インプラントショルダーが抜歯窩内に入るように埋入した（図4-2-5）。

インプラント周囲の欠損は2壁性で、同時に骨造成を行うことができた。インプラントショルダーの高さまで除タンパクウシ骨ミネラル（Bio-Oss、Geistlich）を移植し、骨欠損部を満たした（図4-2-6）。吸収性コラーゲンメンブレン（Bio-Guide、Geistlich）を、骨移植材と周囲の骨を覆うようにトリミングし、適合させた（図4-2-7）。口蓋より結合組織移植片を採取し、インプラントネックに近いメンブレン上に置いて動かないように懸垂縫合で固定した（図4-2-8）。全層弁基底部の骨膜に減張切開を行い、インプラント周囲組織の治癒が半埋入下になるように全層弁を歯冠側に移動させた（図4-2-9）。患者は2週間、1日2回0.2％クロルヘキシジンで洗口し、手術部位にはブラッシングを行わないように指示した。全身的に抗菌薬（アモキシシリン 500mg 1日2回、7日間）を処方した。2週間後、患者はインプラントと隣在歯周囲の機械的清掃を開始した。治癒は問題なく、6ヵ月後、インプラントはオッセオインテグレートし、インプラント周囲粘膜は健康であった（図4-2-10）。

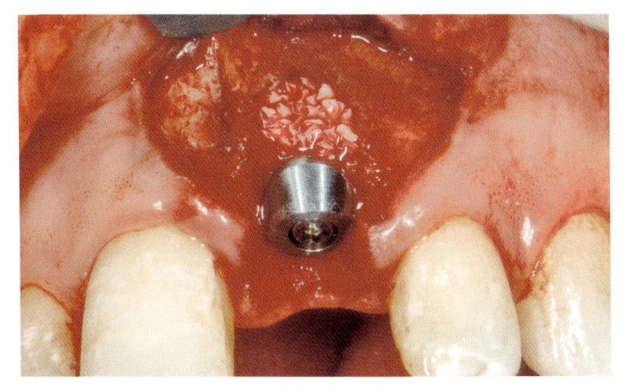

図4-2-6 インプラント埋入部位に除タンパクウシ骨ミネラル（Bio-Oss、Geistlich）を移植。

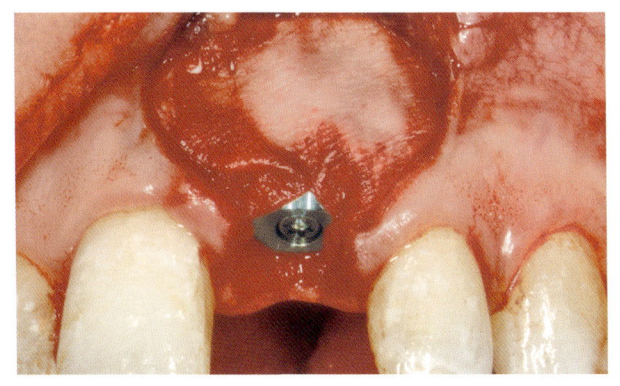

図4-2-7 吸収性コラーゲンメンブレン応用後のインプラント埋入部位。

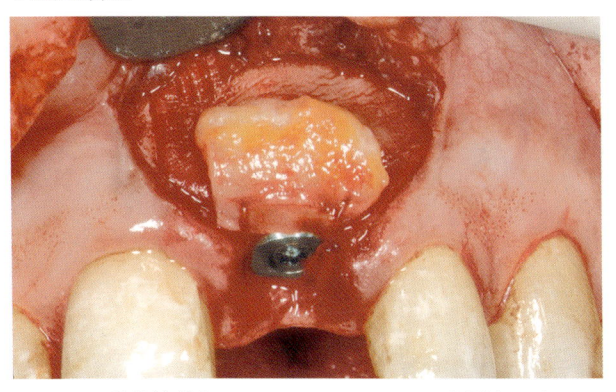

図4-2-8 骨移植材とコラーゲンメンブレンを覆うように、結合組織移植片を懸垂縫合でヒーリングキャップ周囲に固定。

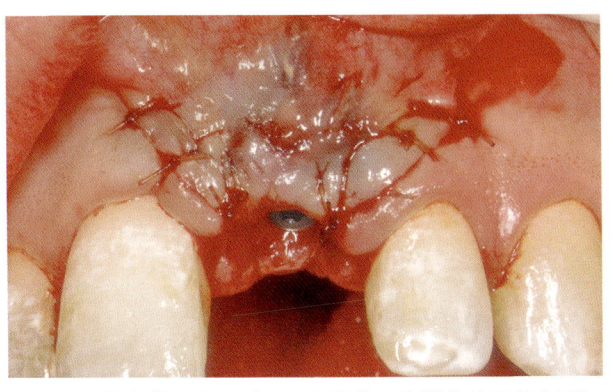

図4-2-9 縫合後のインプラント部位。全層弁は半埋入下になるように歯冠側に移動させた。

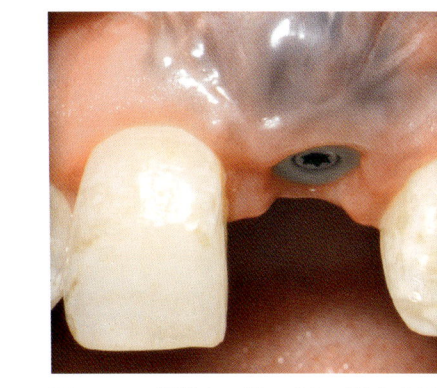

図4-2-10 術後6ヵ月。インプラント周囲組織は健康であった。

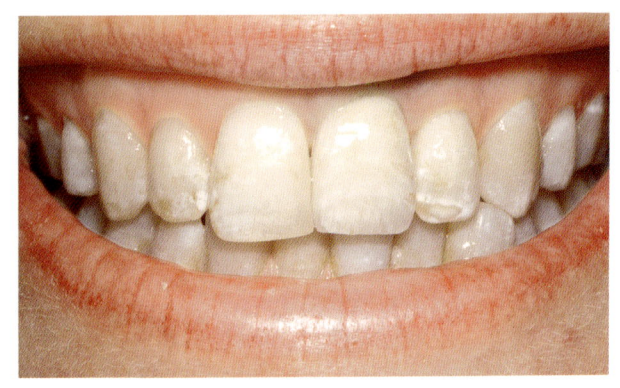

4章　異なった埋入プロトコールに基づいた臨床ケース報告

図4-2-11　術後12ヵ月のスマイル時の口腔内写真。アマルガムタトゥーは見えない状態であった。

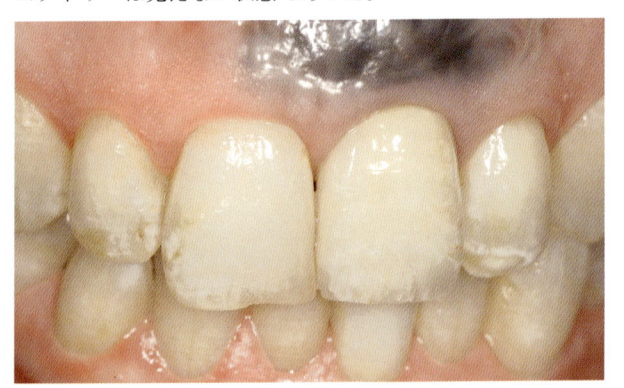

図4-2-12　術後4年のインプラント。

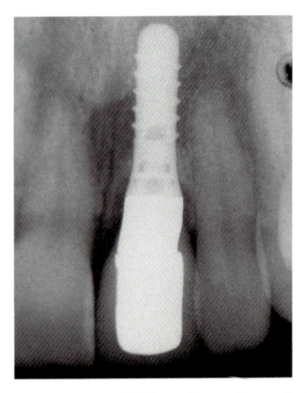

図4-2-13　術後4年のインプラントのデンタルX線写真。

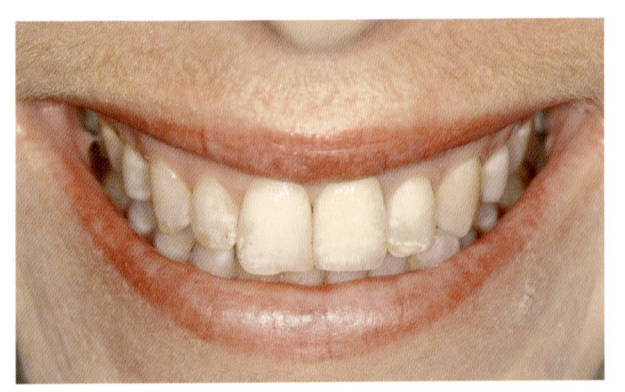

図4-2-14　術後4年、スマイル時の写真。

スクリュータイプのプロビジョナルクラウンをインプラントにセットした。隣接する中切歯と対称となるようにプロビジョナルクラウンのカントゥアを何回か調整した。その後インプラントにスクリュー固定式メタルセラミッククラウンをセットした。検診は術後12ヵ月に行った（図4-2-11）。インプラントのメインテナンスとチェックのため毎年、リコールした。術後4年、インプラント周囲組織は健康で骨も安定していた（図4-2-12〜14）。

術後8年のリコール時、すべての軟組織、硬組織のパラメータは安定していた。理想的な審美性が維持されていた（図4-2-15、16）。

謝辞

歯科技工所での工程

John Lucas - Melbourne, Australia

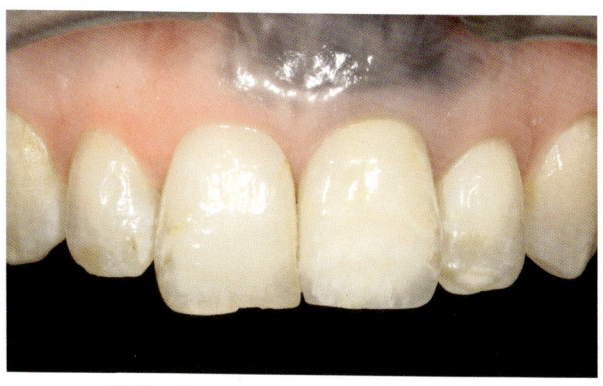

図4-2-15　術後8年のインプラント。健康で安定した粘膜が維持されている。

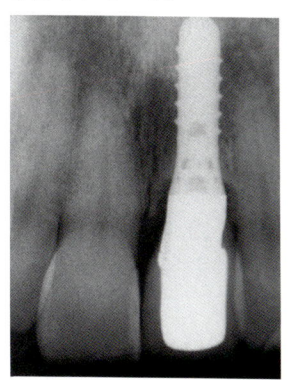

図4-2-16　術後8年のインプラントのX線写真。周囲の骨は安定している。

4.3 上顎左側中切歯部へのフラップレスでのインプラント即時埋入

S. Chen

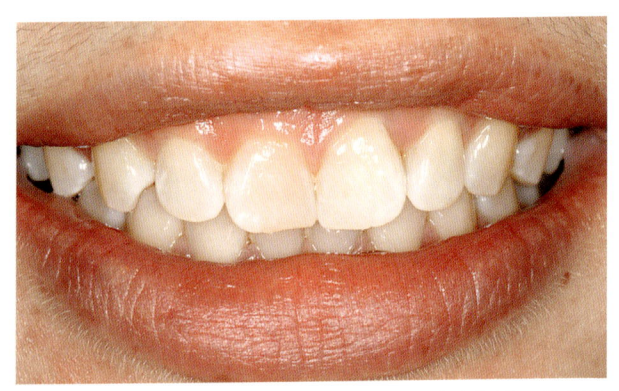

図4-3-1 中程度のスマイル時、患者の上顎前歯部の歯肉縁が認められた。上顎左側中切歯と上顎右側中切歯の歯肉縁の位置は一致していなかった。

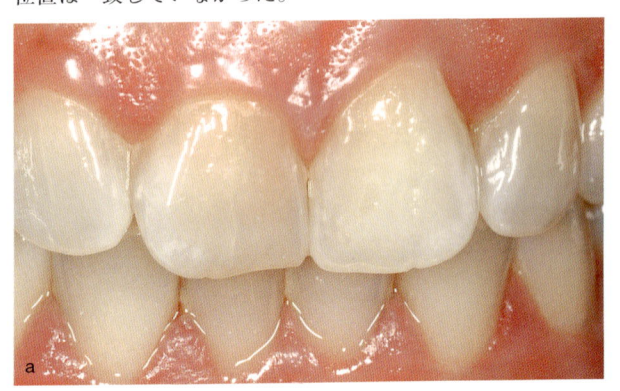

図4-3-2a、b 上顎前歯部の口腔内写真。上顎左側中切歯の歯肉縁の位置が退縮していた。上顎右側中切歯の臨床的歯冠形態は方形であった。

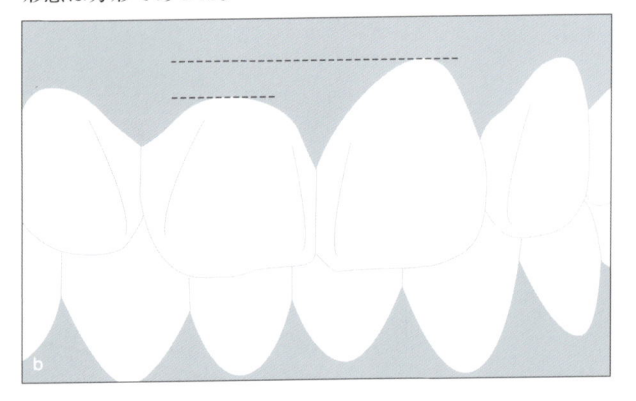

29歳女性、上顎左側中切歯へのインプラント処置を希望して来院した。その歯には12ヵ月前から症状がみられた。また約15年前に外傷を受けていた。何回か歯根端切除術を含む歯内療法処置が行われていた。

患者は健康で、非喫煙者であった。彼女にはある程度審美的な要求があり、また処置後の組織退縮が懸念された。笑ったとき、上顎の歯肉縁が3～4mm見える状態であった(図4-3-1)。上顎左側中切歯の歯肉退縮と、上顎左右側中切歯のマージンの不一致は会話時や笑ったときに見える状態であった。

臨床検査では上顎左側中切歯の歯周ポケットの深さは正常で、歯肉は健康であった(図4-3-2)。

上顎左側中切歯の歯肉は、右側の中切歯と比較して2mm退縮していた。粘膜には過去の歯根端切除術の瘢痕がみられた。乳頭は近遠心で損傷はなかった。患者の組織バイオタイプは中程度で、角化歯肉の幅は広かった。右側中切歯は方形であった。両隣在歯に補綴物は入っておらず、他の歯も健全歯であった。

表4-3-1　上顎左側中切歯修復の審美的リスク評価（ERA）は中程度から高いを示す

審美的な リスクファクター	低い	中程度	高い
全身的な状態	健康な患者で 正常な免疫システム		低下した 免疫システム
喫煙習慣	非喫煙者	軽度の喫煙者 （＜10本/日）	重度の喫煙者 （≧10本/日）
患者の審美への期待	低い	中程度	高い
リップライン	低い	中程度	高い
組織のバイオタイプ	低いスキャロップ、 厚い	中程度のスキャロップ、 中程度の厚さ	高いスキャロップ、 薄い
歯冠形態	方形		三角形
インプラント部位の感染	なし	慢性	急性
隣在歯の骨レベル	コンタクトポイントから ≦5 mm	コンタクトポイントから 5.5mm〜6.5mm	コンタクトポイントから ≧7 mm
隣在歯の修復状態	天然歯		補綴
欠損部の幅	1歯（≧7 mm）	1歯（＜7 mm）	2歯 もしくはそれ以上
軟組織の 解剖学的形態	完全な軟組織		軟組織欠損
歯槽頂の 解剖学的形態	骨欠損のない 歯槽頂	水平性骨欠損	垂直性骨欠損

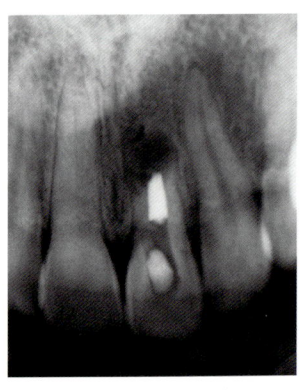

4章　異なった埋入プロトコールに基づいた臨床ケース報告

図4-3-3　術前の上顎左側中切歯のデンタルX線写真。根管治療を受けており、歯根端切除術も行われていた。

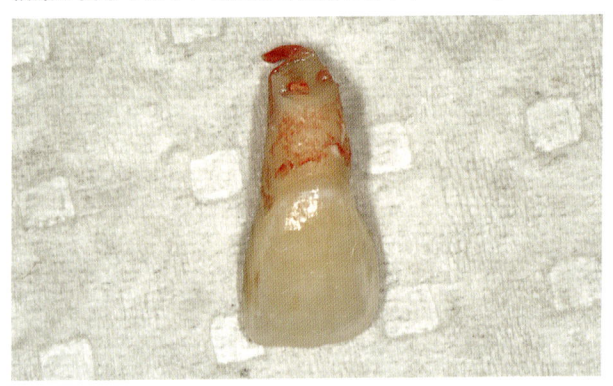

図4-3-4　抜歯後の歯。

X線写真では歯根は短く、大きな根尖病巣が確認された(図4-3-3)。

隣在歯の近心骨レベルは正常で、歯槽骨頂からコンタクトポイントまでの距離は近遠心において約4mmであった。

審美領域のリスク評価(ERA)を行った(表4-3-1)。患者のリップラインは高く、歯肉退縮、骨欠損があったため、上顎右側中切歯へのインプラント埋入の審美的リスクは中程度から高度であった。治療計画では、その歯を抜歯し、抜歯窩を評価することとなった。骨の状態によって、インプラントを埋入するか、初期治癒が起こるまで埋入を延期するかを決定する予定であった。また、歯冠の長径と幅径の比を美しくするために、上顎右側中切歯に臨床的歯冠長延長術を行う計画を立てた。上顎右側中切歯の歯冠長延長は、上顎左側中切歯の歯肉退縮を補うためのものである。

抜歯後即時インプラント埋入法(Type 1)の場合、硬組織や軟組織移植術の必要があると予想された。解剖学的なリスクは少なかったが、審美的な障害のリスクが大きいと考えられた。「即時埋入インプラント」はSAC分類で少なくともアドバンス(advanced)からコンプレックス(complex)の難易度である。次の計画として、抜歯後軟組織の治癒を待つ方法が考えられた。そうすれば、インプラントを早期に埋入することができる(Type 2)。この方法では軟組織が肥厚し、フラップが良好な状態になるため、審美的に良い結果が得られると考えられた。追加の硬組織、軟組織の移植術が必要であると考えられた。この方法はSAC分類のアドバンス(advanced)以上の難易度であるだろう。患者にはすべての治療法を説明し、同意を得た。

上顎左側中切歯に麻酔後、歯肉溝切開を行った。細いエレベーターと鉗子を用いて、できるかぎり骨や軟組織を傷つけないように抜歯した(図4-3-4)。

抜歯窩を手用器具で掻爬し、根尖部病変や軟組織を取り除いた。根尖部頬側骨のフェネストレーションを除いて、抜歯窩の組織はほぼ問題がなかった。処置前のX線写真ではフェネストレーションは根尖部周囲に存在し、直径は4〜5mmであった。頬側の歯槽骨は歯頚部で十分な厚みがあった。

この時点で、フラップをあけずにインプラントを埋入することを決定した。頬側骨壁と口蓋側骨壁は、粘膜から皮下針を挿入してその厚みを確認した。頬骨壁の陥凹がフェネストレーション部の直下に認められた。口蓋側骨の根尖半分で骨形成が行われた。頬側骨のフェネストレーション部と歯槽堤の陥凹部からインプラントが十分に離れるよう注意した。インプラントのショルダー部を抜歯窩の口蓋側に位置させ、最終補綴物の切縁の口蓋側にスクリューアクセスを得るため口蓋側の辺縁骨を調整した。SLA表面のストローマンスタンダードプラスインプラント（骨内直径4.1mm、長さ10mm、レギュラーネック補綴プラットフォーム4.8mm）を骨形成部位に埋入した（図4-3-5）。

インプラントのショルダー部は、頬側歯肉縁中央で2mm縁下であった（図4-3-6）。

2mmのヒーリングキャップを装着し、インプラントのショルダー部が歯肉のマージン部に対し理想的な位置にあるかを確認した（図4-3-7）。隣在歯である上顎右側中切歯の臨床的歯冠長を、辺縁歯肉を2mm切除して延長した。ボーンサウンディングにより、骨縁上歯肉が5mmあるのが認められた。よって、フラップ手術や骨整形を行わず、歯冠長を延長できた。

縫合は行わなかった。暫間の部分義歯は上顎左側中切歯部の軟組織やインプラントと接触しないよう調整した。

患者には2％クロルヘキシジンゲルをヒーリングキャップに応用し、術後1週間は機械的清掃を控えるよう指示し、1週間経過後より軟毛の歯ブラシでインプラント上部をていねいに清掃するよう指示した。

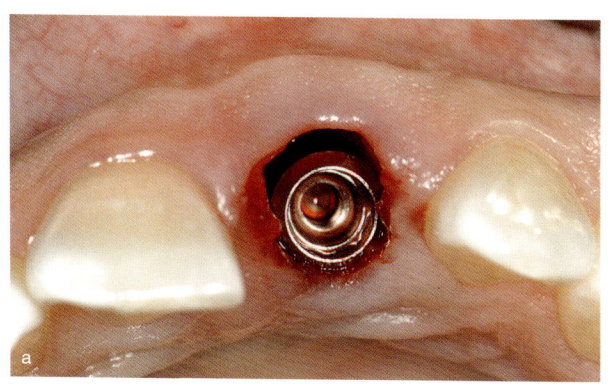

図4-3-5a、b　インプラント埋入後の咬合面観。フラップをあけずにインプラントを埋入した。インプラント口蓋側のショルダー部の位置に注目。根尖部にフェネストレーションが存在したが、歯槽頂部の辺縁骨は問題なかった。

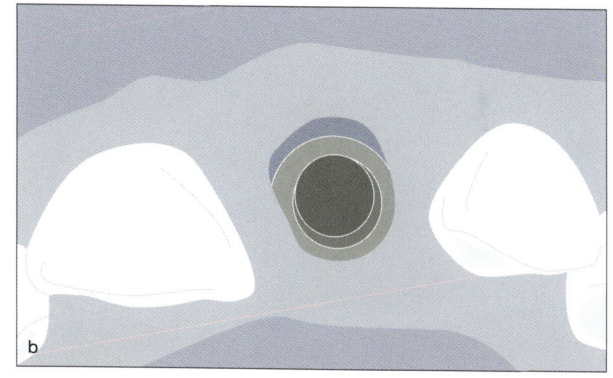

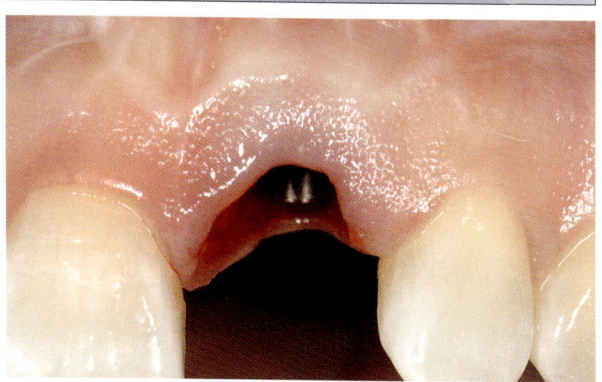

図4-3-6　インプラント埋入後の上顎左側中切歯正面観。

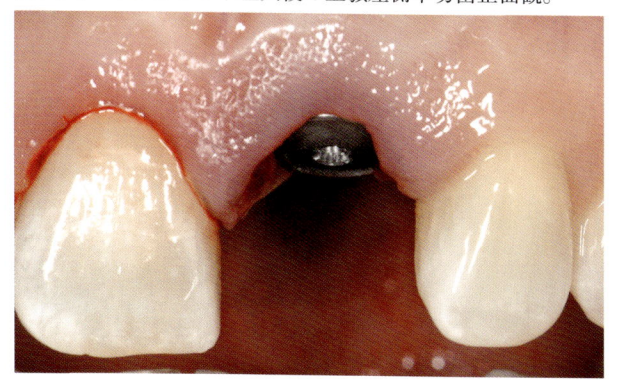

図4-3-7　2mmのヒーリングキャップをインプラントに装着した。隣在歯の上顎右側中切歯については2mm歯冠長を延長した。

4章　異なった埋入プロトコールに基づいた臨床ケース報告

患者は術後2週に来院した。粘膜は完全に治癒し、健康であった（図4-3-8、9）。

術後8週で最終補綴のために来院した。この時点でのX線写真で骨の状態は理想的であった（図4-3-10、11）。

患者は術後5ヵ月で再来院した。インプラントには、スクリュー固定式メタルセラミッククラウンが装着された（図4-3-12）。軟組織の位置は左右対称で、乳頭は良好に形成され、鼓形空隙を完全に埋めていた。調和がとれ、審美的なインプラントは患者の本来の前歯部歯牙のようになっていた（図4-3-13）。患者が妊娠していたため、この時点でのX線撮影は行わなかった。

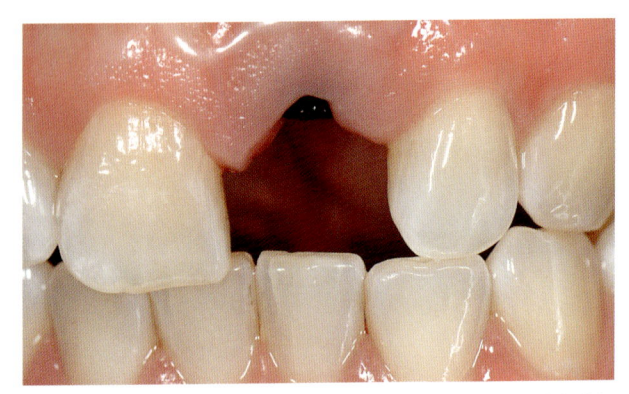

図4-3-8　術後2週。上顎左側中切歯部インプラント周囲と上顎右側中切歯の粘膜の状態はきわめて良好であった。

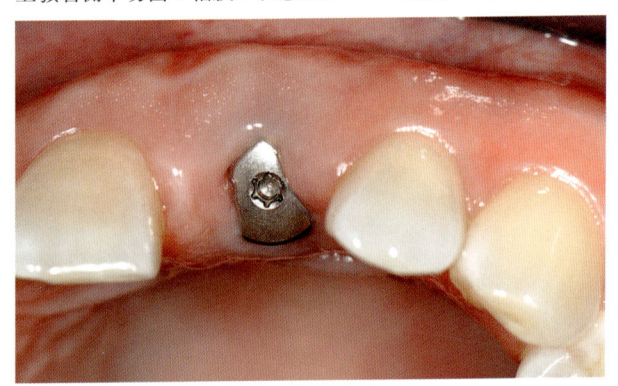

図4-3-9　インプラント埋入後2週の、上顎左側中切歯部咬合面観。薄く平坦化した唇側中央の粘膜が観察される。

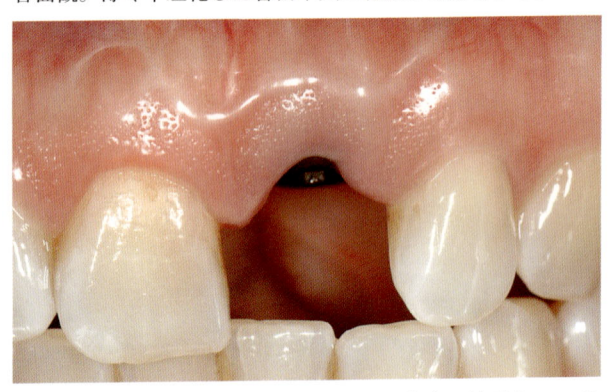

図4-3-10　術後8週の正面観。軟組織は完全に治癒している。

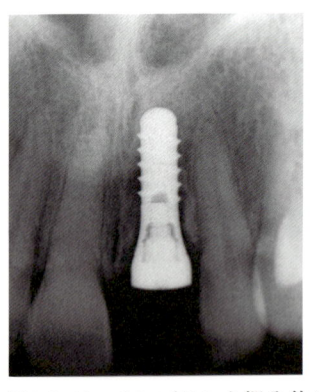

図4-3-11　インプラント埋入後8週のデンタルX線写真。

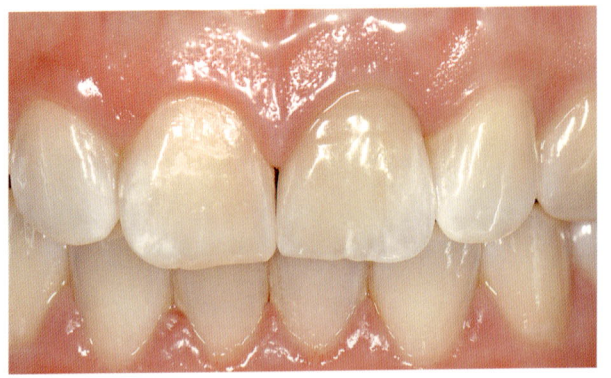

図4-3-12　インプラントにスクリュー固定式メタルセラミッククラウン装着後の口腔内正面観。

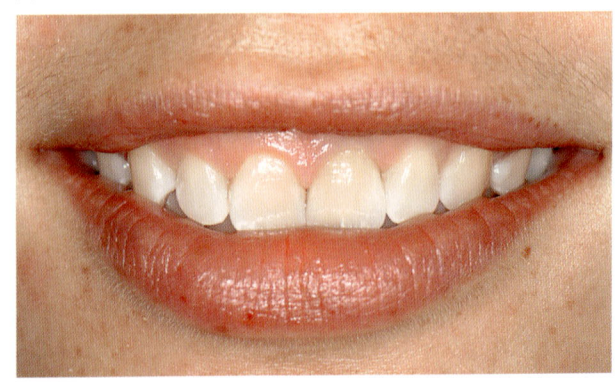

図4-3-13　中程度スマイル時、患者口腔外正面観。軟組織の状態は良好で、隣在歯との対称性はとれており、インプラントは歯列に調和していた。

術後3年、インプラント辺縁部粘膜、骨の状態は安定していた(図4-3-14、15)。上顎左側中切歯部インプラントと隣在歯である右側中切歯との間の切縁の位置に不一致がみられた。

術後5年に患者が再来院した(図4-3-16〜18)。インプラント埋入部位は健康で、骨も安定していた。

インプラントと隣在歯である右側中切歯との切縁位置の不一致について補足すると、おそらく顎顔面の成長によるものであると考えられる。

謝辞

補綴処置

Dr. Simon Wylie - Melbourne, Australia

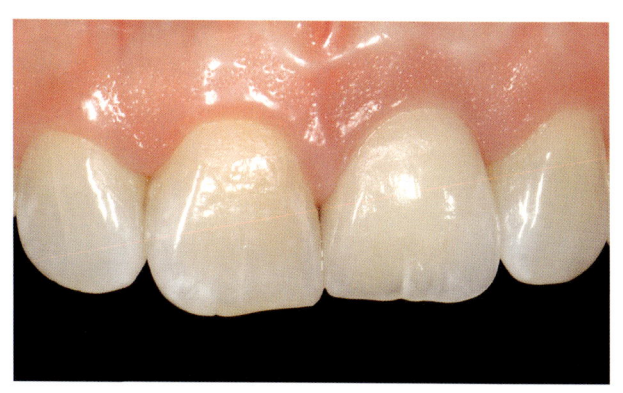

図4-3-14　術後3年の上顎左側中切歯口腔内正面観。辺縁部粘膜は健康で安定していた。上顎左側中切歯と右側中切歯の切端が約1mmずれている。

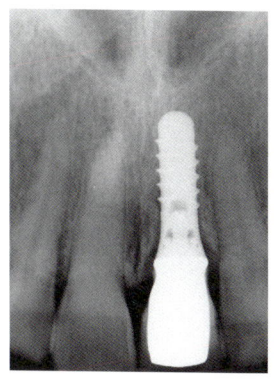

図4-3-15　術後3年の上顎左側中切歯部のデンタルX線写真、辺縁の骨は安定している。

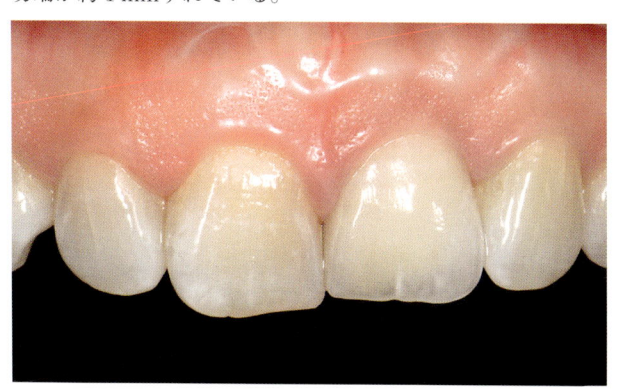

図4-3-16　インプラント埋入後5年の口腔内正面観。

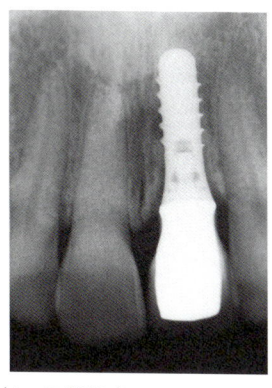

図4-3-17　インプラント埋入後5年のX線写真。

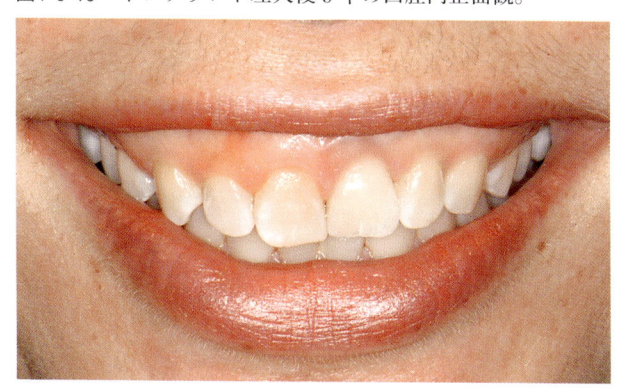

図4-3-18　インプラント埋入5年後のスマイル時の口腔外正面観。

4.4　下顎第一大臼歯部へのインプラント即時埋入

R. Cornelini

健全な非喫煙者の32歳の男性、下顎左側第一大臼歯（36）に非常に大きなう蝕を有していた（図4-4-1、2）。

大臼歯周囲のポケットデプスは、1〜2mmの間であった。この歯は3つの理由により保存不可能とされた。

・根分岐部まで及ぶう蝕によって歯牙破折を招く。
・歯冠のほぼ全体が崩壊しているため、歯が挺出している。この結果、歯冠歯根比が不良となった。
・臨床的歯冠長延長術による歯の維持は、分岐部の露出を招く。

これらの事項に基づき、抜歯およびインプラントの即時埋入（Type 1）を計画し患者の承諾を得た。抜歯から最終修復までの期間が最短となるため、即時埋入は患者にとって明らかに有利である。加えて、患者疾病率が減少する。

インプラント即時埋入（Type 1）に必要不可欠な条件は、オッセオインテグレーションを成功させるために必要な、初期固定のための基底骨の存在である。これは、下顎第一大臼歯部においては下歯槽神経に深刻な影響を引き起こしかねない。しかしながら、このケースは歯根の挺出があり、十分な量の基底骨が垂直的に存在した。

患歯の頬側を歯肉溝切開後、2本の縦切開を加え、全層弁で剥離した。

2本の根は、歯を抜くためと、歯根破折を防ぐためにカーバイドバーで分割した。根分割後、抜歯しやすくするためと、インプラントを容易にする準備のために根間中隔骨を除去した（根間中隔骨があると、骨切りの間にバーが近遠心に逸れてしまう）。インプラント即時埋入（Type 1）において、骨再生誘導法（GBR法）を避けるために歯槽の完全な維持はきわめて重要である。

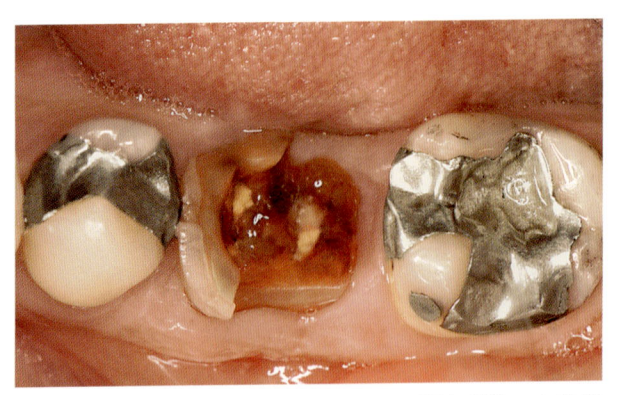

図4-4-1　ベースライン時の咬合面観。下顎左側第一大臼歯に大きなう蝕病変が認められる。

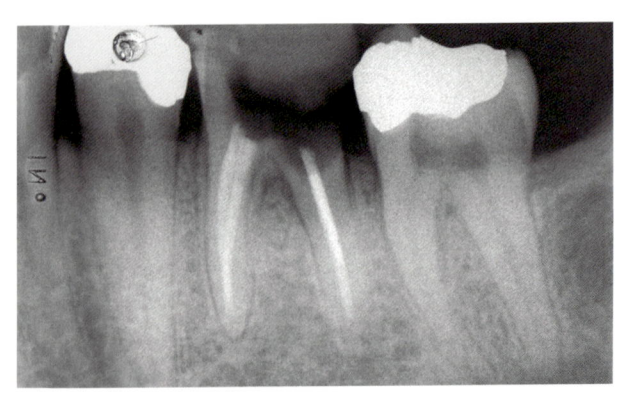

図4-4-2　ベースライン時のX線写真。う蝕欠損は分岐部まで達している。

4.4 下顎第一大臼歯部へのインプラント即時埋入

その後、ペリオトームにて歯槽の近心（近心根に対し）と遠心（遠心根に対し）に適度な力を加えることによって2根を除去した。歯槽から肉芽組織を除去するのにサージカルキュレットを用いた。

抜歯後、0.12％クロルヘキシジンジグルコネート溶液を局所消毒のために用いた。

インプラント部位の形成後、ストローマンテーパードエフェクト（TE）インプラント（骨内直径4.8mm、長さ12mm、ワイドネック補綴プラットフォーム6.5mm）を埋入した（図4-4-3）。

幅広の直径のインプラントを用いた論拠は、骨とインプラント表面とのギャップの縮小がオッセオインテグレーションを向上させると証明した多くの著者の結論と一致している（図4-4-4）。インプラントを、骨とインプラントとのギャップが1〜3mmの間になるように完全に中央に位置づけた（図4-4-5）。ギャップが2mm以上の状況では、骨欠損を保護するため、メンブレンの使用が多くの著者によって推奨されている（Brunelら、1998；Akimotoら、1999；Stentzら、1997）。

バリアメンブレン使用の論拠は、メンブレンがインプラント周囲にスペース維持の効果をもち、血餅の形成、保持さらに安定を促進させるということである。加えて、メンブレンはインプラント周囲欠損内への結合組織の進入を妨げるゆえ、骨再生の可能性を向上させる。

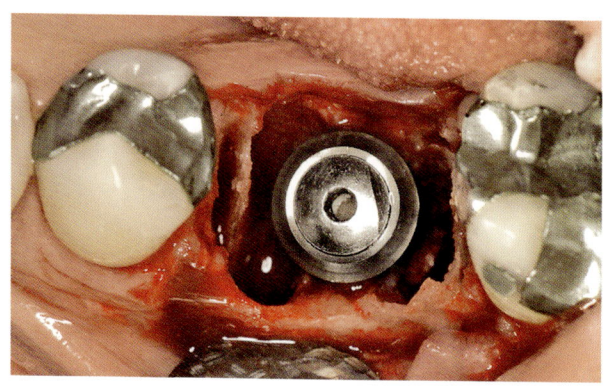

図4-4-3　即時埋入（Type1）後のテーパードエフェクト（TE）インプラント。インプラントは中央に位置している。

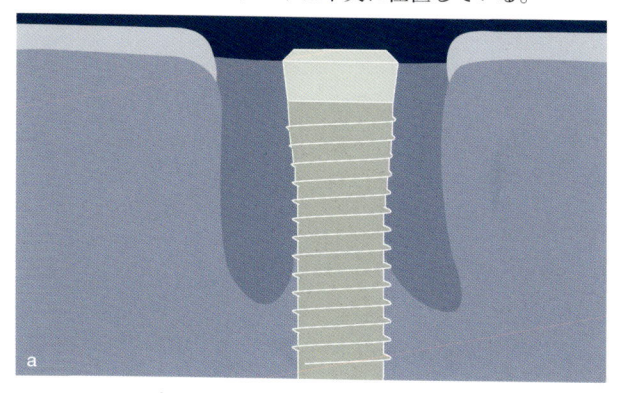

図4-4-4a、b　大きな直径のインプラントは、骨とインプラント間のギャップを減少させ、オッセオインテグレーションを向上させる。

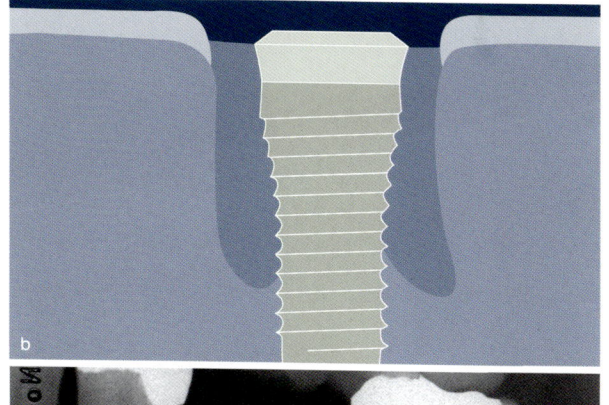

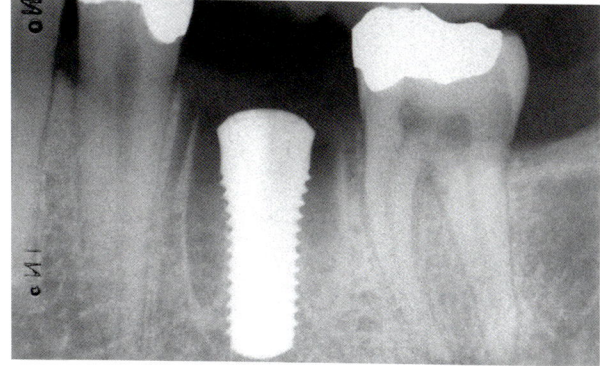

図4-4-5　インプラント埋入後のベースラインのX線写真。インプラントのショルダーは、骨頂のもっとも歯冠部に位置している。

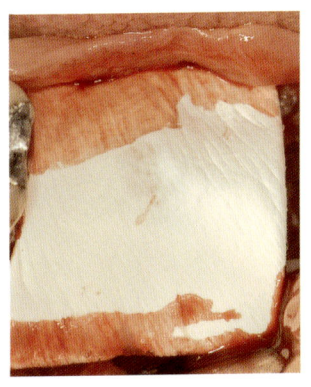

4章　異なった埋入プロトコールに基づいた臨床ケース報告

図4-4-6　骨欠損上に置いた吸収性メンブレン。

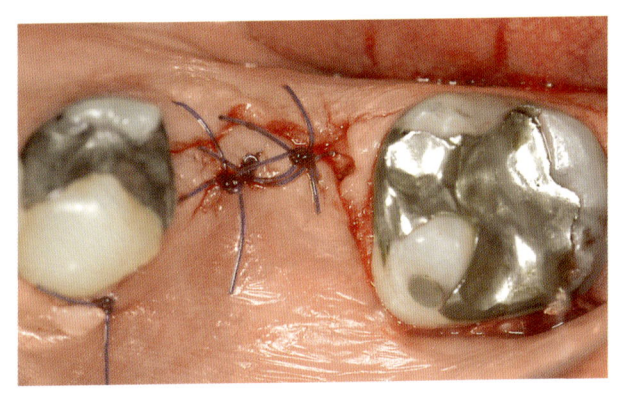

図4-4-7　頬側弁の根尖部で骨膜切開後、弁を歯冠側へ移動させ縫合した。

メンブレンが劣化や剛性を失うことで、治癒期間中に欠損内へつぶれることはよく認知された問題である。これは、治癒期間に起こりうる骨再生量の減少につながりかねない。骨の裂開もなく4壁性の欠損になっていた本ケースにおいては、骨補填は必要なかった。それゆえ、吸収性メンブレン（Bio-Gide, Geistlich）のみを骨欠損の上に置いた（図4-4-6）。

歯冠方向へのフラップの可動化を考慮して、骨膜を頬側弁の根尖部で切開した。縫合前に頬側および舌側歯肉縁にある上皮を除去した。最後に、頬側と舌側歯肉縁が接するように、フラップを舌側寄りに移動させた。特別な配慮として、軟組織の裂開を招かないように弁の緊張を避けるようにした。一次閉鎖は水平マットレス縫合と単純縫合にて得られた（図4-4-7）。

インプラント即時埋入（Type1）には、粘膜下におくもの（2回法）とおかないもの（1回法）の異なる2つの方法がある。前者では、インプラントはフラップによって被覆され、次の行程のためにインプラントの頭部を露出させる二次手術を行う必要がある。粘膜下におかない方法では、インプラント上にヒーリングキャップが固定され、残りの骨欠損を保護するためにヒーリングキャップ周囲でフラップを縫合する。

この臨床ケースにおいて、残りの骨欠損を保護するためとメンブレンの早期露出を防ぐための一次閉鎖を考慮した舌側フラップの歯冠側への移動が困難であることから、粘膜下におく方法を用いた。抗生物質（V-ペニシリン、1g、1日2回）を術後8日間処方した。加えて、患者には縫合糸を除去するまで（2週間）0.12％水性クロルヘキシジン溶液にて1日2回洗口するように指示した。その後クロルヘキシジンスプレーをさらに2週間使用した。インプラント部位の適切な機械的清掃指導を、4週間後のリコール時に行った。補綴処置を行うまで4週間ごとのメインテナンスケアのリコールを計画した。軟組織の完全な治癒は、3ヵ月後にみられた。

4ヵ月後、二次手術を行った（図4-4-8～11）。歯肉頂の中央部で切開した。そして全層弁で頬舌側ともに剥離した。

インプラント周囲には、骨欠損の残存はみられなかった。1.5mmの垂直的骨吸収が滑沢なインプラントのネック部周囲に生じていた。頬舌側とも2mmの水平的骨吸収が起きていた。

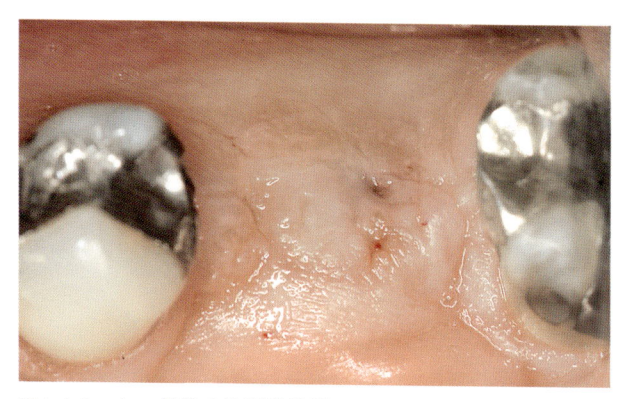

図4-4-8　4ヵ月後の軟組織治癒。

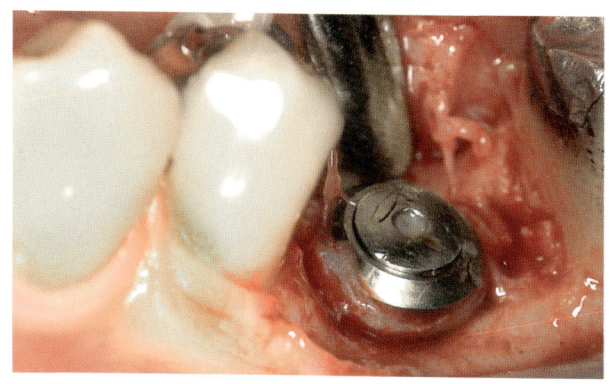

図4-4-9　4ヵ月後の骨治癒。

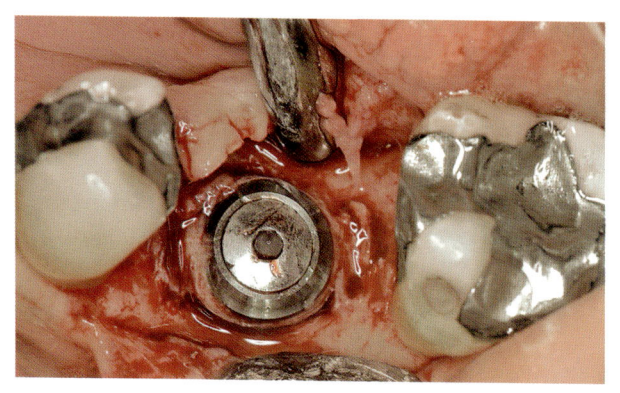

図4-4-10　咬合面観。骨欠損の完全な閉鎖。

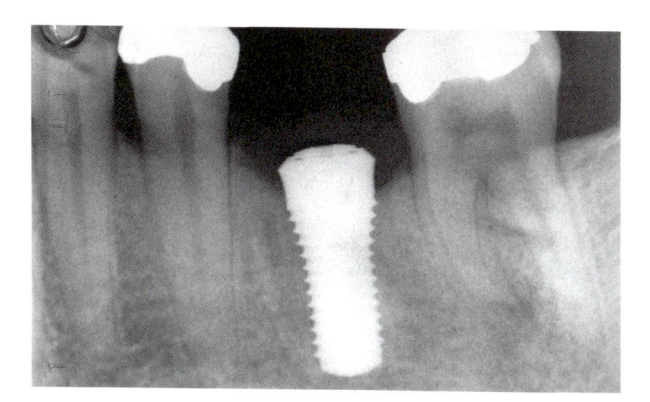

図4-4-11　4ヵ月後の骨治癒。

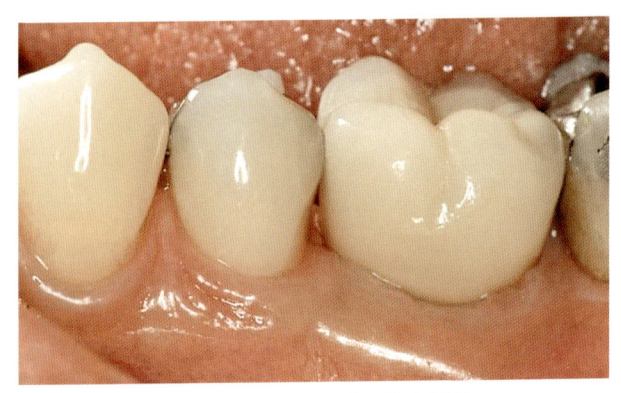

4章 異なった埋入プロトコールに基づいた臨床ケース報告

図4-4-12 12ヵ月フォローアップ時の臨床写真。

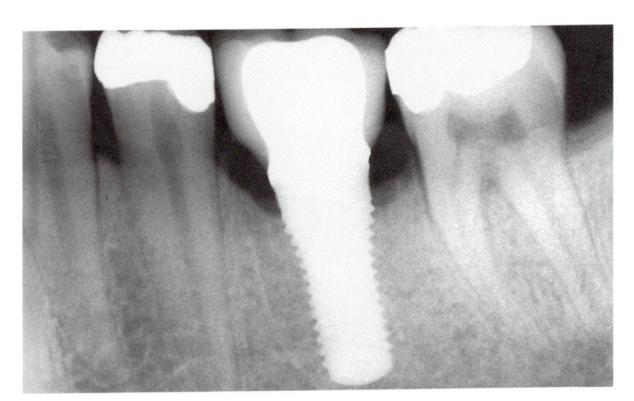

図4-4-13 最終修復物装着後12ヵ月のX線写真。

ヒーリングキャップを置き、フラップを縫合した。外科的二次手術の1ヵ月後、印象採得を行った。最終修復物を3ヵ月後に装着した(図4-4-12、13)。

謝辞

歯科技工所での工程

Smile Art - Santarcangelo di Romagna, Italy

4.5　上顎右側第二小臼歯部へのフラップレスでのインプラント即時埋入

M. Roccuzzo

この22歳の女性患者は軽い喫煙者であり、2007年の1月に根管処置済みの上顎右側第二小臼歯の破折を主訴としてクリニックへ来院した。なお、破折の原因は著しいう蝕であった。

また、X線写真では歯冠部の完全な喪失が観察された（図4-5-1、2）。

う蝕の範囲が大きく破折線が骨レベルまで達していたため、通常のクラウンに対する残根処置を行うための健全象牙質量は十分存在しなかった（図4-5-3）。

そのため、患者に以下の治療上の選択肢を提示した：

・右側第二小臼歯の抜歯と通常の歯牙支持のブリッジによる欠損の閉鎖。
・右側第二小臼歯の矯正的挺出後、通常の単独歯歯冠補綴物のセメント固定。
・右側第二小臼歯の抜歯とインプラントによる置換。

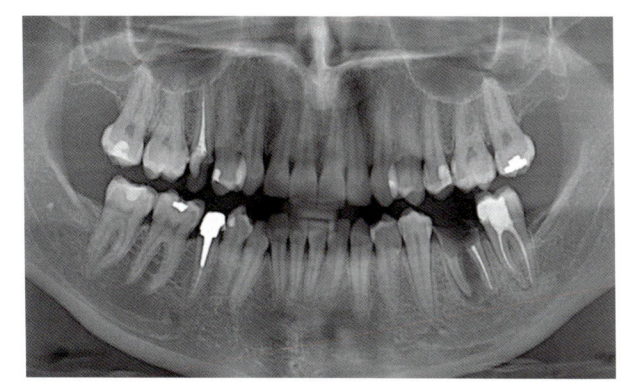

図4-5-1　パノラマX線像を2007年1月の初診時に撮影した。

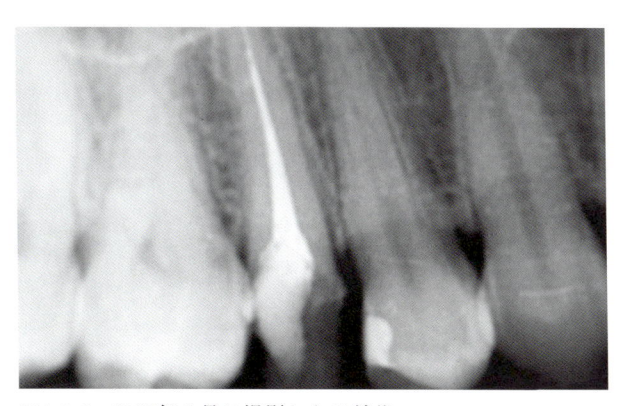

図4-5-2　2007年1月に撮影したX線像。

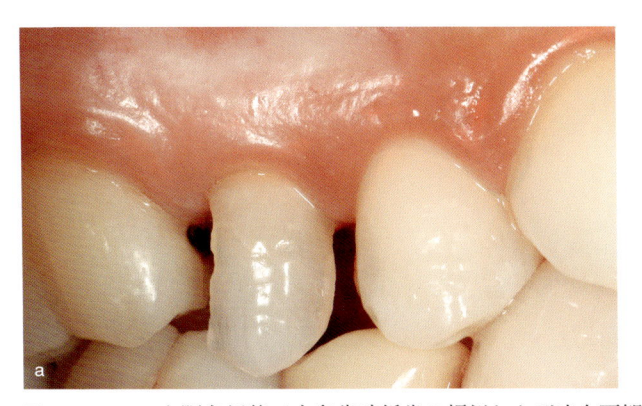

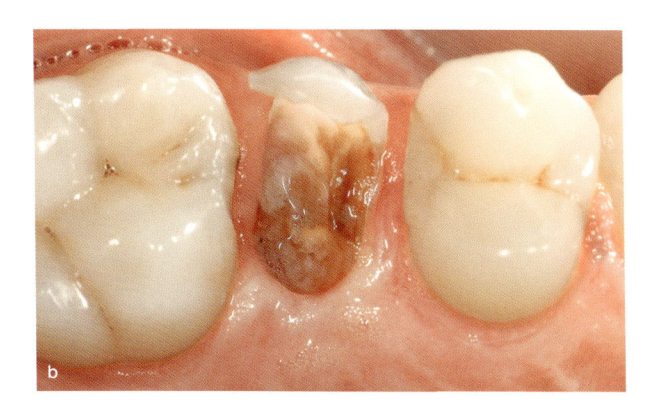

図4-5-3a、b　上顎右側第二小臼歯破折歯の頰側および咬合面観。

4章 異なった埋入プロトコールに基づいた臨床ケース報告

表4-5-1 本症例の審美的リスク評価(ERA)は中程度を示す

審美的な リスクファクター	低い	中程度	高い
全身的な状態	健康な患者で、正常な免疫システム		低下した免疫システム
喫煙習慣	非喫煙者	軽度の喫煙者 (＜10本/1日)	重度の喫煙者 (≧10本/1日)
患者の審美性への期待	小さい	中程度	大きい
リップライン	低い	中程度	高い
組織のバイオタイプ	低いスキャロップ、厚い	中程度のスキャロップ、中程度の厚さ	高いスキャロップ、薄い
歯冠形態	方形		三角形
インプラント部位の感染	なし	慢性	急性
隣在歯の骨レベル	コンタクトポイントから≦5mm	コンタクトポイントから5.5〜6.5mm	コンタクトポイントから≧7mm
隣在歯の修復状態	天然歯		修復済み
欠損部の幅	1歯(≧7mm)	1歯(＜7mm)	2歯 もしくはそれ以上
軟組織の解剖学的形態	完全な軟組織		軟組織欠損
歯槽骨頂の骨の解剖学的形態	骨欠損のない歯槽頂	水平性骨欠損	垂直性骨欠損

4.5 上顎右側第二小臼歯部へのフラップレスでのインプラント即時埋入

　患者は審美性について非常に心配しており、「短期間の」治療を求めていた。また彼女は、治療結果の審美性に関して非常に高い期待を有していた（表4-5-1）。なお、彼女にとっては、可能なかぎり早急に「良い笑顔」が回復することが特に重要であった。その結果、抜歯およびその後に即時埋入（Type 1）を用いてインプラントを埋入することを彼女と協議のうえ決定した。

　残存歯質はその形態と位置によって、かろうじて許容できる「良い笑顔」を維持していたため（図4-5-3a）、残存歯質を2週間同部位に残した後に抜歯とインプラント埋入を同時に行うことを予定した。

　本患者の軟組織にプロービング時の出血はなく、良好な厚みを有しており、また、歯周ポケットおよび歯肉退縮も存在せず、健康な状態であった（図4-5-4a）。なお、インプラント埋入予定部位の寸法を考えた際、即時インプラント埋入（Type 1）が最良の治療と考えられた（図4-5-4b）。

　患者に対し即時インプラント埋入（Type 1）が目的に合っていると思われるが、即時修復に関しては保証できないとの説明を行い、患者に対してインフォームドコンセントを確立した。

　ペリオトームを用いてできるだけ少ない侵襲となるように注意深く抜歯するとともに、軟組織および抜歯窩骨壁に対してダメージを与えることのないように注意を払った（図4-5-5）。

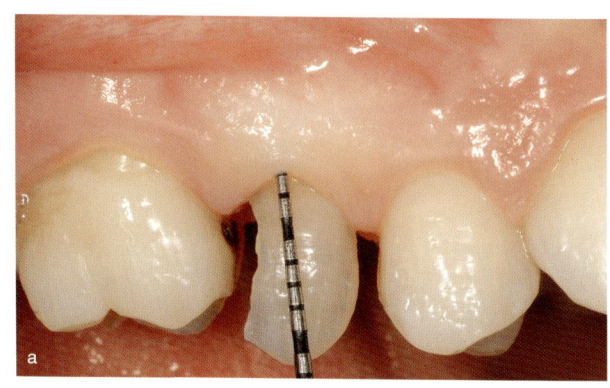

図4-5-4a、b　インプラント予定部位の状態および寸法を確認した。

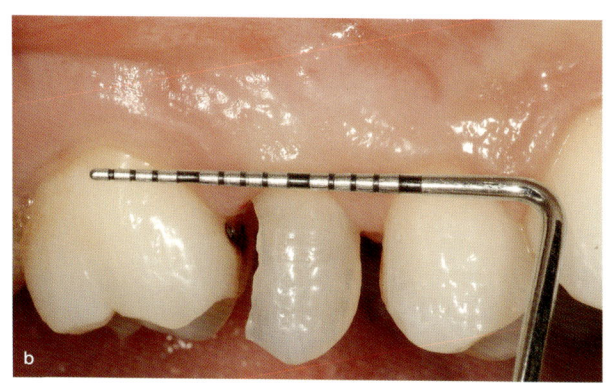

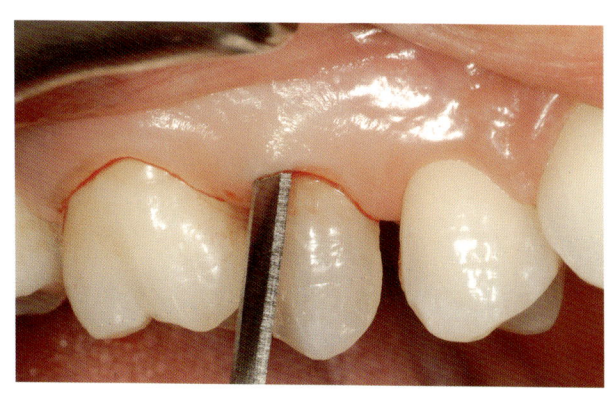

図4-5-5　ペリオトームによる最小の侵襲での抜歯。

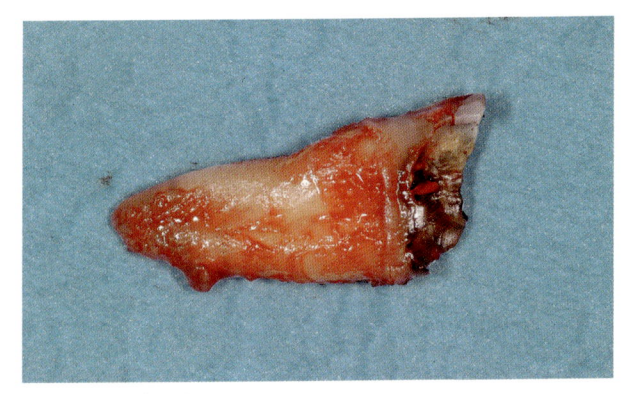

4章 異なった埋入プロトコールに基づいた臨床ケース報告

図4-5-6　残存歯根。

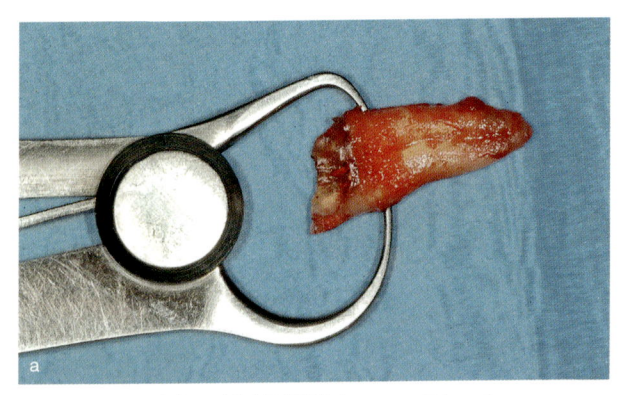

図4-5-7a、b　歯根の頰舌的幅径は7.5mmであった。

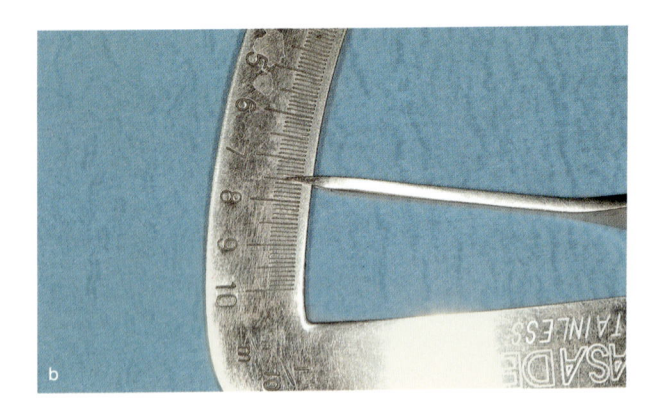

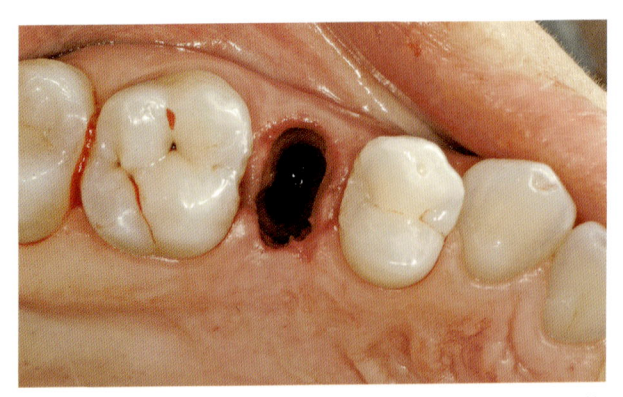

図4-5-8　最小の侵襲により残存歯根の抜歯を行った後の抜歯窩。

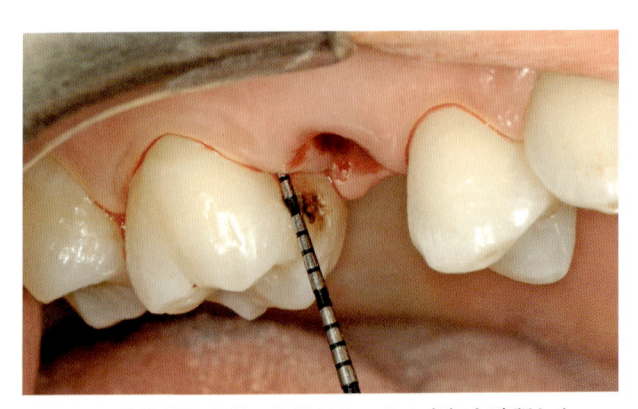

図4-5-9　抜歯窩隣在歯の歯周ポケットの有無を確認した。

抜歯後、歯根の残存の完全にないことを確認し、抜歯窩の正確なサイズを確定するための測定を行った（図4-5-6、図4-5-7a、b）。

歯根の寸法に基づき、ストローマンテーパードエフェクト（TE）インプラント（骨内直径4.1mm、長さ12mm、レギュラーネック補綴プラットフォーム4.8mm）の埋入を行うことを決定した。

計測の結果、インプラントと抜歯窩の間に約3mmのギャップが生じることが明らかとなった。その後、インプラント埋入前に抜歯窩を慎重にチェックし、良好なインプラントの初期固定と得ることが可能であろうと判断した。

なお、インプラント埋入直前において抜歯窩に対し骨内欠損に関しての慎重なチェックを行い、骨壁に欠損のないことが判明した（図4-5-8）。

インプラント埋入前に、抜歯部の隣在歯に病態が存在しないことを確認した。なお上顎右側第一大臼歯近心面にはう蝕を確認し（図4-5-9）、最終的なインプラント上部構造設置前に、紹介歯科医師により治療を行うとのことで同意が得られた。

4.5 上顎右側第二小臼歯部へのフラップレスでのインプラント即時埋入

インプラント床を形成した後(図4-5-10)、インプラントを正確な三次元的位置(図4-5-11、12)(Buserら、2007)に埋入した。

インプラント(TE SLA 12mm、直径4.1mm RN)を、セルフタッピングを用いて手指にて挿入し、初期固定を確立した。なお、抜歯窩へのインプラント埋入の際には頬側骨吸収後のメタルマージンの出現を予防するため、インプラントショルダーを根尖側方向に埋入しすぎないこと、およびインプラントを頬側骨壁に近づけすぎないように埋入するということに特に配慮が必要である。

唇側歯槽弓の良好な凸面形態のカントゥアを形成し軟組織に対する支持を行うため、骨補填材(Bio-Oss Collagen, Geistlich Pharma, Wolhusen, Switzerland)により抜歯窩内壁とインプラント間の間隙を充填することを決定した(図4-5-14)。なお、骨補填材の顆粒がインプラント内に落ち込まないように、ヒーリングキャップによる被覆を行った(図4-5-13)。

骨造成法の目的の1つは、インプラント埋入部位において軟組織と同様に頬側骨のカントゥアも支持すること、すなわち可能なかぎり凸面状に軟組織の外形を保持することであるため、造成材料が急速に吸収しないということは重要である。

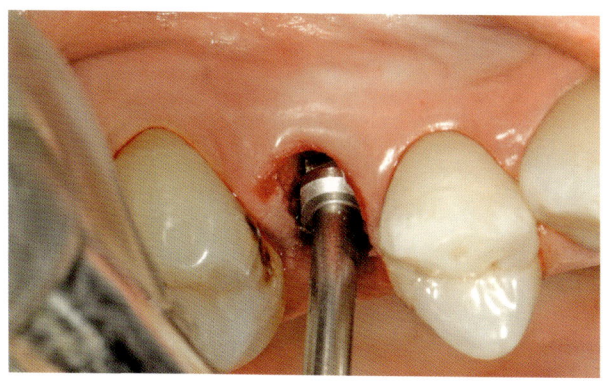

図4-5-10 プロファイルドリルによるインプラント窩形成の最終段階。

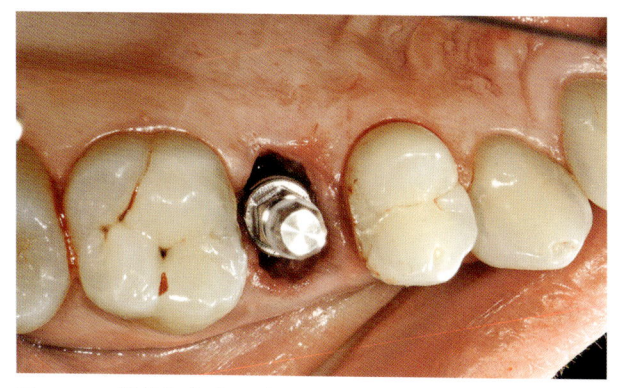

図4-5-11 埋入したインプラント。トランスファーはまだ装着されている。

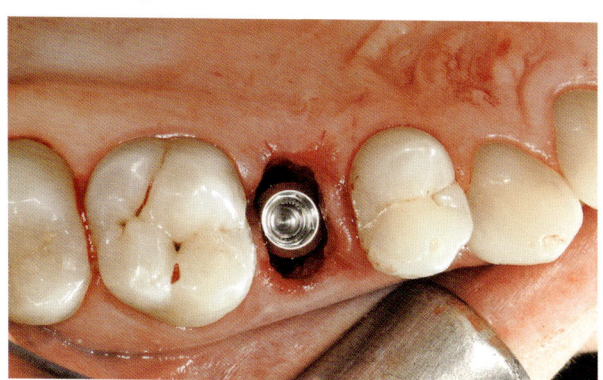

図4-5-12 インプラントと歯槽骨壁の間に存在する頬側および口蓋側の間隙は骨補填材による充填を必要とした。

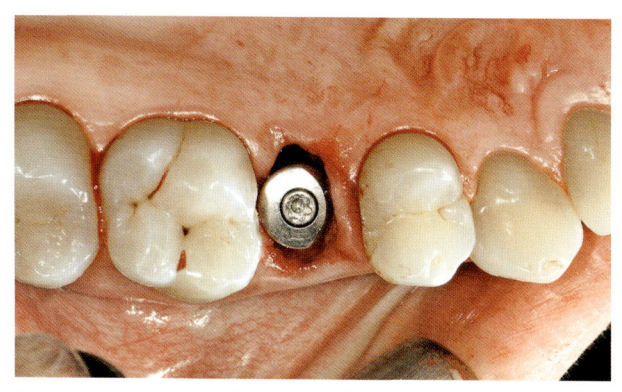

図4-5-13 ヒーリングキャップを装着したインプラント。

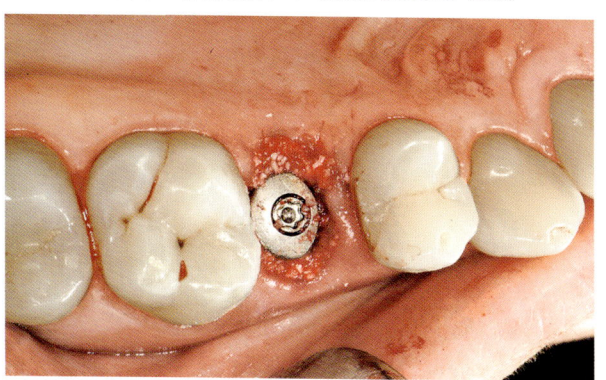

図4-5-14 骨補填材を応用後、ヒーリングキャップを除去する前のインプラント埋入部位。

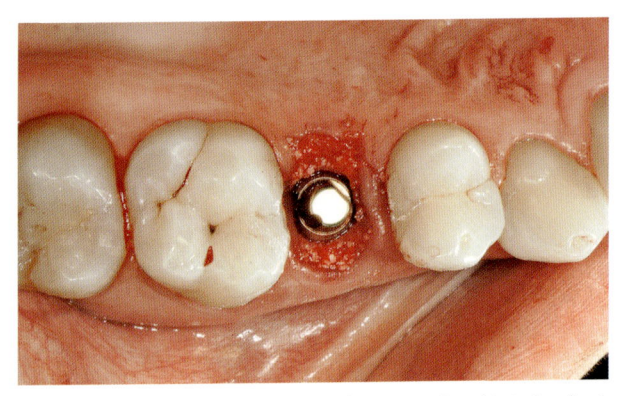

4章　異なった埋入プロトコールに基づいた臨床ケース報告

図4-5-15　装着されたレギュラーネックソリッドアバットメント。

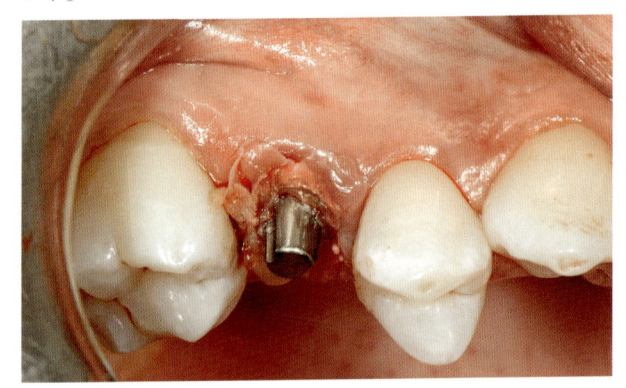

図4-5-16　造成されたインプラント部位をフロアブルポリ乳酸重合体にて覆った。

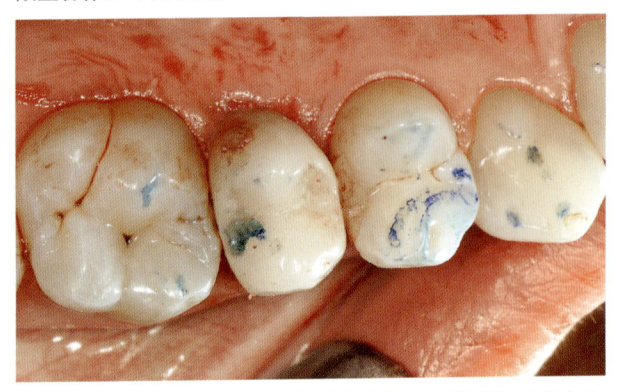

図4-5-17　咬合面遠心側咬合接触除去前の、装着して間もないプロビジョナルクラウン。

　骨造成およびヒーリングキャップの除去を行った後、ただちに4.0mm高径のレギュラーネックソリッドアバットメントをプロビジョナルクラウン装着のためインプラント体に取り付け、手指で固定した（図4-5-15）。

　アバットメント取付け後、造成されたインプラント埋入部位を、骨補填材顆粒の逸出を防止するためフロアブルのポリ乳酸重合体であるAtrisorb（Atrix Laboratories）にて被覆した。Atrisorb応用後、凝固を誘導するため、バリアとなるこの材料に対し滅菌生理食塩水の噴霧を行った（図4-5-16）。

　その後、セメント固定式プロビジョナルクラウンをアバットメント上に装着し、中心および偏心の咬合接触を除去するため咬合状態を綿密に調査した（図4-5-17、18）。

患者に対し3週間軟食を摂ること、ブラッシングは非常にていねいに行うこと、および1日3回1分間、0.2％クロルヘキシジンジグルコネート溶液による洗口を3週間行うことを指示した。また、インプラント埋入6日後には、経過観察のため来院するよう指示を行った。

この経過観察において、インプラント周囲軟組織(図4-5-19)は健康であり、患者による副作用の報告はなかった。

2ヵ月後、ラチェットを用いて35Ncmの力でアバットメントを装着し(図4-5-20)、最終補綴物製作のための印象採得を行うことを決定した。

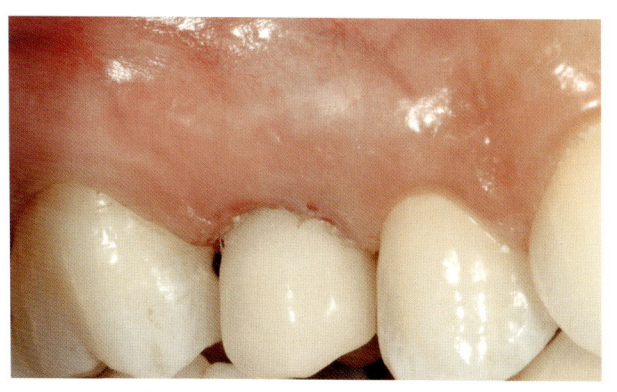

図4-5-18　術後30分での、上顎右側第二小臼歯部のインプラント支持のプロビジョナルクラウン。

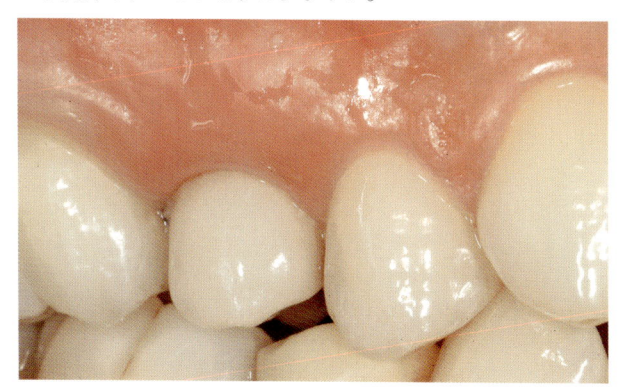

図4-5-19　インプラント埋入6日後におけるインプラント支持のプロビジョナルクラウン。咬合接触が存在しないことを確かめるため、咬合状態を再度チェックした。

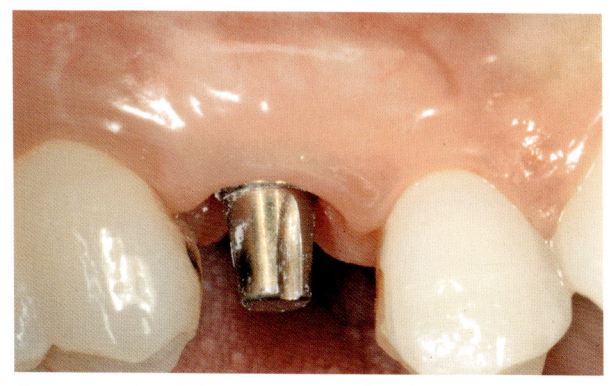

図4-5-20　プロビジョナルクラウンを除去した後、35Ncmで締結したアバットメント。インプラントへの装着時にはおよそ15Ncmの力で手指により装着した。

4章 異なった埋入プロトコールに基づいた臨床ケース報告

同来院時にデンタルX線撮影を行い、適切な位置へのインプラントの埋入、オッセオインテグレーションおよび安定したインプラント周囲の骨レベルを確認した(図4-5-21)。

その後、印象採得を行い、歯科技工所にて鋳造物を製作した(図4-5-22)。

最終的なメタルセラミッククラウン(図4-5-24)の合着前にインプラント周囲軟組織に対してプロービングによるチェックを行い、プロービングデプスが生理学的範囲であることが判明した(図4-5-23)。なおそれ以前において、上顎右側第一大臼歯のう蝕病変の治療は患者の紹介歯科医師がすでに行っていた。

最終補綴物装着のおよそ1週間後に経過観察を行った。この際インプラント部位は健康で炎症もなく、プロービングデプスは生理的範囲内であった(図4-5-25)。

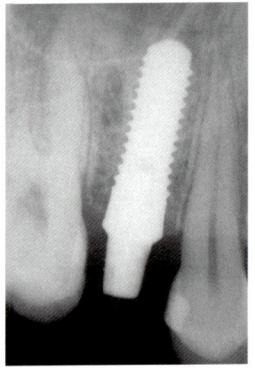

図4-5-21　インプラント埋入2ヵ月後に撮影したデンタルX線像。

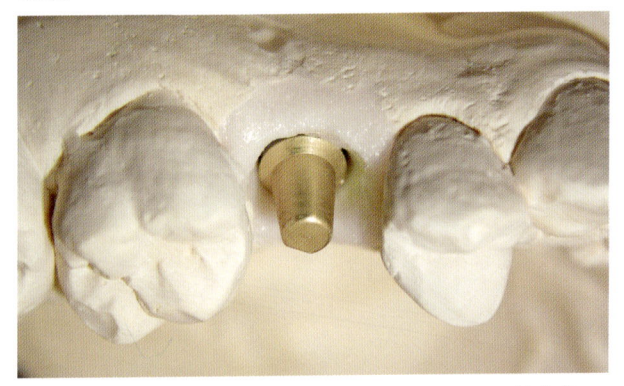

図4-5-22　ガム模型上のソリッドアバットメントの拡大像。

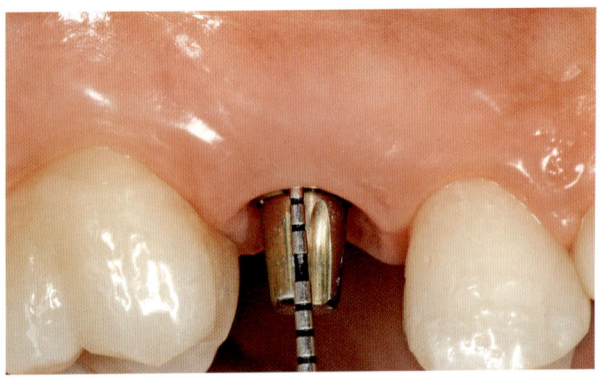

図4-5-23　最終補綴物セメント合着時、軟組織およびインプラント周囲骨は健康で安定していた。プロービングデプスは生理学的な範囲内であった。

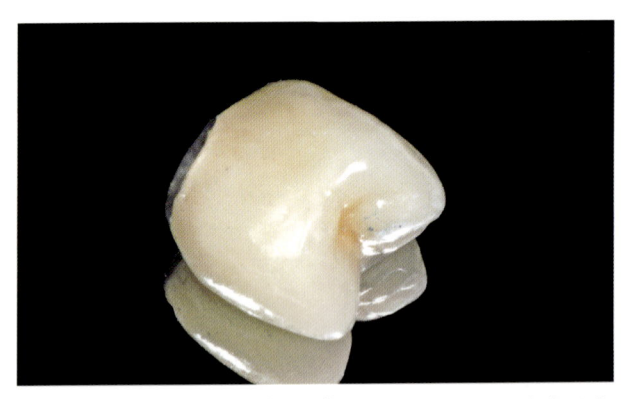

図4-5-24　セメント合着前の最終のメタルセラミッククラウン。

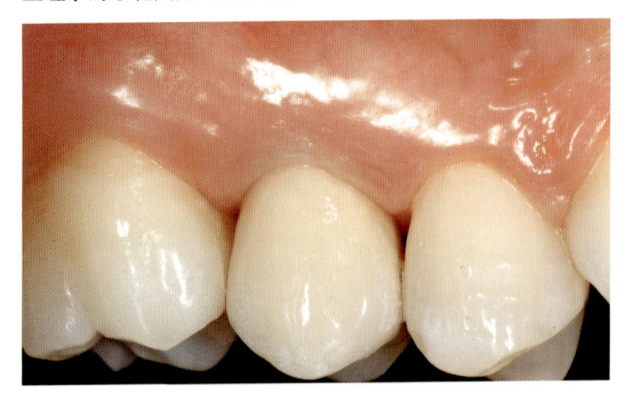

図4-5-25　最終補綴物合着後6日の臨床像。

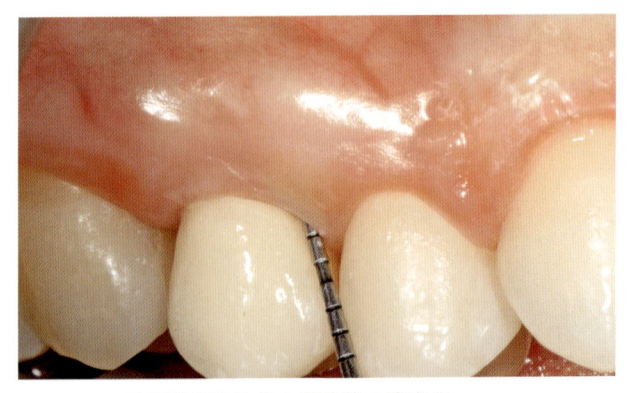

図4-5-26　最終補綴物装着2週間後の臨床像。

数週間後、インプラント埋入部位は健康であり、治療結果の審美性は非常に良好で安定していた(図4-5-26)。

また、同来院時に撮影したデンタルX線写真によってインプラント周囲骨レベルの安定が確認された(図4-5-27)。

謝辞

Dr. Luca Bonino、Ms. Michela BuiおよびMs. Silvia Lissonaの援助に対し深く感謝する。

歯科技工所での工程

Francesco Cataldi - Master Dental Technician, Torino, Italy

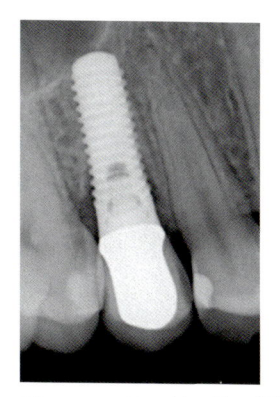

図4-5-27　2007年12月に撮影したX線像。

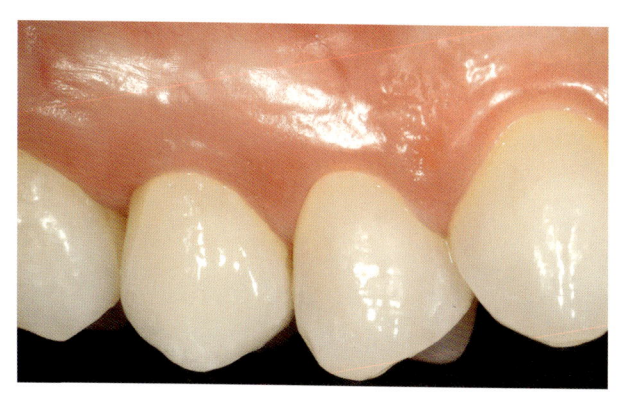

図4-5-28　1年後のフォローアップ時における拡大像。

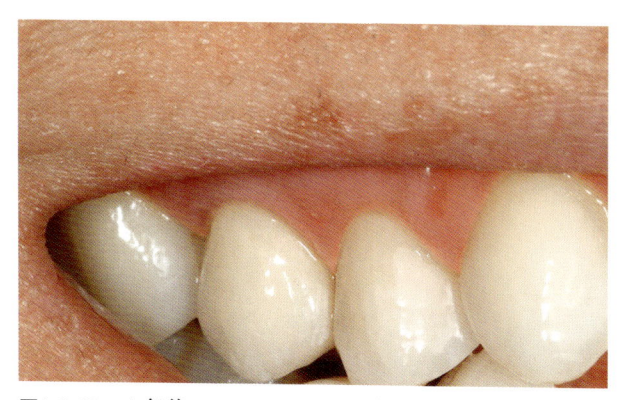

図4-5-29　1年後のフォローアップ時におけるスマイルライン。

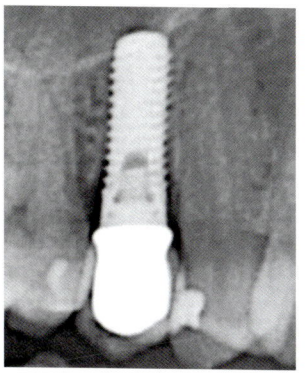

図4-5-30　1年後のフォローアップ時におけるX線像(デジタルX線像)。

4.6　上顎右側側切歯部へのフラップレスでのインプラント即時埋入

R. Nieberler

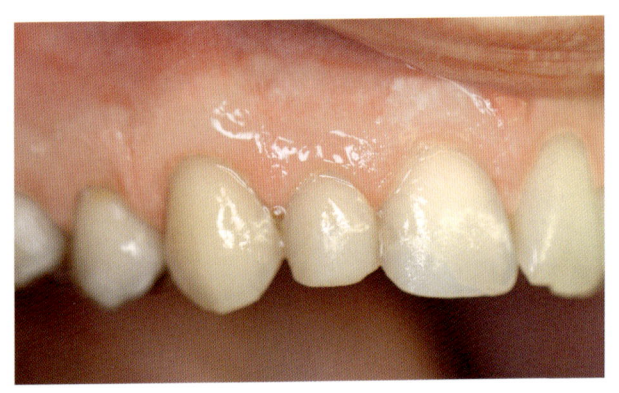

図4-6-1　オフィスに初回来院時の患者の初診時臨床状況。

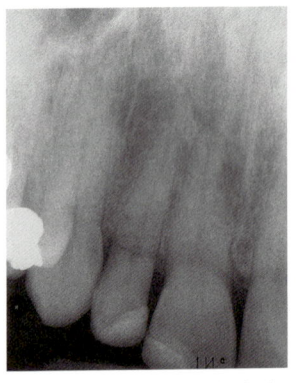

図4-6-2　患者の初回来院時に撮影した初診時のデンタルX線写真。上顎右側側切歯の歯冠と歯根破折の併発が明らかに見てとれる。

　この43歳の男性患者は、非喫煙者で、自転車事故による上顎右側側切歯の破折のためわれわれのオフィスに来院した（図4-6-1）。

　側方部と骨縁下の歯冠と歯根破折のため（図4-6-2）、抜歯をし、その後の最善の治療選択肢としてインプラントの埋入を患者に提案した。

　患者は、治療結果に関しては高い審美性への期待をもっており、即時の固定性暫間補綴について質問をした。患者の個人的な審美的リスクを審美的リスク表にあてはめ、中程度のリスクと判断した（表4-6-1）。

表4-6-1　本症例の審美的リスク評価(ERA)は中程度を示す

審美的な リスクファクター	低い	中程度	高い
全身的な状態	健康な患者で、 正常な免疫システム		低下した免疫システム
喫煙習慣	非喫煙者	軽度の喫煙者 (＜10本/1日)	重度の喫煙者 (≧10本/1日)
患者の審美性への期待	小さい	中程度	大きい
リップライン	低い	中程度	高い
組織のバイオタイプ	低いスキャロップ、 厚い	中程度のスキャロップ、 中程度の厚さ	高いスキャロップ、 薄い
歯冠形態	方形		三角形
インプラント部位の感染	なし	慢性	急性
隣在歯の骨レベル	コンタクトポイントから ≦5mm	コンタクトポイントから 5.5〜6.5mm	コンタクトポイントから ≧7mm
隣在歯の修復状態	天然歯		修復済み
欠損部の幅	1歯(≧7mm)	1歯(＜7mm)	2歯 もしくはそれ以上
軟組織の 解剖学的形態	完全な軟組織		軟組織欠損
歯槽頂の 解剖学的形態	骨欠損のない歯槽頂	水平性骨欠損	垂直性骨欠損

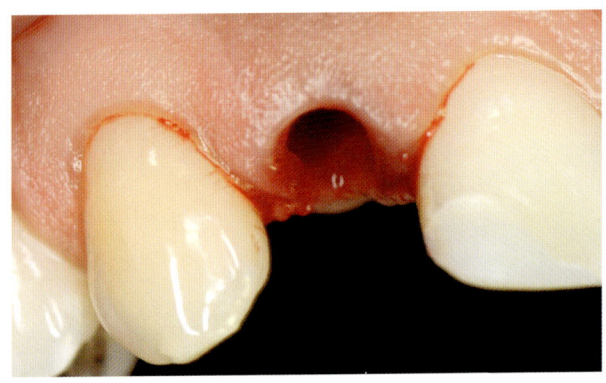

4章 異なった埋入プロトコールに基づいた臨床ケース報告

図4-6-3　上顎右側側切歯部。破折した上顎右側側切歯の最少侵襲での抜歯後。

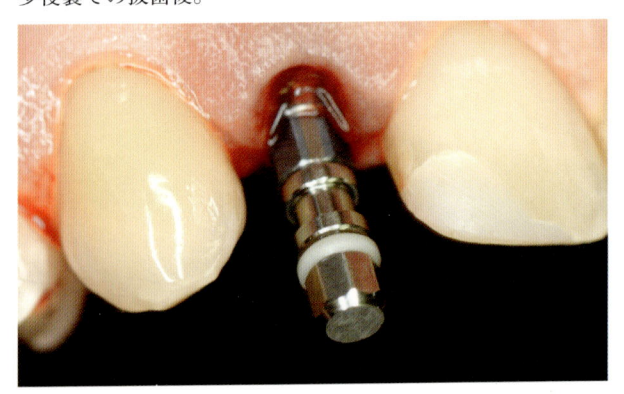

図4-6-4　トランスファーパーツを接続した状態のインプラント埋入部位。

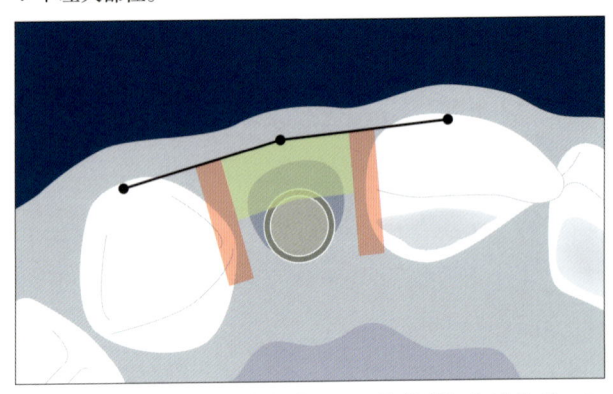

図4-6-5　最適領域と危険領域でみる抜歯窩におけるボーンレベルインプラントの唇舌的、近遠心的位置を示す。インプラントをわずかに口蓋側に位置させたことを示す。

上顎右側側切歯は最小限の侵襲法（図4-6-3）(Schwartz-AradとChaushu、1998)で抜歯し、フラップレスでのインプラント即時埋入（Type 1）法で行うことを決定した。この治療法決定の主たる理由は以下のとおりである。

- 瘢痕組織形成のリスクがない；フラップレス法のため乳頭が保護される。
- 最小の外科的侵襲で、疼痛と術後の腫脹が有意に減少する。
- 患者の固定性暫間補綴の希望がかなう。
- 時間を短縮する方法であり、インプラントの埋入をした日にプロビジョナルクラウンを装着できる。
- 根尖から歯槽骨頂まで十分な骨量があり、初期固定を獲得する14mmの長さのインプラントを埋入することができる。
- 頬側骨壁の厚さが吸収のリスクを減少させる程度に存在する。
- 歯周組織の状態は健康で、インプラント埋入部に隣接した歯の周囲骨組織の喪失がない。

埋入窩の骨壁を注意深く検査し、損傷がないことを確認してストローマンボーンレベルインプラント（骨内直径4.1mm、長さ14mm、レギュラークロスフィット補綴プラットフォーム）を即時埋入プロトコールに従って埋入した（Type 1）（図4-6-4）。

インプラントは、初期固定を確実なものにするためにわずかに口蓋側寄りに埋入した（図4-6-5）。

初期固定が獲得され、インプラントをただちに暫間修復することに決定した。わずかに口蓋側に埋入したインプラントと頬側骨壁の間の血餅を、さらに唇側骨の十分な厚みを追加するために骨内に補填した。これらはまた頬側骨層板、ひいてはインプラント周囲軟組織の安定性を確実なものとするものであった。

根尖歯冠方向においてインプラントのショルダーは骨頂部と同じ高さに位置させた。近遠心方向でインプラントと隣在歯の歯根の間の距離が最短でも1.5mmとれるように注意を払った（図4-6-5）。

4.6 上顎右側側切歯部へのフラップレスでのインプラント即時埋入

インプラント埋入後ただちにプロビジョナルクラウンを製作するために印象採得を行った。オープントレーでの印象のためにレギュラークロスフィット（RC）印象ポストをインプラントに接続した（図4-6-6a）。その後、前もって作製しておいた真空成型印象カスタムトレーにパターンレジンを満たし、患者の歯の位置に適用した（図4-6-6b、7）。

印象採得後にコントロールのデンタルX線写真を撮影した（図4-6-8）。

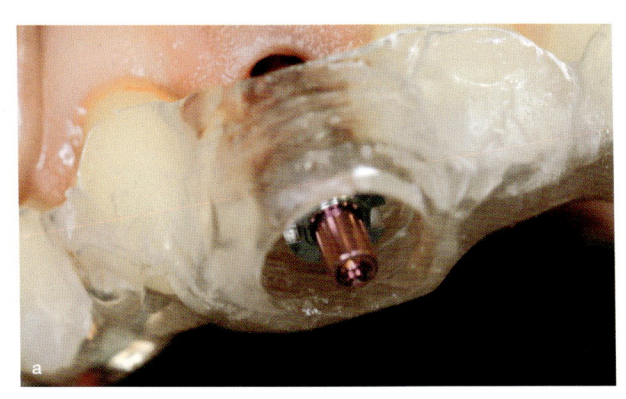

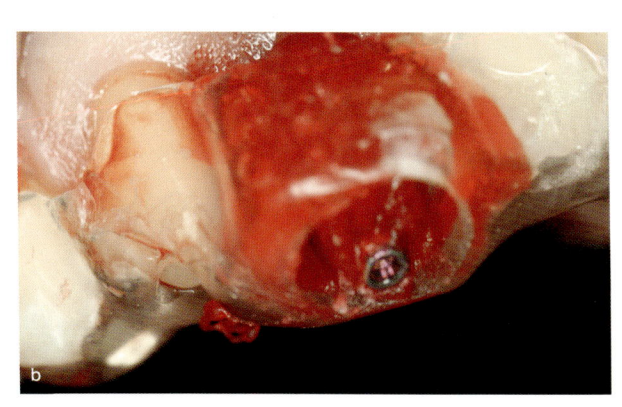

図4-6-6a、b　インプラント埋入後、ただちにRC印象ポストとパターンレジンを用いて印象採得。

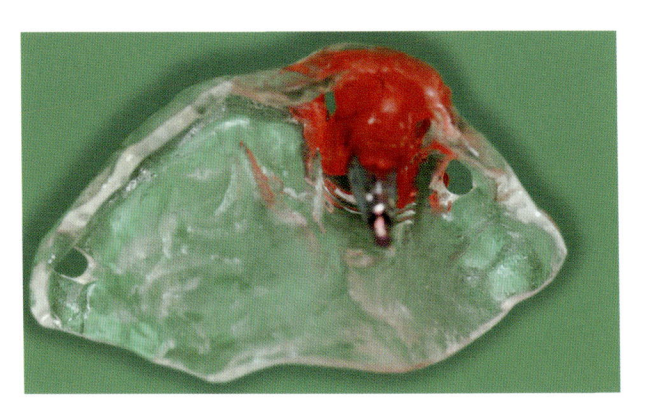

図4-6-7　RC印象ポストを用いた最終印象。プロビジョナルクラウンを製作するため歯科技工所に持っていく。

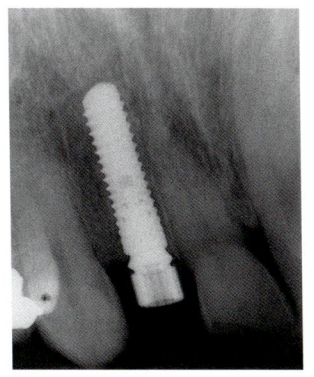

図4-6-8　RCテンポラリーアバットメントを接続したインプラントの、埋入後のデンタルX線写真。

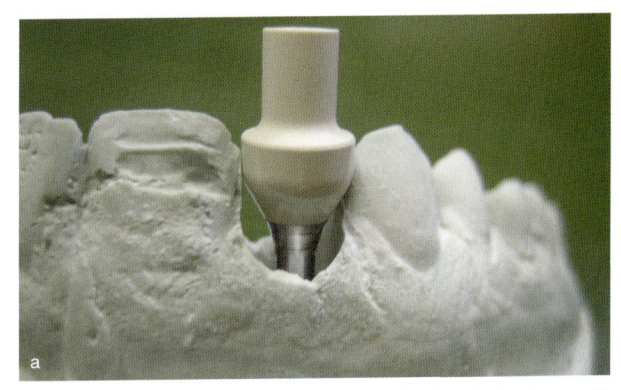

4章　異なった埋入プロトコールに基づいた臨床ケース報告

図4-6-9a〜c　プロビジョナルクラウン製作のためRCテンポラリーアバットメントの整形を行う。

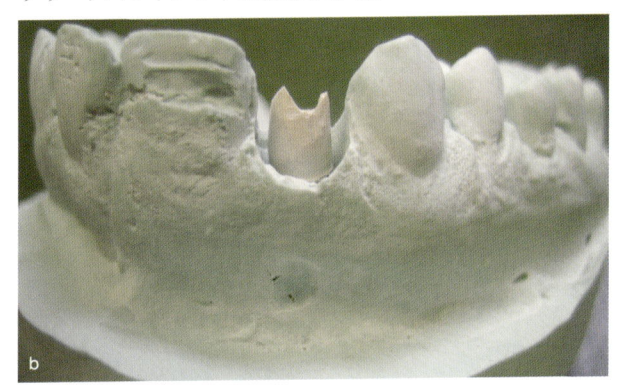

印象は歯科技工所でトランスファーし、RCテンポラリーアバットメントを用いてスクリュー固定式プロビジョナルクラウンを製作した（図4-6-9、10）。プロビジョナルレストレーションの製作を容易にするため、歯科技工士は義歯の人工歯を用いベニアを削り出して整形した。この「シェル」は個人のRCテンポラリーアバットメント上で重合した。

その後、スプリントを作製しプロビジョナルクラウンとともにデンタルオフィスに送った（図4-6-11）。

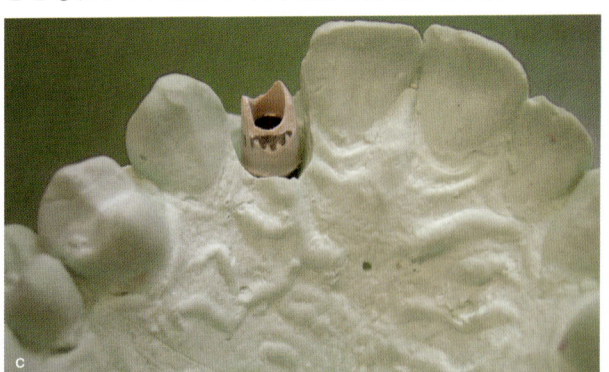

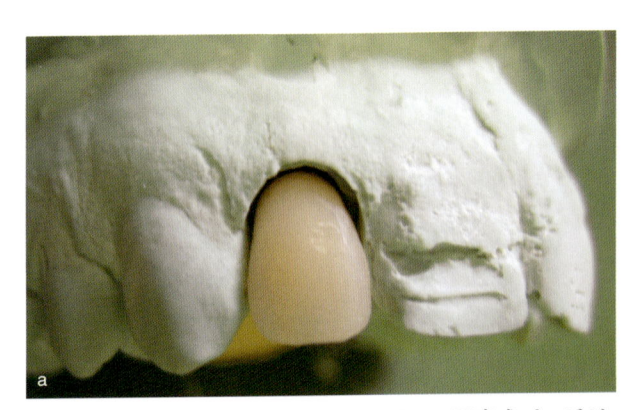

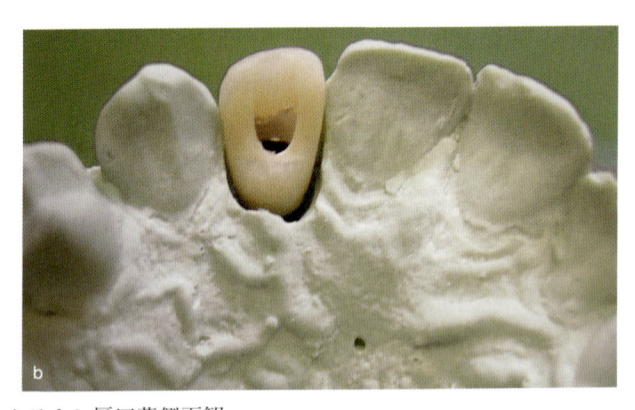

図4-6-10a、b　マスター模型上のスクリュー固定式プロビジョナルクラウン唇口蓋側面観。

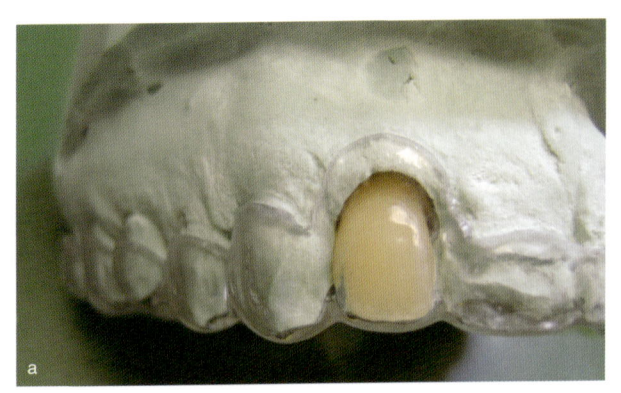

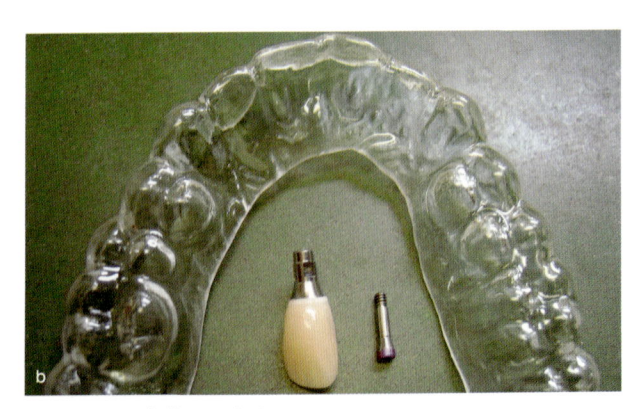

図4-6-11a、b　プロビジョナルクラウンとスプリント。デンタルオフィスに送る準備ができた。

患者にスプリントを昼と夜の両方で2ヵ月間使用するように指導し、クラウンとインプラントに咀嚼力と咬合力が伝達されないようにした。プロビジョナルクラウンは咬合と咀嚼力を取り除くものであるが、スプリントは特に夜間の無意識の荷重を防ぐ役割を補助するものであった。付け加えると患者には、4週間の軟らかい食事と最低限2週間プロビジョナルクラウンでは咬まないことを要求した。

クラウンの製作は非常に迅速に行い、インプラントの埋入後わずか3時間で装着することが可能であった(図4-6-12)。

要約すると、この患者では即時埋入(Type 1)と即時非機能荷重プロトコールの併用に以下のような有益性が認められた(GanelesとWismeijer、2004；Quinlanら、2005)。

・外科的侵襲を最小限に抑えられた。
・インプラントを埋入した日に固定性暫間補綴を応用したため、審美的に満足のいくものであった。
・全体の治療時間の有意な短縮。
・残存する軟組織プロファイルの保存。
・既存骨の有効利用と維持ができた。

ただし、この外科的手術法の前提条件はインプラントの初期固定が達成できないということがなく、歯槽骨が無傷で、骨の量が根尖部で少なくとも2～3mm存在することであるのを考慮しておかなければならない。

患者はインプラント埋入後1週間で来院するようにスケジュール管理した。この時点でインプラント部位は良好な状態であった：軟組織は安定し、炎症の兆候は認められなかった(図4-6-13)。

インプラント埋入8ヵ月後のリコール時において上顎右側側切歯に炎症の兆候は認められず、審美的に満足のいく状態であった(図4-6-14)。この時点でインプラントのオッセオインテグレーションが確認できた。

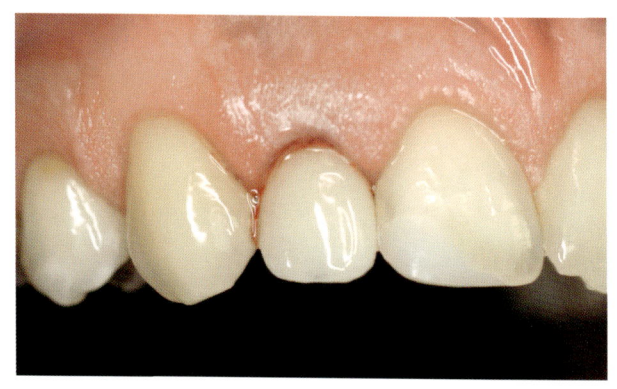

図4-6-12　プロビジョナルクラウン装着。インプラント埋入3時間後。

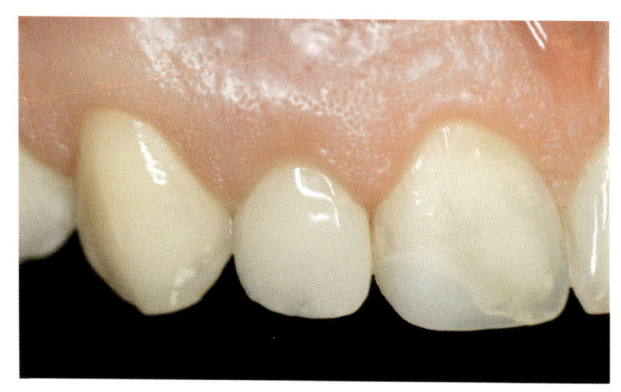

図4-6-13　上顎右側側切歯部におけるプロビジョナルクラウン。インプラント埋入1週間後。軟組織に炎症の兆候は認められない。

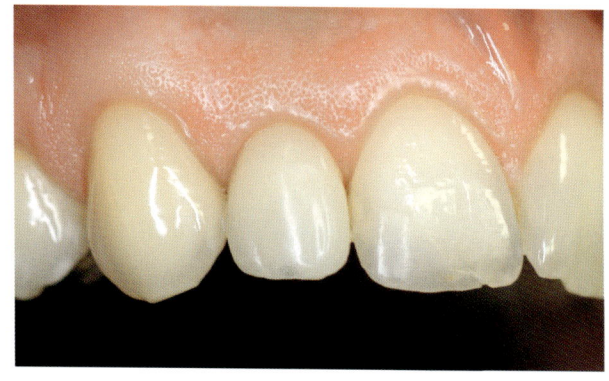

図4-6-14　インプラント埋入8ヵ月後のリコール時におけるインプラント部位とプロビジョナルクラウン。

4章　異なった埋入プロトコールに基づいた臨床ケース報告

最終クラウンの印象採得時にインプラント周囲軟組織は審美的に満足のいく形態をしており、健康で安定した状態を示していた（図4-6-15）。

図4-6-16はそれぞれの危険領域（danger zone）と最適領域（comfort zone）に関連したインプラントの近遠心的、唇舌的位置の模式図を示す。

退縮からのインプラント周囲粘膜の保護と、できるかぎり正確に歯科技工士にエマージェンスプロファイルを伝えるために、印象ポストは前もって個別に作製しておいた（図4-6-17）。

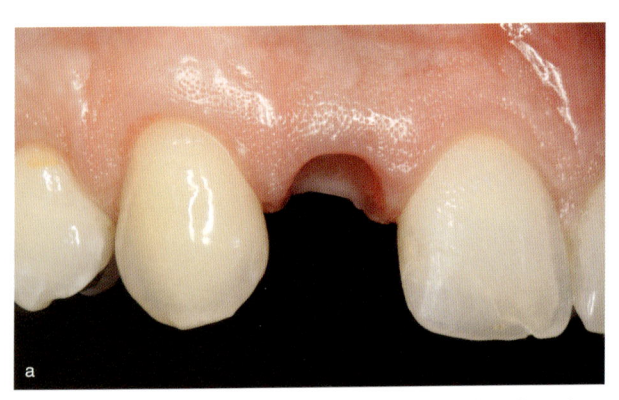

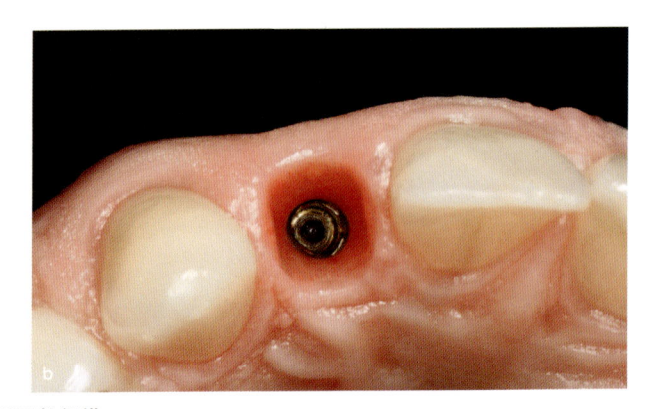

図4-6-15a、b　最終クラウンの印象採得時におけるインプラント周囲軟組織。

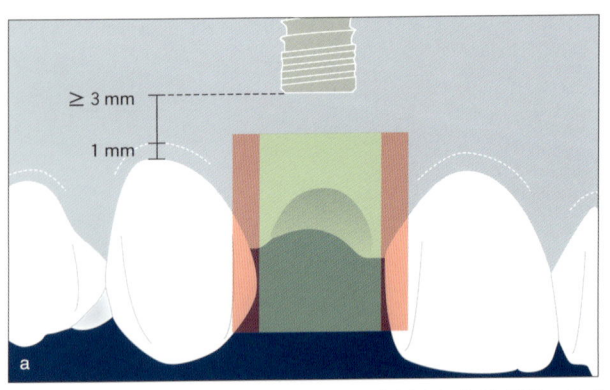

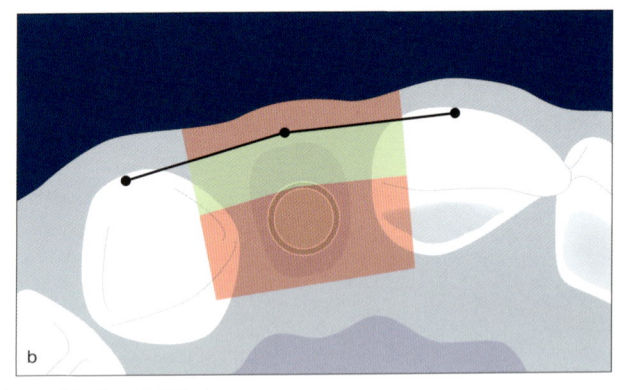

図4-6-16a、b　近遠心的、唇舌的な最適領域と危険領域でみるボーンレベルインプラント。

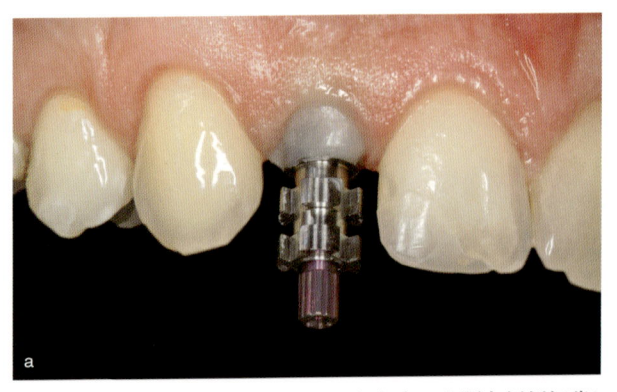

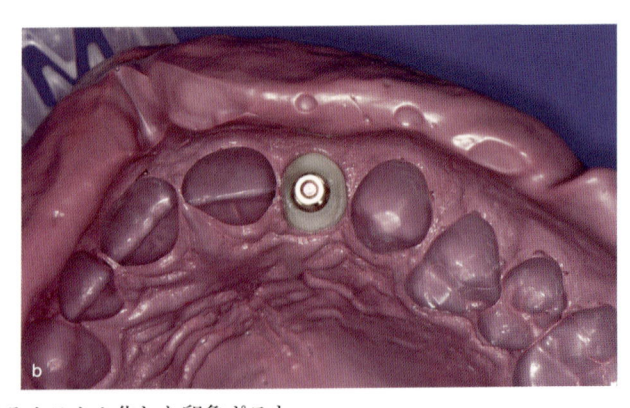

図4-6-17a、b　印象採得と採取した印象内の上顎右側側切歯におけるカスタム化した印象ポスト。

図4-6-18〜20にセラミックの最終クラウンを示す：12ヵ月のリコール時におけるケイ酸塩セラミック（Exam blue, Ivoclar-Vivadent, Liechtenstein）である。アバットメントはZrO₂ CARESカスタムメイドアバットメントである。

謝辞

補綴処置

    Dr. Hans Aggstaller - Munich, Germany

歯科技工所での工程

    Dental Technician Evelyn Neubauer - Munich, Germany

    Dental Laboratory Bloch - Gröbenzell, Germany

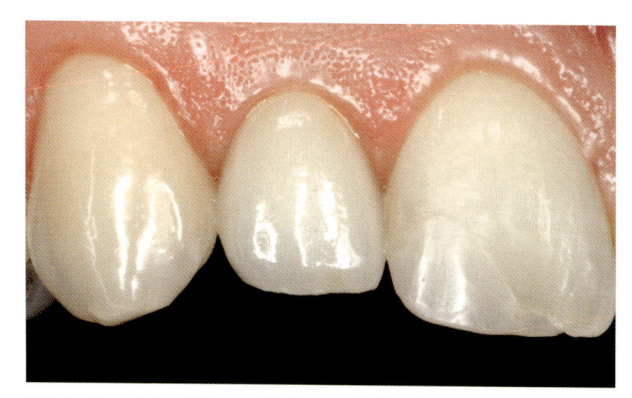

図4-6-18　インプラント埋入12ヵ月後の最終クラウンの拡大像。

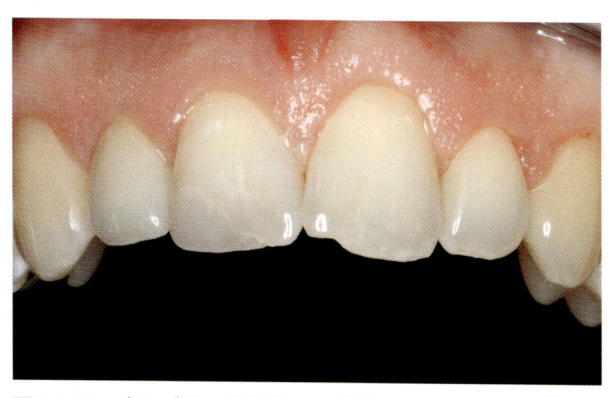

図4-6-19　インプラント埋入12ヵ月後のスマイルラインの写真。

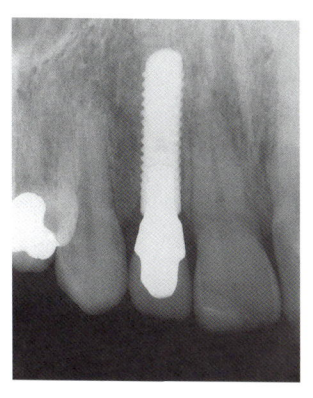

図4-6-20　インプラント埋入12ヵ月リコール時のX線写真。

4.7 上顎左側中切歯部へのフラップレスでのインプラント即時埋入

P. Tortamano、M. S. Bello-Silva、L. O. A. Camargo

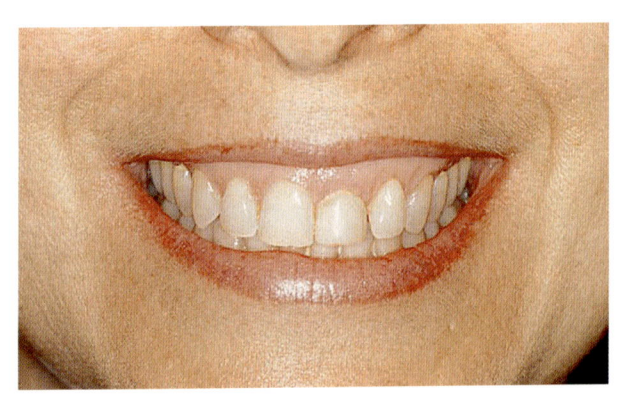

図4-7-1 初診時の臨床所見。自然なフルスマイルの際、患者は高いリップラインを示す。審美的に予後不良な上顎左側中切歯と薄い組織のバイオタイプもまた認められた。

　患者は42歳の女性。上顎左側中切歯における欠損修復の症例で、2004年11月にサンパウロ大学歯学部の筆者らの病院へ紹介された。

　その臨床的診査では、歯肉退縮や何らかの歯肉炎症を示さず、またそれゆえ、事前の歯周治療は考慮しなかった。患者は、フルスマイルの際高いリップラインと薄い組織のバイオタイプを示した（図4-7-1、表4-7-1）。この組み合わせは、注意深い外科前計画と慎重な外科処置が要求される、解剖学的見地からはリスクの高い状態であった。

表4-7-1　本患者の審美的リスク評価（ERA）は中程度を示す

審美的な リスクファクター	低い	中程度	高い
全身的な状態	健康な患者で、 正常な免疫システム		低下した免疫システム
喫煙習慣	非喫煙者	軽度の喫煙者 （＜10本/1日）	重度の喫煙者 （≧10本/1日）
患者の審美性への期待	小さい	中程度	大きい
リップライン	低い	中程度	高い
組織のバイオタイプ	低いスキャロップ、 厚い	中程度のスキャロップ、 中程度の厚さ	高いスキャロップ、 薄い
歯冠形態	方形		三角形
インプラント部位の感染	なし	慢性	急性
隣在歯の骨レベル	コンタクトポイントから ≦5mm	コンタクトポイントから 5.5〜6.5mm	コンタクトポイントから ≧7mm
隣在歯の修復状態	天然歯		修復済み
欠損部の幅	1歯（≧7mm）	1歯（＜7mm）	2歯 もしくはそれ以上
軟組織の 解剖学的形態	完全な軟組織		軟組織欠損
歯槽骨の 解剖学的形態	骨欠損のない歯槽頂	水平性骨欠損	垂直性骨欠損

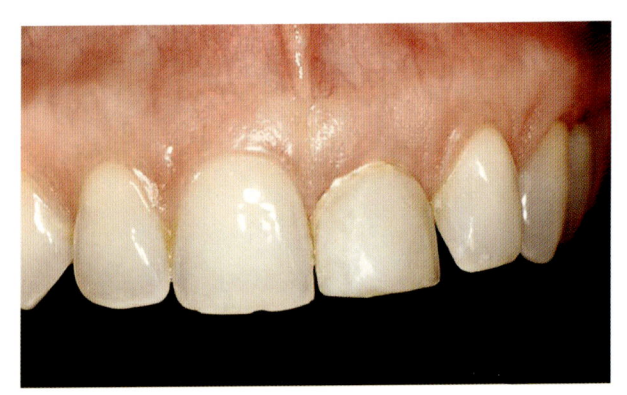

4章 異なった埋入プロトコールに基づいた臨床ケース報告

図4-7-2 治療計画立案時。明らかな中切歯の歯肉縁の不調和が観察される。

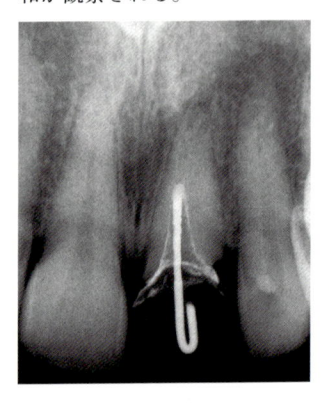

図4-7-3 デンタルX線所見から、う蝕による根尖病巣とインプラントによる歯科補綴の適応症であることが確認できる。また、歯周病がなく、隣在歯の骨組織も問題ないことを示す。

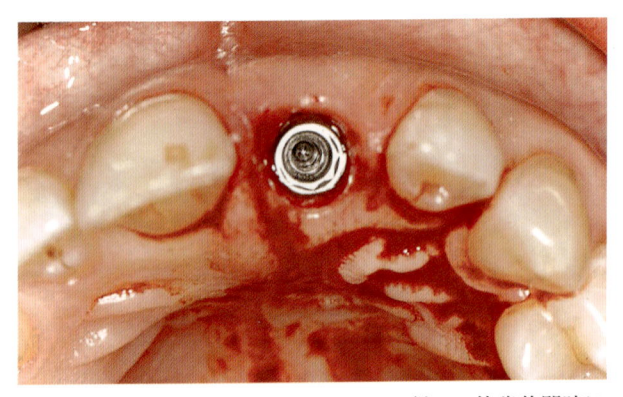

図4-7-4 ITI Treatment Guide Vol.1に従い、抜歯後即時に正確な三次元的位置に埋入されたインプラント。

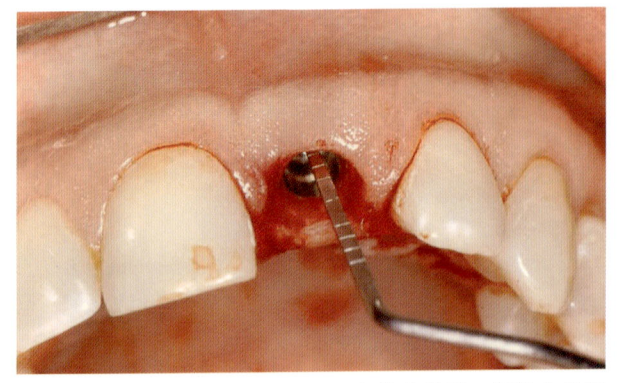

図4-7-5 インプラントショルダーと歯肉縁間の距離を歯周プローブで確認。より深いインプラント埋入は、周囲軟組織の退縮につながる可能性がある。

切歯部の歯肉縁の明らかな不調和が観察された。このことは、審美面での予後が疑われるリスクとなる（図4-7-2）。

上顎中切歯のX線所見では、プロビジョナルレストレーションとう蝕による根尖病巣を呈していたほか、歯槽骨頂の吸収はなく、また骨の異常所見は認められなかった（図4-7-3）。

治療計画は、患者に排膿や歯周組織の炎症がないこと、またX線上の歯槽骨頂の状態がこの手法を施行することで良好な成果が得られることを考慮し、即時インプラント埋入と即時修復を伴う抜歯（Type 1）とした。

本症例は、局所麻酔下で外科処置を行った。その歯を、頬舌側両方の骨壁を損傷しかねないであろう、いかなる側方への動きも防止する目的で、ミニエレベーターを用いて抜歯した。抜歯後、インプラント埋入前の裂開と開窓における歯槽骨内部の表面をスキャンするために歯周プローブを使用した。何らかの骨欠損が検知された場合は、この手法は適応症ではなく、またインプラント早期埋入（Type 2）がなされるべきである。

本手法（インプラント即時埋入と即時修復）の審美的成功は、インプラントがその後埋入される部位に歯槽骨欠損や吸収のないことの正確な分析に寄与しているということを重視することが重要である。この歯槽骨の吸収がないことは、インプラント周囲組織の治癒期間における骨構造の維持と、ひいては軟組織の安定性に関連している。

ストローマンテーパードエフェクト（TE）インプラント（骨内直径4.1mm、長さ12mm、レギュラーネック補綴プラットフォーム4.8mm）を、ITI Treatment Guide Vol.1に従い正確な三次元的位置に埋入した（図2-7-4〜6）（Buserら、2007）。

治療の成果は、インプラントの正確な埋入に左右される。そしてインプラント即時埋入とフラップレスサージェリーに関しては、より信頼できる結果を保証するために以下の事項を守るべきである。硬組織辺縁と隣在歯の軟組織辺縁（骨壁と粘膜の各辺縁）間の距離は、4mmを超えてはならない。この値が考慮されれば、以下のことが保証される。すなわち、インプラントショルダーと粘膜辺縁間の距離が3mm以下になるので、インプラントのより深い埋入が避けられ、それゆえその隣在歯軟組織の退縮を避けることができる（図4-7-5）。

インプラント床の形成時、フラップを剥離しないので、その粘膜辺縁をドリリング深さの参考として扱った。ドリリングは、インプラントの長さを4mm超える深さ、つまり本症例では16mmの深さで行った（図4-7-7）。

安定した初期固定の達成により、即時プロビジョナルアクリルレジンクラウンを使用することができた。これは、審美的再構築と軟組織外形を保護する目的のため、スクリュー固定式暫間修復用（図4-7-8）のRN synOctaポストにスクリュー固定した。

その修復は、歯の以前占めていたスペースを満たし、いかなる圧迫もなく周囲軟組織を支持した（図4-7-9）。

縫合は、創傷部の閉鎖には必要ではなかった。この修復物を、中心位あるいは偏心運動でいかなる咬合接触もしないよう調整した。本症例は初診時に中切歯の歯肉縁の不調和の所見を示していたが、徐々にその修復物のエマージェンスプロファイルの再構築により正された。

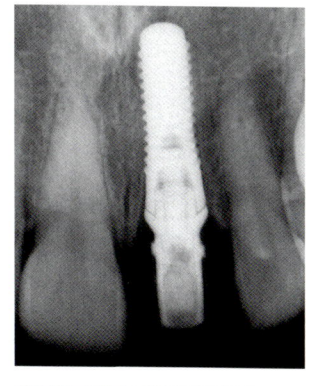

図4-7-6　同部におけるインプラント埋入後とスクリュー固定式プロビジョナルレストレーションのX線所見。そのインプラントショルダーのギャップをみると、ベーススクリューをさらに注意深く締める必要がある。

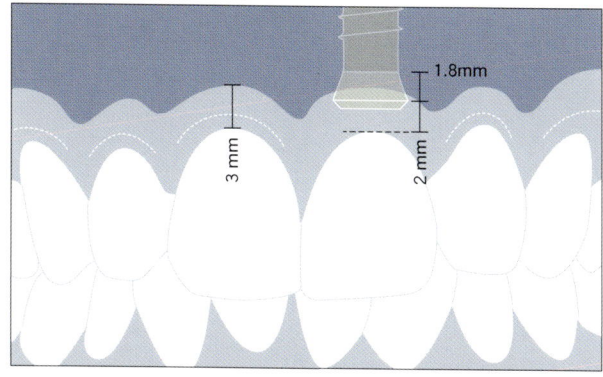

図4-7-7　インプラント床の形成時にフラップを剥離しなかったので、粘膜辺縁をドリリング深さの参考にした。

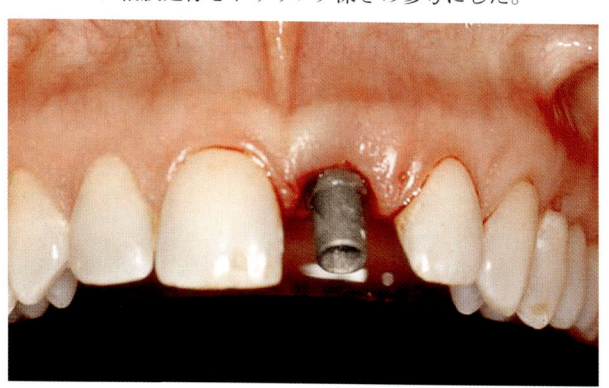

図4-7-8　スクリュー固定式暫間修復用の既製RN synOctaポストを、直近に埋入したインプラントへ装着した。

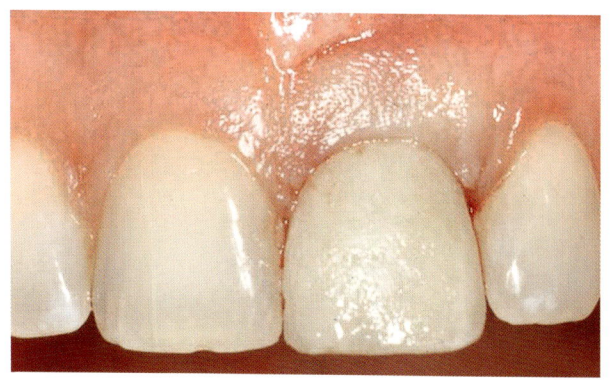

図4-7-9　既製チタンポスト上の、プロビジョナルのスクリュー固定式アクリルレジンクラウン。初診時の歯肉縁の不調和は、エマージェンスプロファイルにより正された。

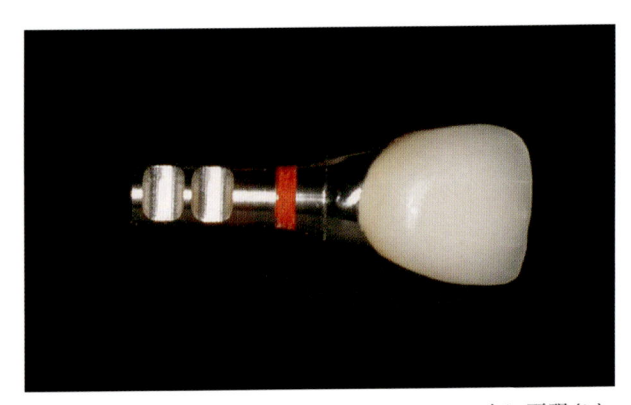

4章 異なった埋入プロトコールに基づいた臨床ケース報告

図4-7-10 最終的なメタルセラミッククラウン中に再現されたプロビジョナルレストレーションのエマージェンスプロファイル。

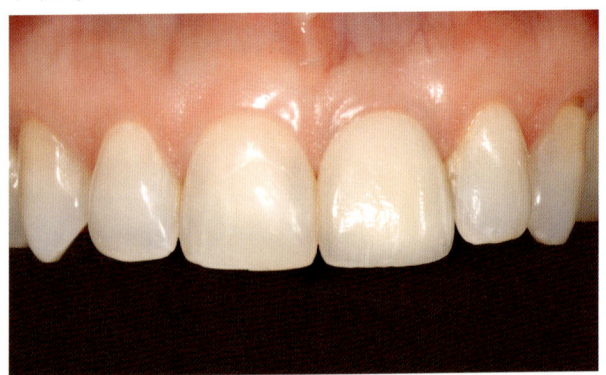

図4-7-11 インプラント埋入後2年時の軟組織周囲の安定性と審美的外形保存を呈する最終的なスクリュー固定式メタルセラミッククラウン。

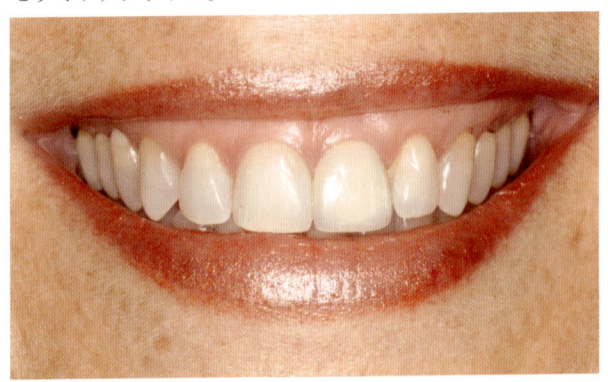

図4-7-12 最終的なスクリュー固定式メタルセラミッククラウン。フォローアップ2年時のフルスマイルの所見。

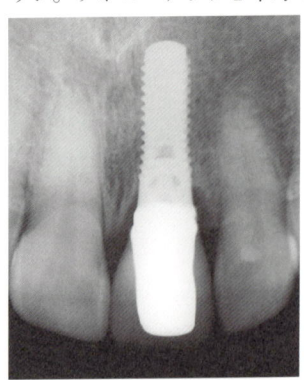

図4-7-13 インプラント埋入2年後に撮影されたデンタルX線写真。

6週間後に、最終的なスクリュー固定式のメタルセラミッククラウンを製作した（図4-7-10）。

インプラント埋入後2年間の長期の臨床的、X線的フォローアップでは、インプラント周囲の硬・軟組織がきわめて良好な安定性を示した（図4-7-11、12）。

この時、デンタルX線撮影（図4-7-13）と、同部のコーンビームコンピュータ断層撮影を行い（図4-7-14）、歯槽骨頂レベルの維持とインプラント周囲硬組織の安定性を確認した。

本手法の結果、健常なインプラント周囲組織と安定した審美的パターンによる、調和した自然感のある歯列が得られる。これらの結果は、抜歯直後に歯槽骨の吸収のないことに強い関連がある。と同時に外科時フラップを挙上しないことや、インプラント埋入直後即時修復を行ったことにも強く関連する。

謝辞

歯科技工所での工程
　Marcos Celestrino - Dental Technician, São Paolo, Brazil

X線撮影
　Israel Chilvarquer - University of São Paulo, Department of Radiology, Brazil

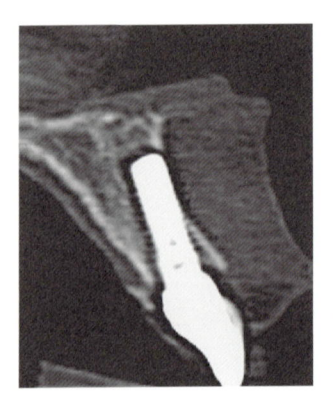

図4-7-14 2年後に撮影されたインプラント部位のCT。歯槽骨頂とインプラント周囲硬組織の維持が確認された。

インプラント早期埋入(Type 2)

4.8 上顎右側中切歯部へのインプラント早期埋入

D. Buser、C. Hart、U. Belser

患者は41歳女性、右側中切歯の補綴のために診療所を訪れた。患歯は歯軸方向に破折し、抜歯が必要であった。患者は健康な非喫煙者であり、初診時にその歯はまだ存在していた。詳細な審美的リスク評価を行った。患者は、歯科的審美性を心配し、審美的観点から良好な治療結果を強く希望していた。

患者は、笑った時に上顎前歯部の歯肉が一部分見える中程度のリップラインを呈していた(図4-8-1)。

上顎前歯部を詳細に見ると、上顎右側中切歯と側切歯には2本のメタルセラミッククラウンが装着されていた。両方の歯は歯肉退縮が進んでおり、メタルマージンの露出を生じていた。さらに、上顎右側中切歯は、歯根破折の位置に歯肉の裂開がみられた(図4-8-2)。組織のバイオタイプは中程度の厚さであった。

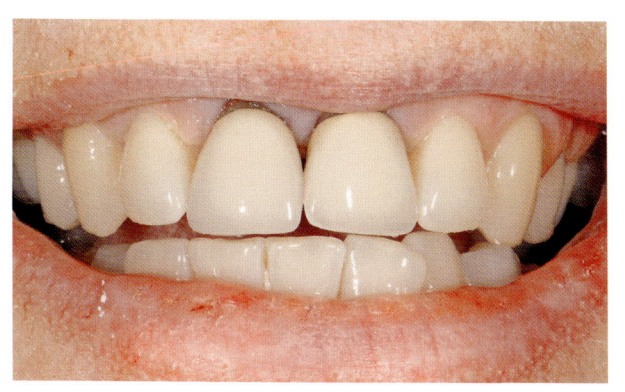

図4-8-1 中程度のスマイルライン。

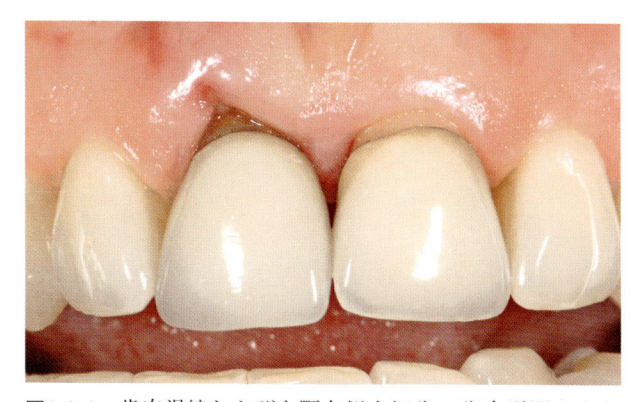

図4-8-2 歯肉退縮および上顎右側中切歯の歯肉裂開がみられる細部の状態。

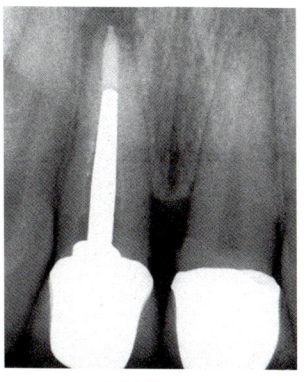

図4-8-3 上顎左側中切歯の根尖病変および骨レベルの減少がみられるX線写真。

4章 異なった埋入プロトコールに基づいた臨床ケース報告

表4-8-1 本患者の審美的リスク評価（ERA）は中程度を示す

審美的な リスクファクター	低い	中程度	高い
全身的な状態	健康な患者で、 正常な免疫システム		低下した免疫システム
喫煙習慣	非喫煙者	軽度の喫煙者 （＜10本／日）	重度の喫煙者 （≧10本／日）
患者の審美性への期待	小さい	中程度	大きい
リップライン	低い	中程度	高い
組織のバイオタイプ	低いスキャロップ、厚い	中程度のスキャロップ、 中程度の厚さ	高いスキャロップ、薄い
歯冠形態	方形		三角形
インプラント部位の 感染	なし	慢性	急性
隣在歯の骨レベル	コンタクトポイントから ≦5mm	コンタクトポイントから 5.5～6.5mm	コンタクトポイントから ≧7mm
隣在歯の修復状態	天然歯		修復済み
欠損部の幅	1歯（≧7mm）	1歯（＜7mm）	2歯もしくはそれ以上
軟組織の 解剖学的形態	完全な軟組織		軟組織欠損
歯槽頂の 解剖学的形態	骨欠損のない歯槽頂	水平性骨欠損	垂直性骨欠損

デンタルＸ線写真では、根尖病巣と上顎右側中切歯の歯根破折が認められた。2本の中切歯間の骨レベルは、明らかに高さが減少していた（図4-8-3）。

臨床的およびＸ線的検査に基づき、術前状態は中程度のリスクと評価された（表4-8-1）。

上顎右側中切歯はインプラント支持の単独クラウンとし、反対側同名歯は新たなクラウンを製作することとなった。歯科的審美性を改善するために、治療の第一段階として上顎左側中切歯のアクリル製プロビジョナルクラウンを製作した（図4-8-4）。

続いて、上顎右側中切歯を抜歯した。抜歯の途中、クラウンが緩んで歯根から外れた。咬合面観では、歯根の唇側面に破折線が認められた（図4-8-5）。

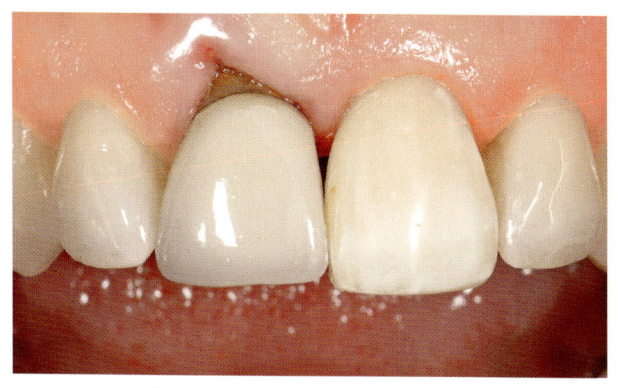

図4-8-4　上顎左側中切歯のアクリル製プロビジョナルクラウン装着後の状態。

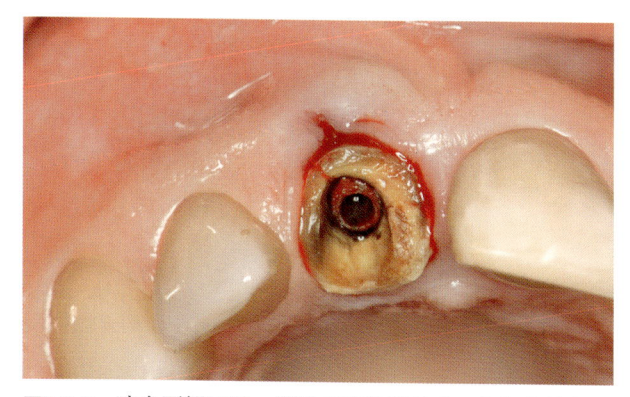

図4-8-5　咬合面観では、歯根の破折線がはっきりと見える。

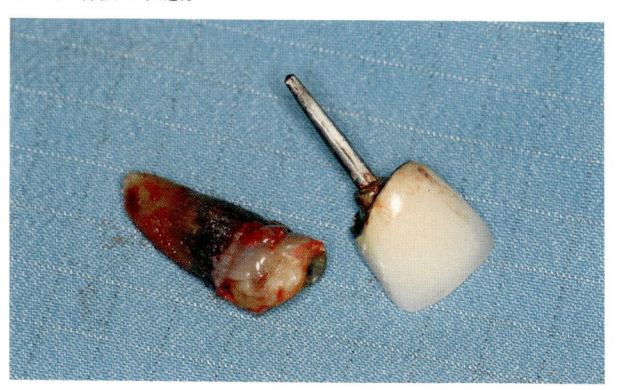

図4-8-6　抜去された変色した歯根と古いクラウン。

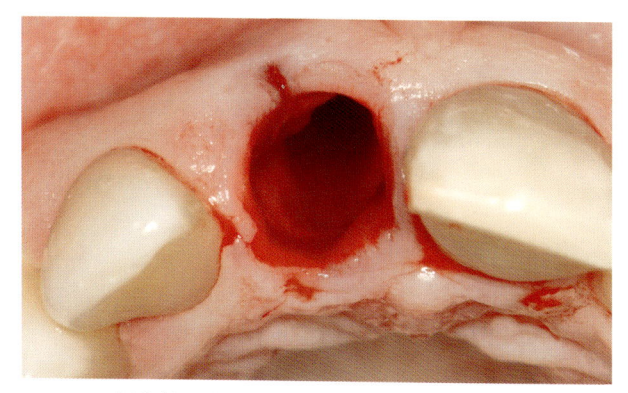

図4-8-7　掻爬後の抜歯窩。

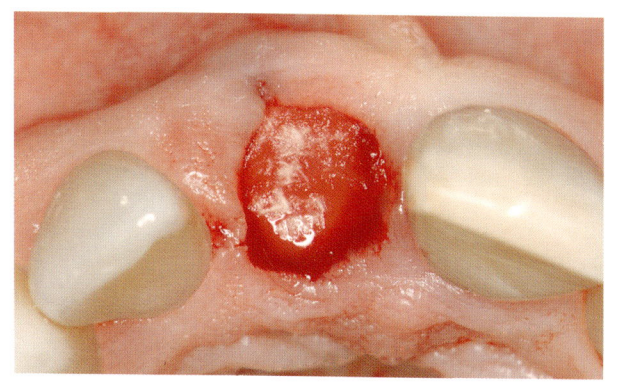

図4-8-8　コラーゲンプラグを填入した抜歯窩の咬合面観。

4章 異なった埋入プロトコールに基づいた臨床ケース報告

歯根を細いエレベーターで脱臼させた後、抜去した。歯根は著しく変色していた（図4-8-6）。

抜歯窩の根尖部を特に注意深く掻爬した。汚染を除去するために、クロルヘキシジン水溶液（0.2％）で集中的に洗浄した。慢性的な感染のため、抜歯窩の唇側骨壁に欠損がみられた（図4-8-7）。

新鮮な出血が認められた抜歯窩にコラーゲンプラグ（TissuCone E，Baxter）を填入した。このコラーゲンプラグの目的は、軟組織の初期治癒期間に血餅を安定させることであった（図4-8-8）。

8週間の軟組織治癒期間中、患者が1歯分の隙間をあけたまま診療所を離れることがないように、前もって用意しておいた可撤性暫間部分床義歯を装着した（図4-8-9）。

軟組織の治癒期間中、局所の形態は予想どおりに変化した。抜歯当日に骨壁はすでに失われていたが、抜歯窩中央部の唇側のカントゥアは平坦になった。抜歯から8週後のインプラント埋入時、軟組織は十分に治癒していた（図4-8-10）。

インプラント手術は、歯槽頂切開の後、望ましい血液供給を保った粘膜骨膜弁を形成するよう、両側の歯肉溝内切開および遠心縦切開を加えることから始めた。インプラント埋入部位の咬合面観では、隣在歯との間は骨壁がよく保たれ歯槽部の幅があったが（＞6.0mm）、唇側中央部は予想どおり骨壁が欠損していた（図4-8-11）。

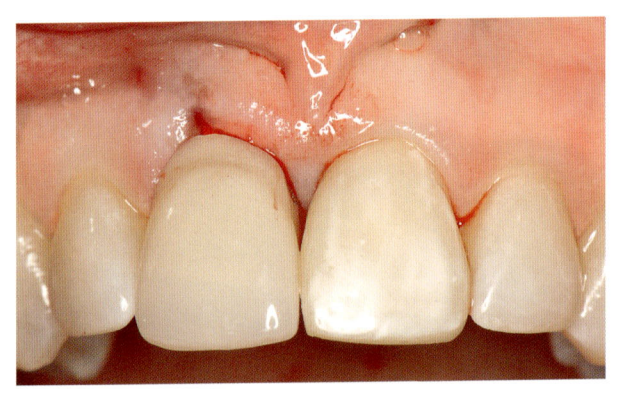

図4-8-9 可撤性部分床義歯装着後の状態。

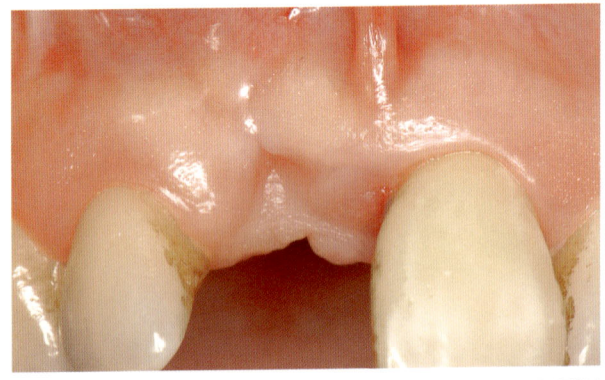

図4-8-10 抜歯後8週。抜歯窩の唇側中央部に典型的な唇側の平坦化がみられる。

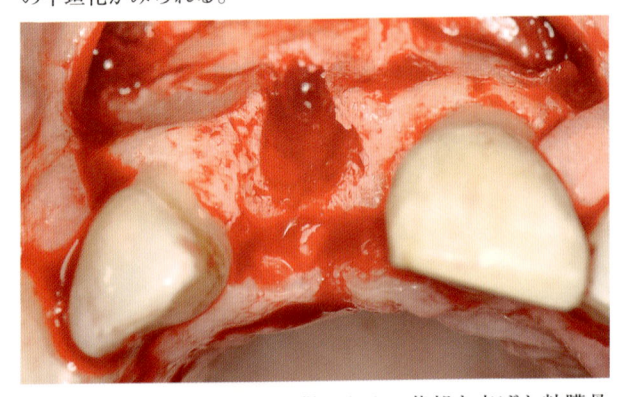

図4-8-11 良好な血液供給を得るために基部を広げた粘膜骨膜弁を挙上した後の術野の咬合面観。残存する抜歯窩がはっきりとみられ、欠損部の唇側中央部にクレーター状の骨欠損がある。

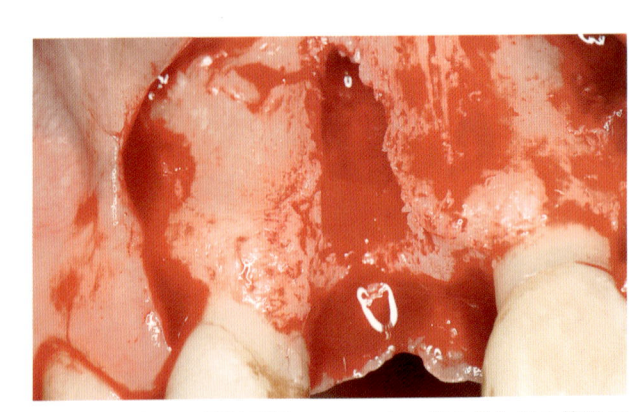

図4-8-12 術野の唇側面観。クレーター状の骨欠損の範囲がはっきりと見てとれる。

4.8 上顎右側中切歯部へのインプラント早期埋入

唇側の骨壁には、幅広く根尖方向に伸びたクレーター状の欠損があった。歯槽頂部の欠損はすでに抜歯時に存在していたが、根尖部の欠損は抜歯後1週間以内に束状骨の吸収によって生じたものと考えられた。欠損部は搔爬した（図4-8-12）。

インプラント窩の形成は、ラウンドバーとスパイラルおよびプロファイルドリルの直径を順次太くしていく標準的な手順で行われた。インプラント窩はストローマンボーンレベルインプラント（骨内直径4.1mm、長さ12mm、レギュラークロスフィット補綴プラットフォーム）用に形成した。骨形成は、良好な初期固定を得、また反対側同名歯のクラウン表面から計測して約1mm口蓋側という正しい頰舌的位置を得るために口蓋骨まで拡大した（図4-8-13）。

インプラントショルダーの正しい歯冠根尖的な位置も重要である。4.1mmの直径のボーンレベルインプラントは、インプラント支持クラウンの最終的な粘膜辺縁から唇側中央部で約3mm根尖側にショルダーが位置する（図4-8-14）。

インプラントは良好な初期固定を得た。移植を行うために、インプラントショルダーを覆わないクロスフィット連結で2mmのヒーリングキャップを装着した。予想どおり、インプラントのSLActive表面が広く露出した。

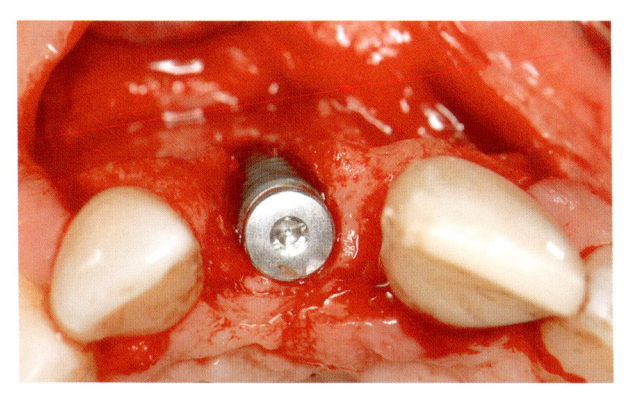

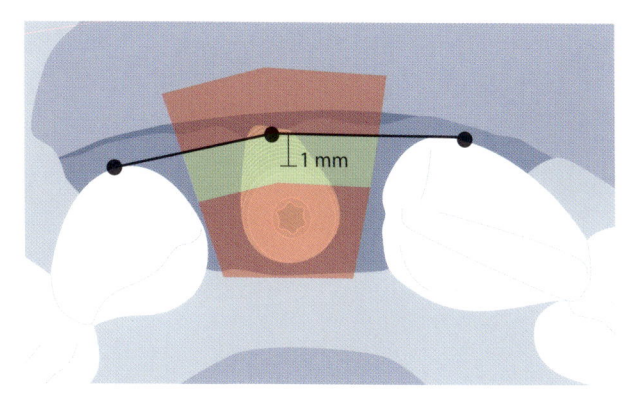

図4-8-13a、b　インプラント埋入後の咬合面観。ボーンレベルインプラントのショルダーはわずかに口蓋側で、反対側同名歯の唇側根面より約1mm口蓋側に位置している。露出したインプラント表面は、2壁性欠損の歯槽骨の内側に位置している。

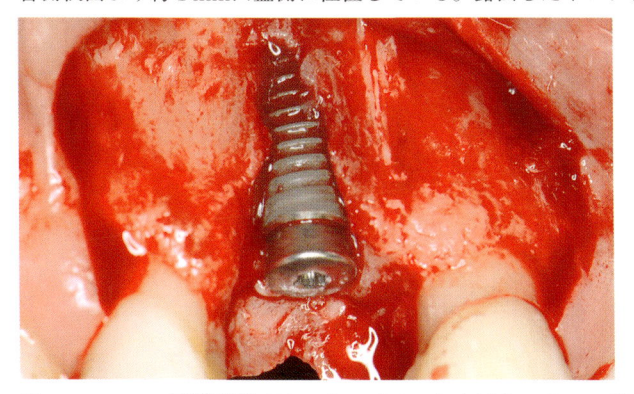

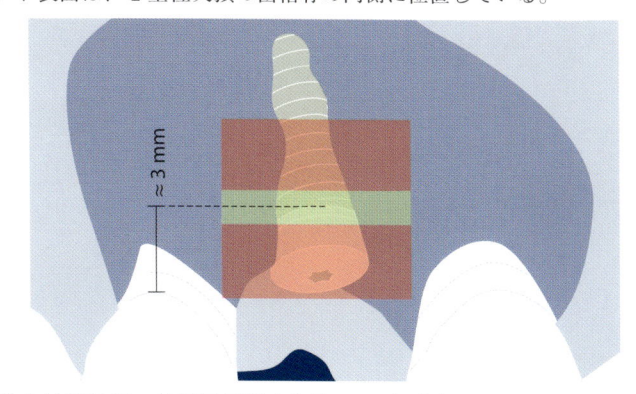

図4-8-14a、b　唇側面観では、インプラント支持クラウンの最終的な粘膜辺縁の軟組織辺縁より約3mm根尖側にある、歯冠根尖方向での正しいインプラントの位置がわかる。

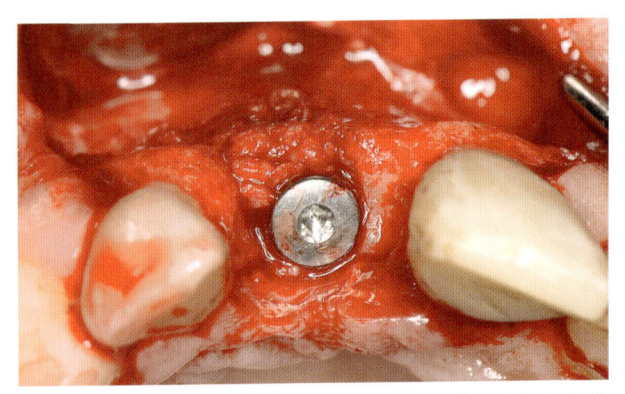

4章 異なった埋入プロトコールに基づいた臨床ケース報告

図4-8-15 2mmのヒーリングキャップまで上方に広がる、歯槽部のクレーター状骨欠損内に骨細片を適用後の咬合面観。

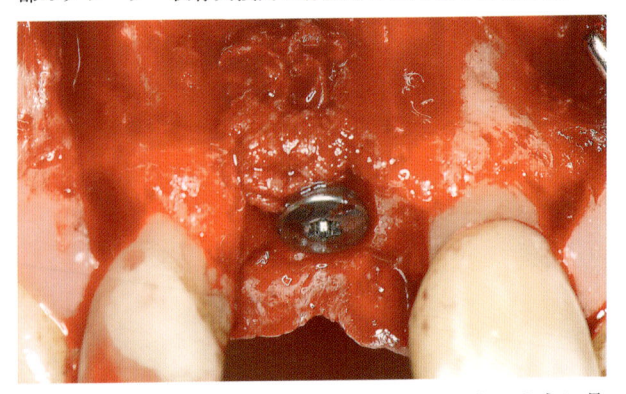

図4-8-16 唇側から欠損部全体を満たすためにどのように骨細片を置いたかを示す唇側面観。

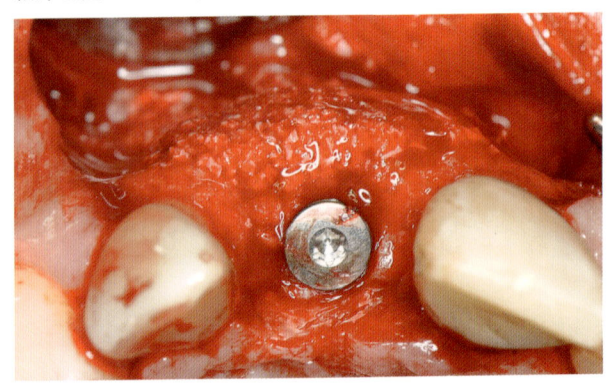

図4-8-17 血液に浸したDBBM顆粒で歯槽堤を若干オーバーカントゥアにしたところを示す咬合面観。

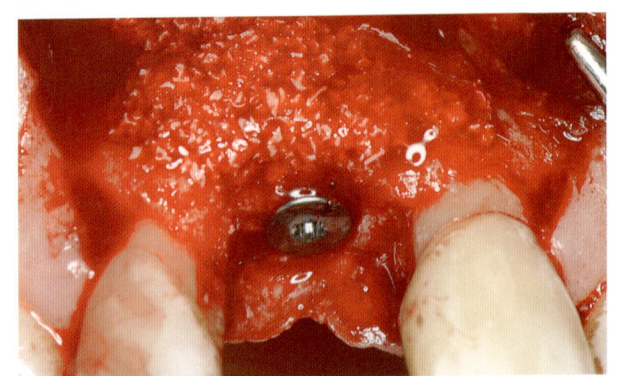

図4-8-18 DBBM顆粒をヒーリングキャップの唇側にも適用したところを示す唇側面観。

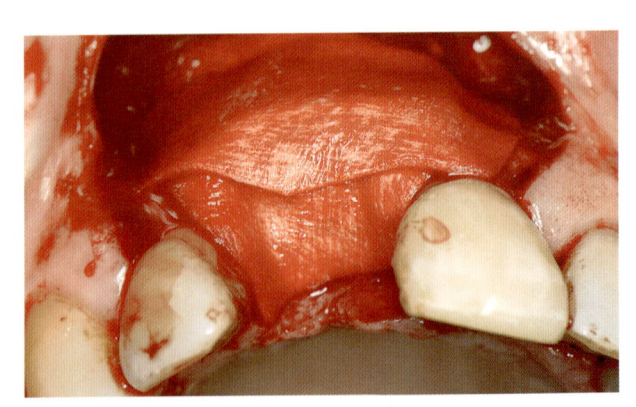

図4-8-19 二層テクニックを用いてコラーゲンメンブレンを適用した後の状態。

次に、フラットチゼルとボーンスクレーパーを用いて局所、主に同一のフラップの延長範囲で前鼻棘から自家骨細片を採取した。骨細片は血液に浸し、露出したインプラント表面を被覆するためにクレーター状の骨欠損内に適用した（図4-8-15、16）。

長期的に良好なカントゥアを獲得するために、置換率の低い骨補填材を第二層に用いることが重要である。第一選択としては、除タンパクウシ骨ミネラル（DBBM；Bio-Oss）がこの目的のために好んで用いられる。なぜなら、カントゥア造成において、この補填材にはすぐれた科学的裏づけがあるからである。DBBMの細かい顆粒を血液に浸し、局所の形態よりわずかにオーバーカントゥアとなるように適用した（図4-8-17、18）。

次の段階として、非架橋コラーゲンメンブレン（Bio-Gide）をはさみで2本に細長く切り、形を整えた。メンブレンストリップスを二層にして局所に適用した、親水性のメンブレンは一度血液に浸すと扱いやすくなり、わずかに接着するため、この方法によってメンブレンの良好な安定が得られた。メンブレンは数週間バリアとして働くだけでなく、適用した骨補填材を安定させた（図4-8-19）。

ITI Treatment Guide

手術を完了するにあたり、骨膜切開を加えて粘膜骨膜弁を減張し、歯冠側に移動した。目標は、単純縫合により緊張のない創部の一次閉鎖を得ることであった。モノフィラメントの非吸収性縫合糸を使用した（Seralon）。歯槽頂部には5-0の縫合糸を用い、縦切開部には6-0の縫合糸を用いた（図4-8-20）。創部の一次閉鎖がこの手術コンセプトの重要なポイントである（Buserら、2008）。なぜなら、適用した生体材料を治癒期間中に口腔内の細菌から守れるからである。

手術後、骨内直径4.1mm、長さ12mmのボーンレベルインプラントが歯冠根尖方向および近遠心的に正しい位置にあることを確認するために、デンタルX線写真を撮影した（図4-8-21）。

唇側の骨欠損が大きく広がっていたために、12週間の治癒期間を設けた。合併症もなく創部が治癒した後、12bメスを用いてパンチアウトを行い、インプラントを露出させた。粘膜貫通部の形成を開始させるために、短い2mmのヒーリングキャップをより長いものに交換した。1週間後、患者はテンポラリーアバットメント上に製作したプロビジョナルクラウンで修復処置ができる状態になった（図4-8-22、23）。

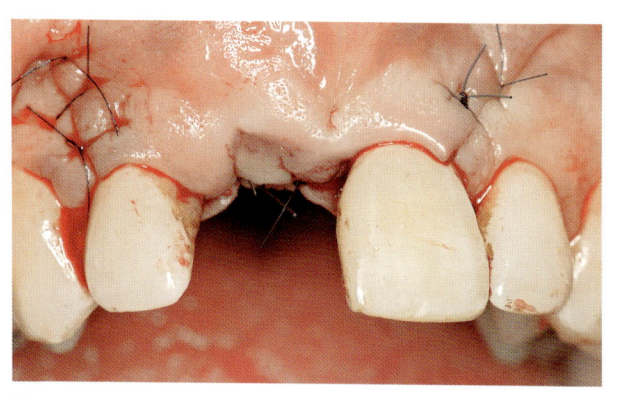

図4-8-20　フラップの可動性を得た後、緊張のない創部の一次閉鎖が得られた。フラップは単純縫合で閉鎖された。

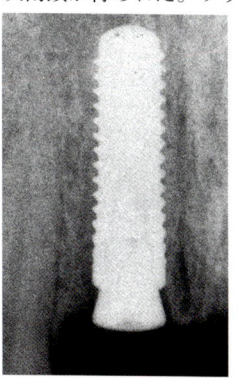

図4-8-21　ボーンレベルインプラントが正しい位置にあることが確認できるデンタルX線写真。

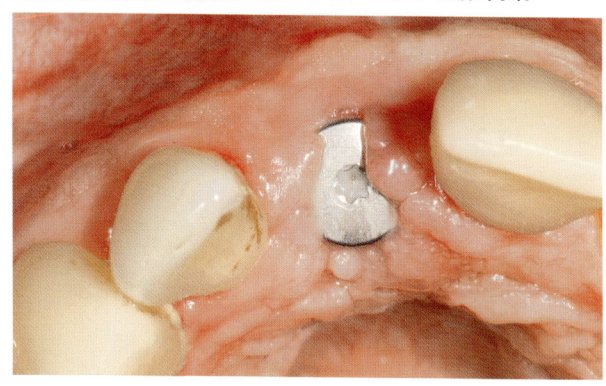

図4-8-22　二次手術後1週間の咬合面観、より長いヒーリングキャップを装着。

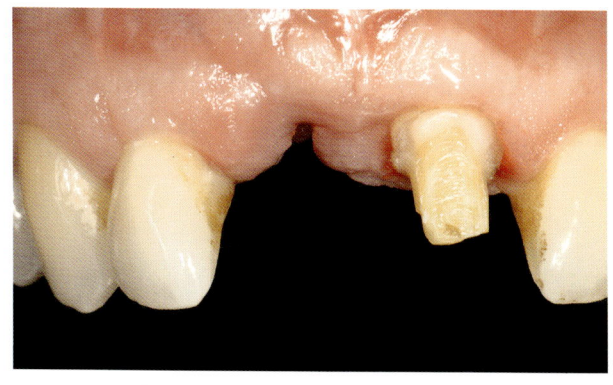

図4-8-23　強制的な軟組織調整段階開始時の軟組織の状態を示す唇側面観。天然歯部位に存在するのと同様に安定した審美的なインプラント周囲粘膜を形成するために2つのプロビジョナルクラウンを用いた。

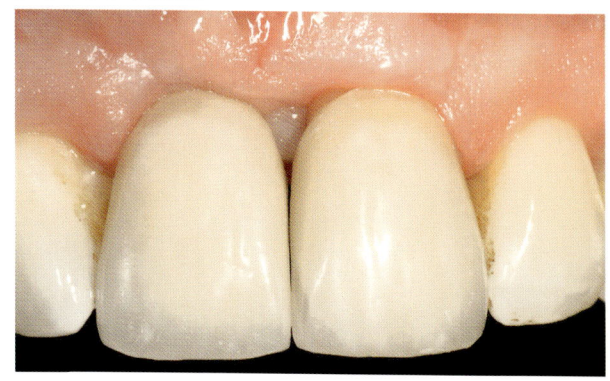

図4-8-24　2つのプロビジョナルクラウンを装着した後の唇側面観。

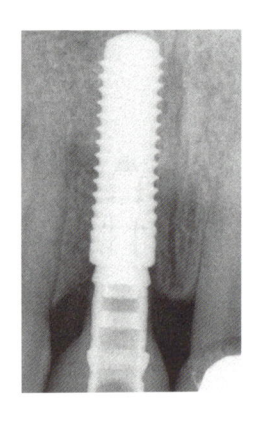

4章　異なった埋入プロトコールに基づいた臨床ケース報告

図4-8-25　インプラントショルダーに接する安定した歯槽頂レベルが認められるデンタルX線写真。プロビジョナルクラウン頸部のプロファイルは狭く、軟組織調整期間に直径を徐々に拡大する。

軟組織の調整に2つのプロビジョナルクラウンを利用した。通常の症例では、成熟したインプラント周囲軟組織を得るために3〜6ヵ月を要する（図4-8-24）。デンタルX線写真ではきわめて良好なインプラント周囲骨レベルがみられ、インプラントショルダー付近の骨吸収の徴候はなかった（図4-8-25）。

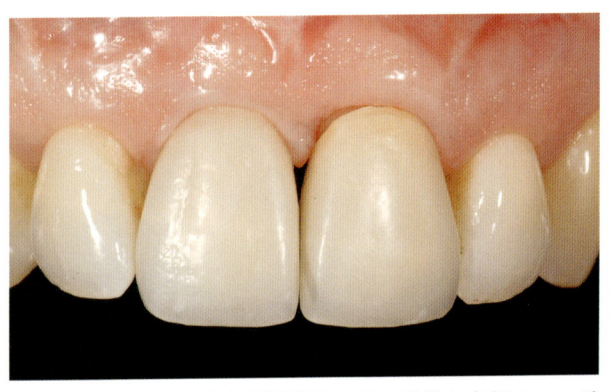

図4-8-26　6ヵ月の臨床経過観察では、唇側中央部のマージンに良好に適合している軟組織を認めた。上顎左側中切歯近心の骨レベルの減少により、2本の中切歯間の乳頭がわずかに下がっている。

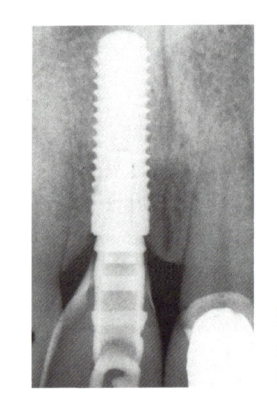

図4-8-27　歯槽骨頂レベルの安定性が確認できる6ヵ月の時点のデンタルX線写真。

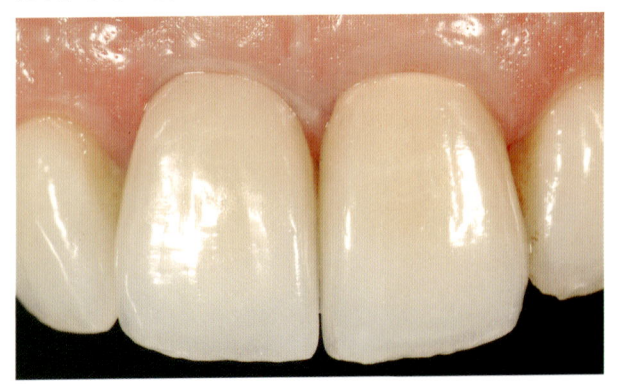

図4-8-28　2本のオールセラミッククラウンの唇側面の詳細像。インプラント周囲組織は、唇側中央部のマージンに粘膜退縮の徴候がない審美的なカントゥアを呈している。

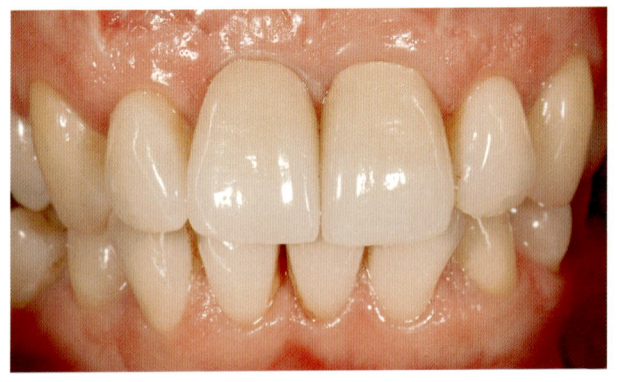

図4-8-29　上顎前歯部は、周囲の歯列と良く馴染んだ2本のオールセラミッククラウンと、調和した歯肉カントゥアを示している。

前向き研究プロトコールの一環として、6ヵ月ごとの予後評価をするために、プロビジョナルクラウンは最低6ヵ月間装着を継続することになっていた(Buserら、2009)。その期間で、インプラント周囲軟組織はわずかに修正したクラウンの形態に良好に適応し、最終的に調和した歯肉ラインと良好な形の歯間乳頭が形成された(図4-8-26)。荷重付加後6ヵ月の時点で、X線写真上では安定した骨レベルが示され、依然としてインプラントショルダー付近の骨吸収の徴候はなかった(図4-8-27)。

続いて、上顎右側中切歯部のインプラントと上顎左側中切歯がともにオールセラミッククラウンで修復された。クラウンはスクリュー固定式であった、12ヵ月の経過観察では、満足のいく審美的結果が示された(図4-8-28、29)。12ヵ月のデンタルX線写真では、歯槽頂レベルできわめて良好な骨の安定がみられ、インプラントショルダー部に骨吸収の徴候はなかった(図4-8-30)。

2年経過観察時の診査では、インプラント周囲軟組織の安定性が確認された。臨床状態は健康な軟組織を示し、満足のいく審美的結果も得られた(図4-8-31、32)。また、X線写真では、歯槽頂レベルでの骨の安定が確認された(図4-8-33)。

外科手術はベルン大学のDaniel Buserによって行われた。プロビジョナルレストレーションはベルン大学出身のChris Hartによって行われ、最終補綴はジュネーブのUrs C. Belserによって行われた。

謝辞

歯科技工所での工程
　Dominique Vinci - CDT, University of Geneva, Switzerland

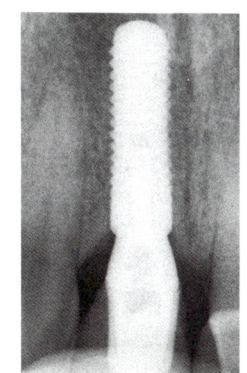

図4-8-30　12ヵ月のデンタルX線写真では、インプラントショルダー部の歯槽骨の安定性が確認される。

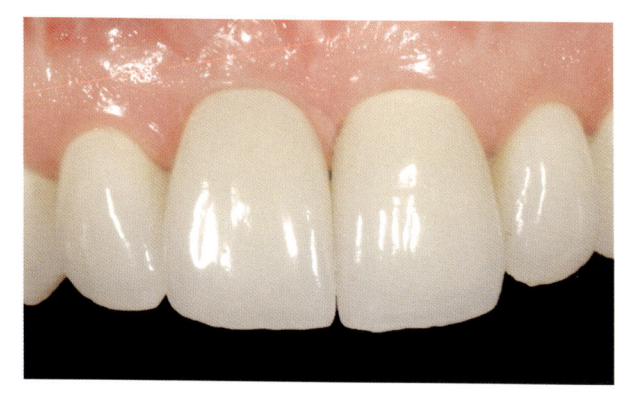

図4-8-31　2年後の診査時の臨床状態、審美的結果は良好で、両方のオールセラミッククラウン周囲の軟組織カントゥアは安定している。

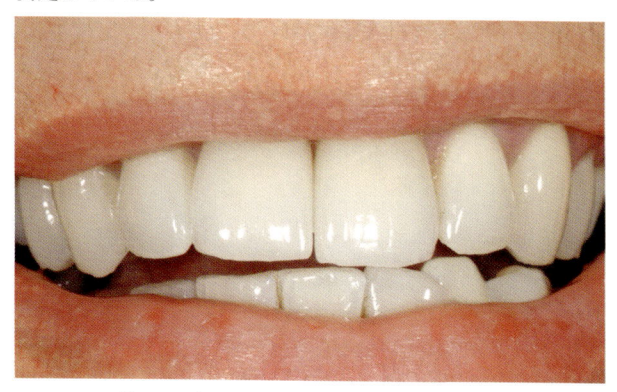

図4-8-32　笑った時の患者の口唇の状態。

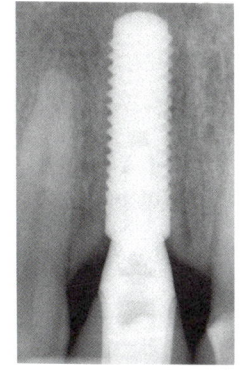

図4-8-33　2年後の診査時のX線写真での経過観察では、安定した歯槽骨レベルが示されている。

4.9 下顎左側第二小臼歯および第二大臼歯部へのインプラント早期埋入

D. Buser

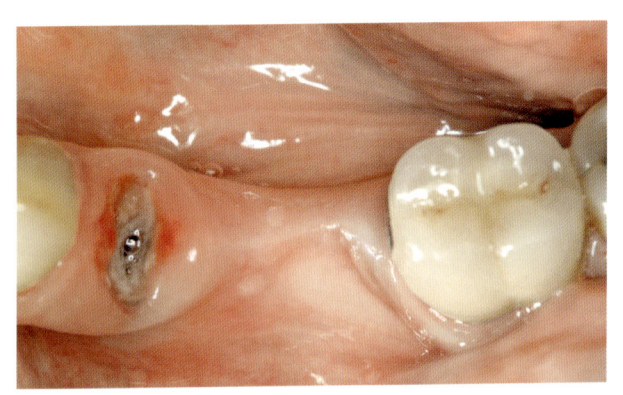

図4-9-1　頬側の吸収を伴った下顎左側第一大臼歯の欠損部と下顎左側第二小臼歯の歯根。咬合面観。

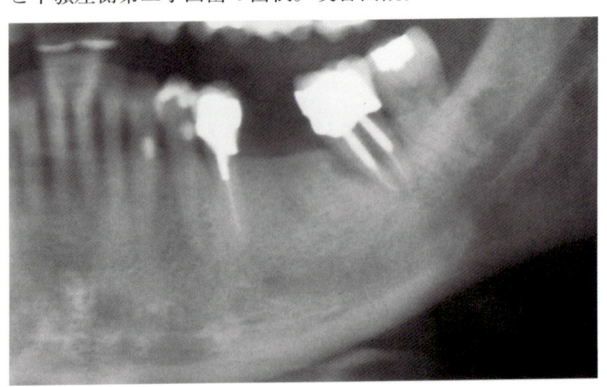

図4-9-2　下顎左側第一大臼歯の1歯分の空隙と根管充填された両隣在歯部のパノラマX線写真。下顎管の上方にインプラント埋入のための十分な骨高径が存在する。

　56歳の女性患者が、下顎左側の咬合再構築のために診療所に紹介来院した。患者は健康で非喫煙者であり、歯根の二次う蝕のために下顎左側第二小臼歯のクラウンの維持が失われていた。さらに彼女には、下顎左側第一大臼歯部にはっきりとわかる頬側の萎縮を伴う1歯分の空隙が存在した（図4-9-1）。

　パノラマX線写真では、下顎左側第二小臼歯および第二大臼歯は両方とも根管充填されていた。下顎左側第二大臼歯では、近心面にX線透過性の部位がみられた。下顎左側第三大臼歯には、病的な徴候は何も認められなかった（図4-9-2）。

4.9 下顎左側第二小臼歯および第二大臼歯部へのインプラント早期埋入

　臨床的およびX線的所見に基づき、下顎左側第二小臼歯の歯根および第二大臼歯を抜歯することを決定し、3本の歯を失った欠損スペースが生じることとなった。患者の希望により、下顎左側第三大臼歯はそのまま放置した。大きなフラップの挙上は行わずに2本の歯を抜歯した。下顎左側第二小臼歯部の創縁を、残根を除去するためにわずかに挙上した(図4-9-3)。

　両方の抜歯窩を注意深く掻爬した。創縁を近接させ、その場に縫合固定した(図4-9-4)。

　抜歯後の創傷治癒は問題なかった。下顎左側の欠損部は、5週間後には良好に治癒していた(図4-9-5)。計画では、下顎左側第二小臼歯部に1本、さらに約16mm遠心に1本の2本のインプラントを埋入することになった。下顎左側第二大臼歯の抜歯部位よりわずかに近心で、歯槽骨の幅が水平的骨増大術を行わずにインプラントを埋入するのに十分であると考えられる部位に、このインプラントを埋入することを計画した。

　歯槽頂切開と近心および遠心の2つの縦切開を加え、全層フラップを可動化することによって歯槽骨を露出した。予想どおり、抜歯窩は依然認められた(図4-9-6)。

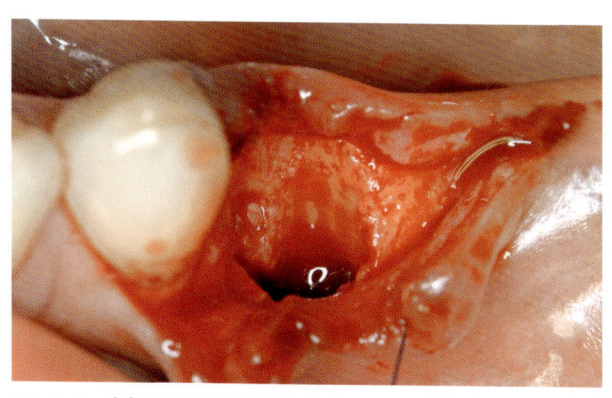

図4-9-3　歯根除去後の下顎左側第二小臼歯抜歯窩の咬合面観。歯根に到達するために創縁をわずかに可動化する必要があった。

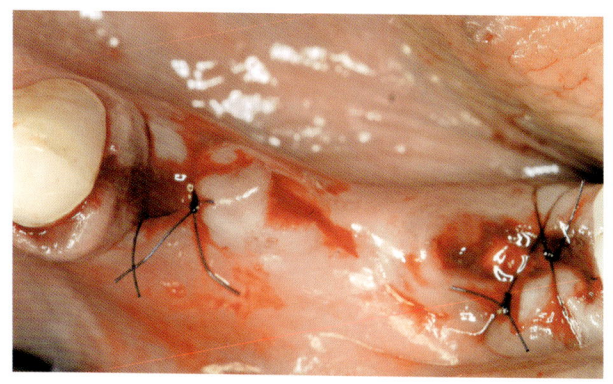

図4-9-4　抜歯および縫合後の臨床像。

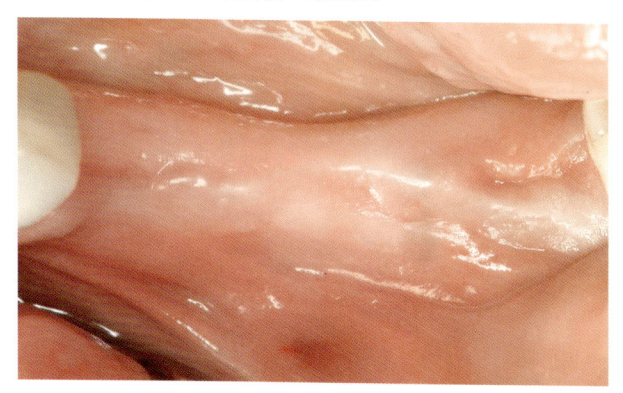

図4-9-5　抜歯後5週の下顎左側の欠損部咬合面観。

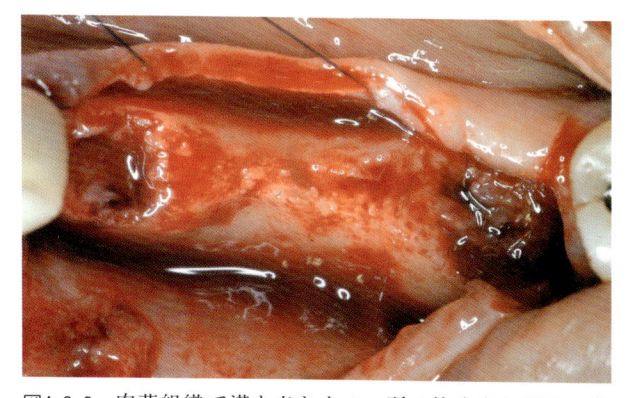

図4-9-6　肉芽組織で満たされた2ヵ所の抜歯窩欠損部の臨床像。

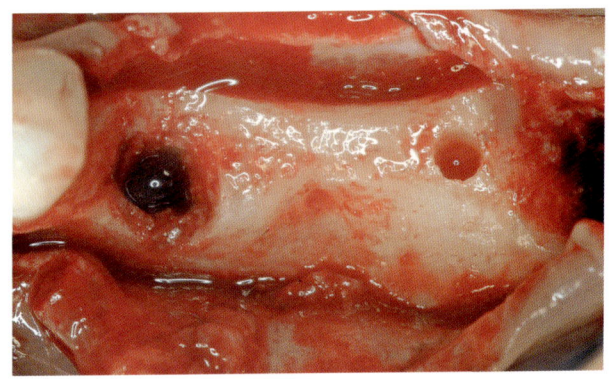

4章 異なった埋入プロトコールに基づいた臨床ケース報告

図4-9-7 ラウンドバーによるマーキング後、遠心のインプラントは既存骨に埋入できるが、近心のインプラントは抜歯窩欠損の中に埋入しなければならないことが明らかになった。

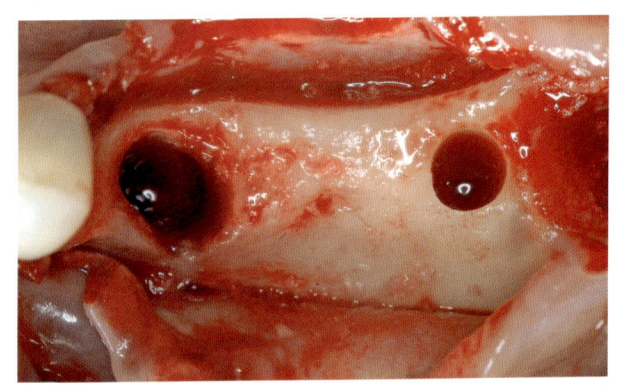

図4-9-8 両方のインプラント窩が形成された。

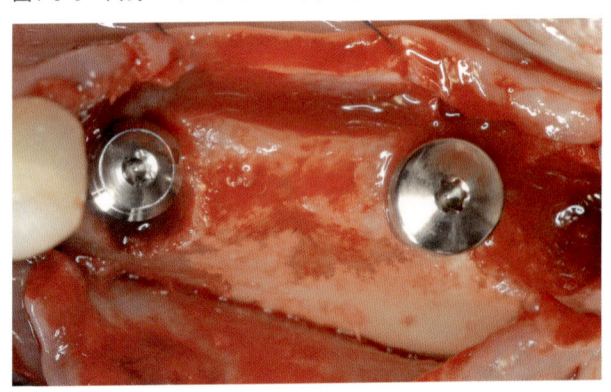

図4-9-9 埋入された両インプラントの咬合面ミラー像。

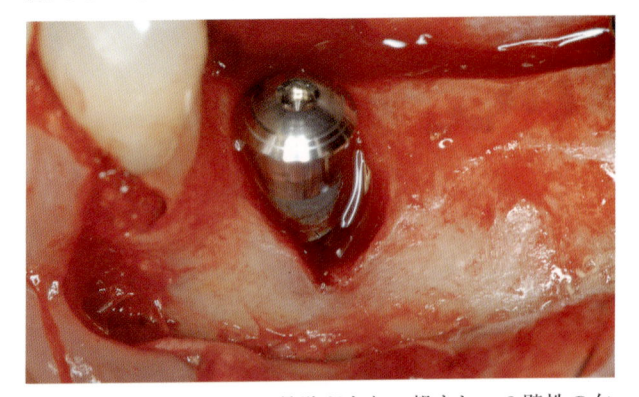

図4-9-10 底部に2mmの骨壁があり、望ましい2壁性の欠損形態を示すインプラント周囲骨欠損の術中像。

肉芽組織を注意深く除去し、続いて2ヵ所のインプラント埋入部位をラウンドバーで印記し、距離はキャリパーで調整した（図4-9-7）。

インプラント窩は、スパイラルドリルの直径を順次太くして形成した。形成の終了段階で、近心のインプラントが抜歯窩の舌側壁の中にわずかに入るようになった。下顎左側第一大臼歯部のインプラントは健全な骨壁に完全に取り囲まれた（図4-9-8）。

次に、2本のインプラントを埋入し、良好な初期固定を得た（図4-9-9）。予想どおり、近心のインプラントでは中程度のインプラント周囲骨欠損が認められた。頬側の欠損底部に、厚さ約2mmの健全な骨壁が存在することが非常に重要であった（図4-9-10）。

インプラント周囲の骨欠損は、まず、ボーンチゼルで局所から採取した自家骨片で満たした。骨欠損を満たすために、自家骨を用いた（図4-9-11）。

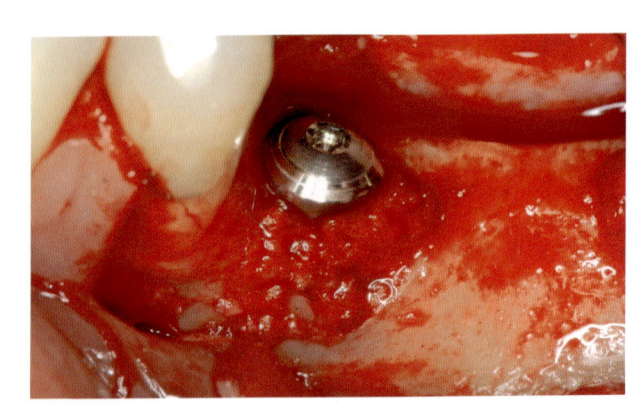

図4-9-11 インプラント周囲骨欠損を満たすために自家骨を適用した後の状態。

118　　　　　　　　　　　　　　　　　　　　　ITI Treatment Guide

4.9 下顎左側第二小臼歯および第二大臼歯部へのインプラント早期埋入

これらの自家移植骨は、置換率の低い骨補填材である除タンパクウシ骨ミネラル（以下DBBM）顆粒で薄く被覆した（図4-9-12）。

次に、4〜6週間バリアとして機能するだけでなく、適用した移植骨および補填材を安定させる、非架橋構造のコラーゲンメンブレンで骨補填材を覆った（図4-9-13）。

手術を完了するために、骨造成部位の緊張のない一次閉鎖が可能となるよう骨膜切開を加えて創縁部を注意深く可動化させた。一方、遠心のインプラントは1回法で治癒させた（図4-9-14）。

術後の創傷治癒は問題なかった。8週後、その部位は合併症のない治癒状態であった（図4-9-15）。近心のインプラントは露出できる状態であった。

8週の時点で、ヒーリングキャップを用いて創縁を側方にわずかに移動するために、小さな歯槽頂切開を加えて近心のインプラントを露出させた。短いヒーリングキャップをより長いものに交換した（図4-9-16）。

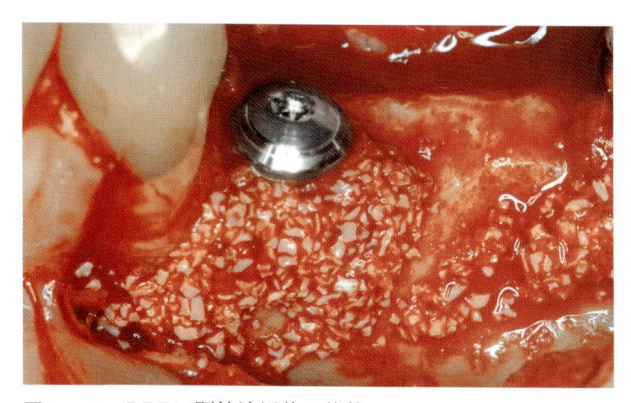

図4-9-12 DBBM顆粒適用後の状態。

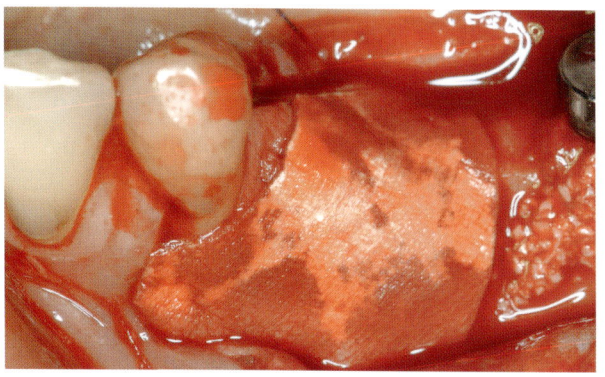

図4-9-13 メンブレン適用後の状態。親水性のコラーゲンメンブレンが血液に浸漬され、扱いやすくなった。

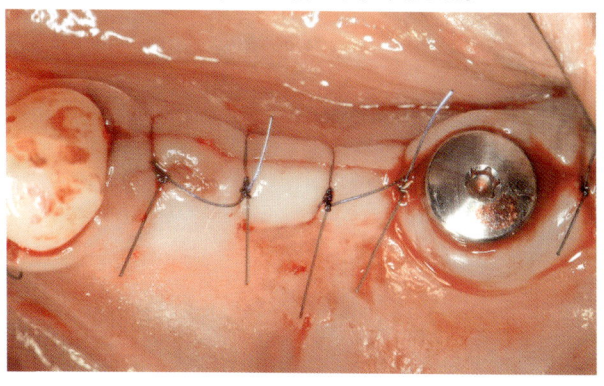

図4-9-14 下顎左側第一大臼歯と第二小臼歯部は緊張のない創部の閉鎖により2回法で治癒させたが、下顎左側第二大臼歯部にある遠心のインプラントは1回法とする。

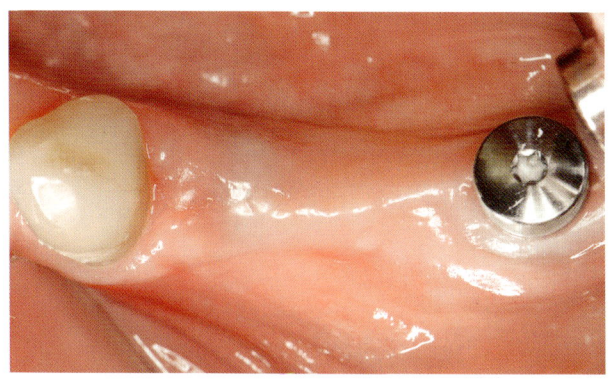

図4-9-15 同時に骨再生誘導法を行ったインプラント埋入後8週の臨床状態。

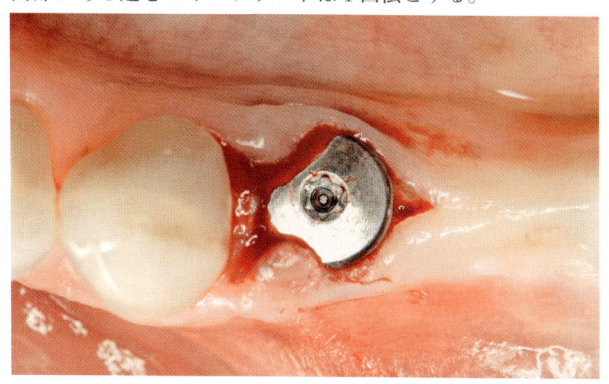

図4-9-16 近心インプラント部位の二次手術およびヒーリングキャップ交換後の臨床状態の拡大像。

Volume 3 Implant Placement in Post-Extraction Sites

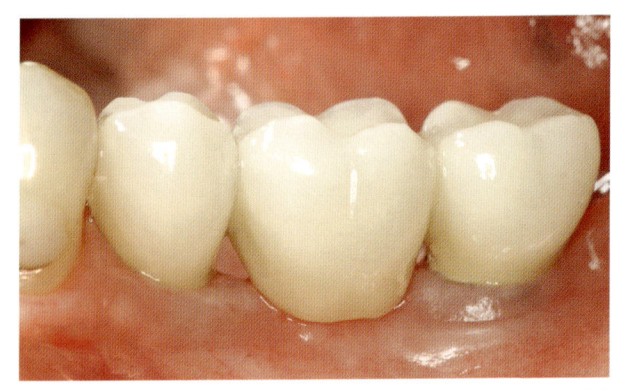

4章 異なった埋入プロトコールに基づいた臨床ケース報告

図4-9-17　インプラント埋入から12ヵ月後の3ユニットの固定性歯科補綴物の側方面観。

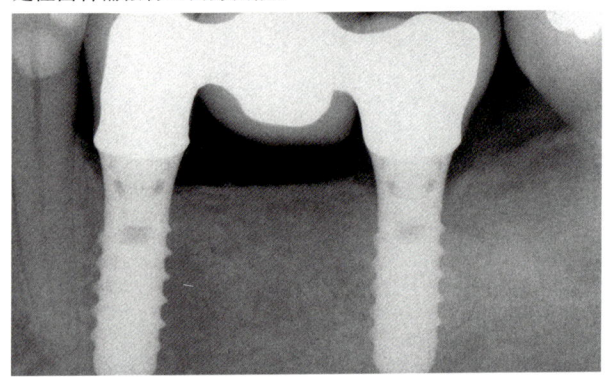

図4-9-18　12ヵ月のX線による経過観察では、両インプラントとも良好にオッセオインテグレートしており、3ユニットの固定性歯科補綴物を支持していた。

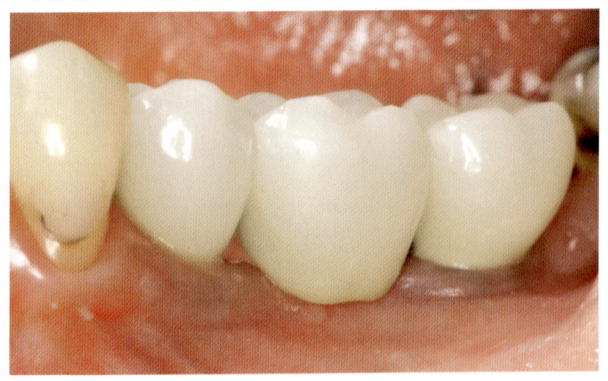

図4-9-19　4年後の診査時の臨床状態。3ユニットの固定性歯科補綴物を支持する、2本のインプラント周囲の軟組織は健康である。

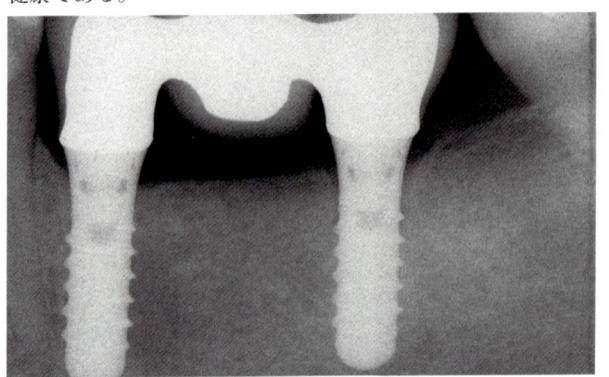

患者は紹介医の元に戻された。臨床医は、2本のインプラントをセメント固定式の3ユニットの歯科補綴物で修復した（図4-9-17、18）。

4年経過観察時の診査では、健全なインプラント周囲軟組織が認められた（図4-9-19）。インプラントは2本とも良好にオッセオインテグレートしており、強固な安定性がみられた。これは、デンタルX線写真によっても確認され、2本のインプラント周囲歯槽部の良好な骨安定性がみられた（図4-9-20）。

外科処置は、スイス、ベルン大学のDaniel Buserによって行われた。最終補綴物は、スイス、ベルンのKveta Kalnaによって処置された。

図4-9-20　4年後の診査時のデンタルX線写真では、良好にオッセオインテグレートしたインプラントと歯槽頂部の安定した骨が認められる。

4.10　上顎左側第一小臼歯部へのインプラント早期埋入

M. Roccuzzo

　2004年、36歳の非喫煙者の男性患者が、上顎左側小臼歯部の急性疼痛のために来院した。

　パノラマX線写真で、上顎左側第一小臼歯に歯内療法が施されていることが明らかになった。さらに、根管充填の最中に根管充填材が根尖を越えて押し出されていたことも明らかになった。この材料は、上顎洞底に近接して存在していた（図4-10-1）。

　この所見とともに強度の疼痛と歯根破折の可能性があったため、上顎左側第一小臼歯を抜歯した。図4-10-2では、この歯の垂直的破折が確認できる。

　患者の審美的な期待はそれほど高くなく、彼自身の審美的リスクは、中程度と評価された（表4-10-1）。

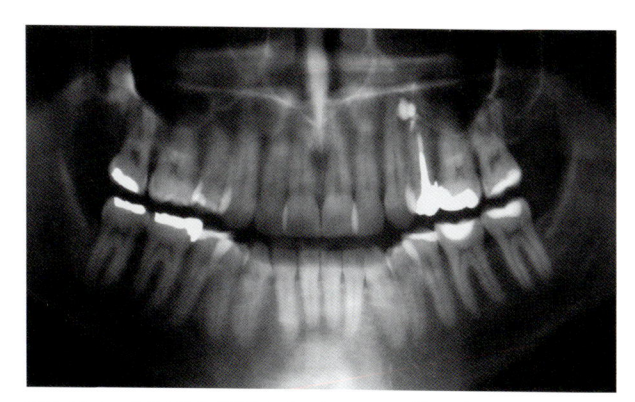

図4-10-1　2004年に撮影したパノラマX線写真。

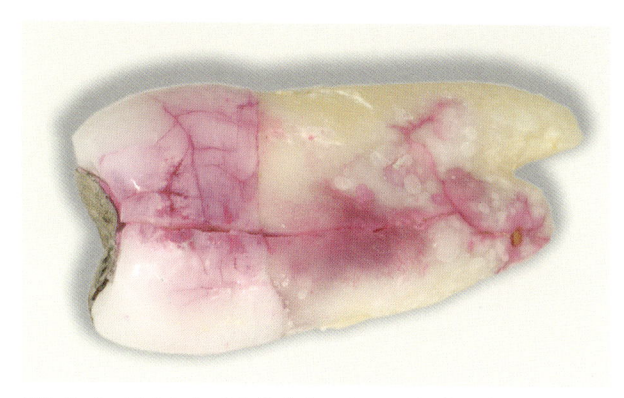

図4-10-2　フクシンで染色することにより破折線が明示された抜去小臼歯。

4章 異なった埋入プロトコールに基づいた臨床ケース報告

表4-10-1　本患者の審美的リスク評価(ERA)は中程度を示す

審美的な リスクファクター	低い	中程度	高い
全身的な状態	健康な患者で、 正常な免疫システム		低下した免疫システム
喫煙習慣	非喫煙者	軽度の喫煙者 （＜10本／日）	重度の喫煙者 （≧10本／日）
患者の審美性への期待	小さい	中程度	大きい
リップライン	低い	中程度	高い
組織のバイオタイプ	低いスキャロップ、厚い	中程度のスキャロップ、 中程度の厚さ	高いスキャロップ、薄い
歯冠形態	方形		三角形
インプラント部位の感染	なし	慢性	急性
隣在歯の骨レベル	コンタクトポイントから ≦5mm	コンタクトポイントから 5.5〜6.5mm	コンタクトポイントから ≧7mm
隣在歯の修復状態	天然歯		修復済み
欠損部の幅	1歯（≧7mm）	1歯（＜7mm）	2歯もしくはそれ以上
軟組織の解剖学的形態	完全な軟組織		軟組織欠損
歯槽頂の解剖学的形態	骨欠損のない歯槽頂	水平性骨欠損	垂直性骨欠損

インプラント埋入が最良の治療として患者に提示された。この症例においては、上顎洞に近接して根管充填材を伴う痛みの症状があったために、即時埋入アプローチではなく、早期埋入（Type 2）プロトコールを選択した。この症例においては、局所の病巣が消退するだけでなく、インプラント部位の軟組織量を増加させ、フラップの扱いを容易にするという点で早期埋入プロトコールが有利である。

そこで、抜歯を行い、根管充填材をほぼ除去した。

抜歯から5週間後、デンタルX線写真（図4-10-3）および口腔内写真（図4-10-4）では、抜歯後4週から8週後の典型的な状態がみられた。十分な軟組織の治癒が生じ、抜歯窩は完全に軟組織で覆われた（Hämmerleら、2004）。その部位はインプラント埋入できる状態となった。

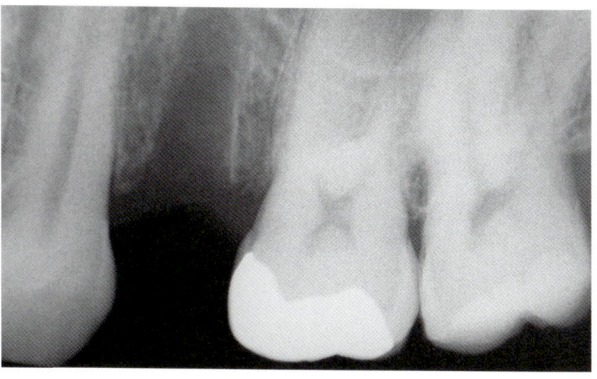

図4-10-3　上顎左側第一小臼歯抜歯後5週目に撮影したインプラント埋入前の同部のデンタルX線写真。

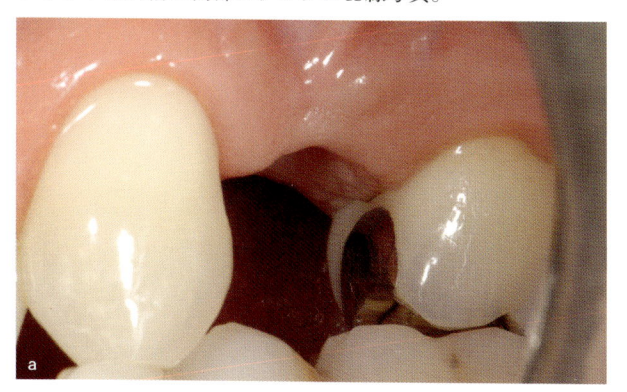

図4-10-4a、b　上顎左側第一小臼歯抜歯後5週目のインプラント埋入前の同部位。完全な軟組織治癒がみられる頬側面および咬合面観。

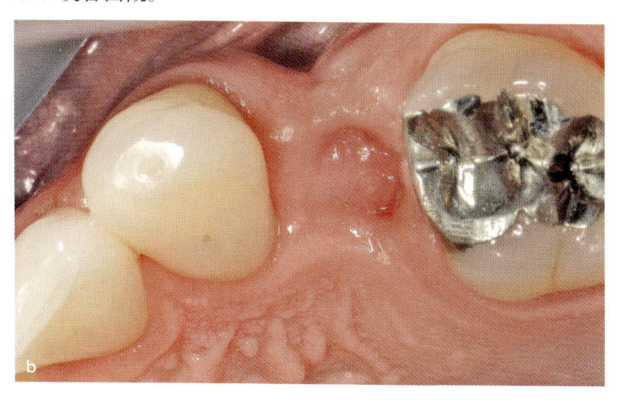

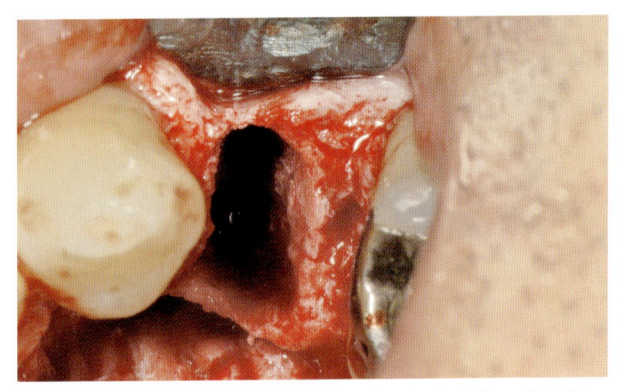

4章 異なった埋入プロトコールに基づいた臨床ケース報告

図4-10-5 抜歯後5週時のインプラント埋入直前の歯槽部。抜歯窩壁は損傷していない。

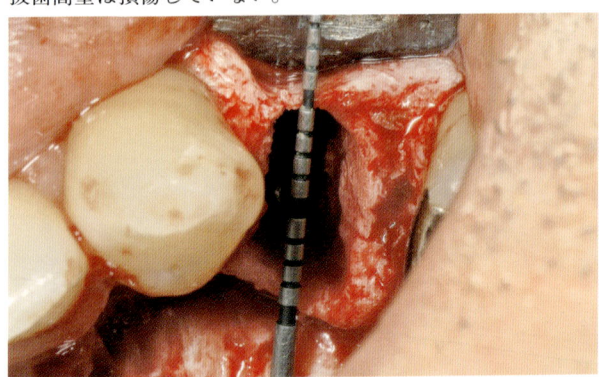

図4-10-6 抜歯窩の頬舌径の計測値は約9 mmであった。

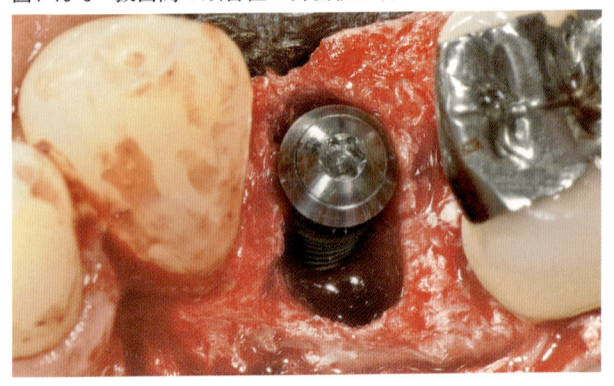

図4-10-7 三次元的に理想的なインプラント埋入により、舌側に2 mm以上の空隙が生じ、骨補填材によって充填する必要があった。

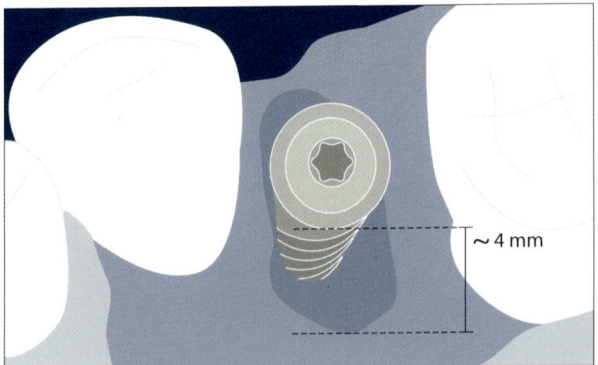

図4-10-8 4 mmの大きさの水平性欠損は、再生させるための材料が必要である。

手術中、インプラント埋入のために同部位を開創した（図4-10-5）。抜歯窩壁に損傷はなく、わずかなリモデリングが生じているのみであった。

インプラント埋入前に、抜歯窩の大きさを歯周プローブで計測した（図4-10-6）。歯槽部の頬舌的な幅は約9 mm、近遠心的な幅は約4 mmと計測され、ストローマンテーパードエフェクト（TE）インプラント（骨内直径4.1mm、長さ12mm、レギュラーネック補綴プラットフォーム4.8mm）が選択された。

インプラントは三次元的に理想的な位置（Buserら、2004）に埋入された。即時および早期埋入プロトコールにおける三次元的に理想的なインプラントの位置であるが、通常抜歯窩壁とインプラント体の間に距離が生じるため、臨床医はこれらの空隙を自家骨か骨補填材あるいはその両方で満たすかを決めなければならない。通常、空隙の大きさが1 mm以上の場合、充填が推奨される。

この症例では、インプラントと抜歯窩の舌側壁との間の距離は2 mmを越えており（図4-10-7、8）、その空隙を合成骨補填材で満たさなくてはならなかった（BoneCeramic、図4-10-9）。BoneCeramic顆粒がインプラント内部に入り込むのを防ぐために、骨補填材を適用する前に封鎖スクリューを装着しておいた。

4.10　上顎左側第一小臼歯部へのインプラント早期埋入

　骨造成を行った後、半埋入下の状態でインプラントを治癒させるようにフラップを閉じて縫合した（図4-10-10）。この治癒様式には次のような利点がある。すなわち、骨膜の減張切開によってフラップを可動化させる必要がなく、2度目の麻酔および切開をせずに封鎖スクリューに到達することができる。

　手術から約6週間後、軟組織は問題なく治癒し健康な状態を呈していた（図4-10-11）。

　さらに4週間後、インプラント周囲粘膜の調整処置を開始させるために、封鎖スクリューを唇側にベベルが付いたヒーリングキャップに置き換えた（図4-10-12）。

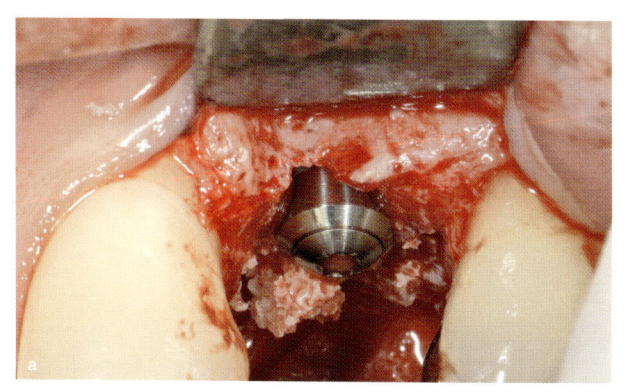

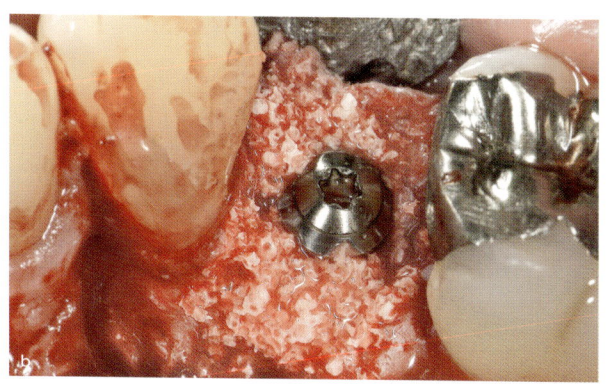

図4-10-9a、b　合成骨補填材によって満たされた抜歯窩、唇側および咬合面観。

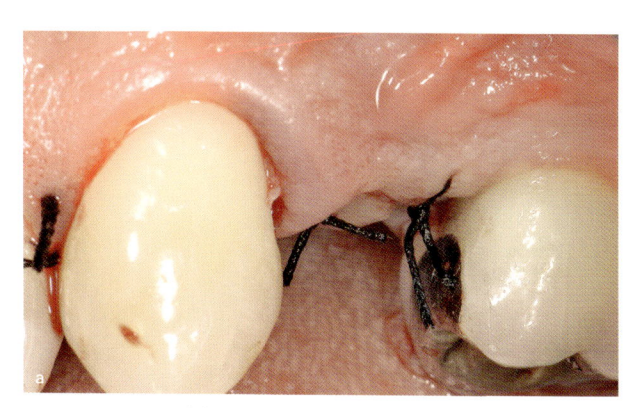

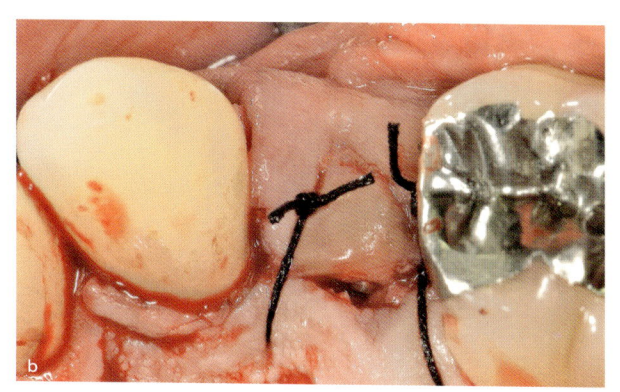

図4-10-10a、b　半埋入下の状態で治癒させるように縫合したインプラント部位。

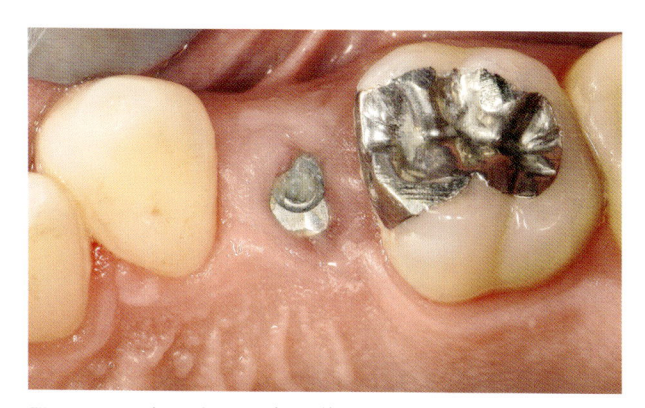

図4-10-11　インプラント埋入後6週の同部位。

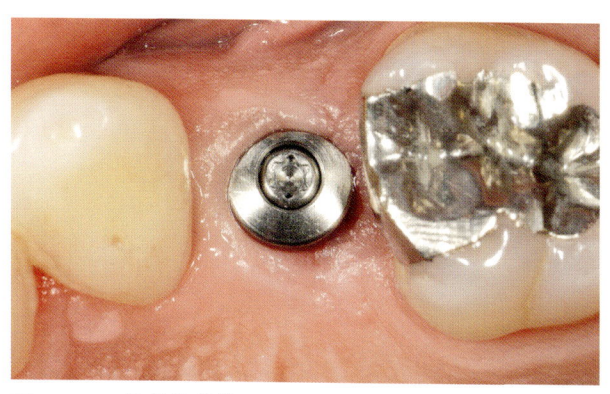

図4-10-12　軟組織調整のために、インプラント埋入後10週で唇側にベベルの付いたヒーリングキャップを装着した。

4章 異なった埋入プロトコールに基づいた臨床ケース報告

　唇側にベベルが付いたヒーリングキャップを装着した後に撮影したデンタルX線写真では、ヒーリングキャップがインプラント上に正しく装着されていることが確認された(図4-10-13)。

　その2週間後、軟組織のプロファイルをさらに改善するために、ベベルの付いたヒーリングキャップを陥凹型のヒーリングキャップに交換した(図4-10-14)。

　スキャロップ状のヒーリングキャップは組織内に2週間留置した後、高さ4.5mmのヒーリングキャップに置き換えた(図4-10-15a、b)。

　インプラント埋入後4ヵ月の時点でヒーリングキャップを除去し、プロビジョナルクラウンを製作するための印象を採得した(図4-10-16)。

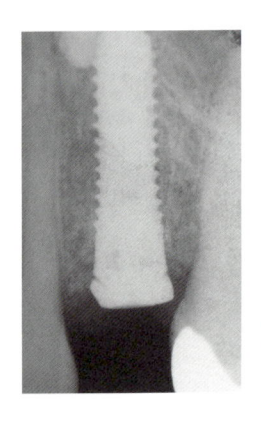

図4-10-13　唇側にベベルの付いたヒーリングキャップ装着後のコントロールのデンタルX線写真。

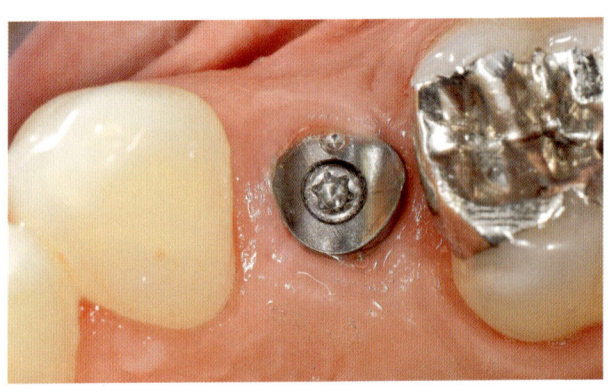

図4-10-14　インプラント埋入後2ヵ月の時点で、軟組織のプロファイルを最適なものにするために、陥凹型のヒーリングキャップを装着した。

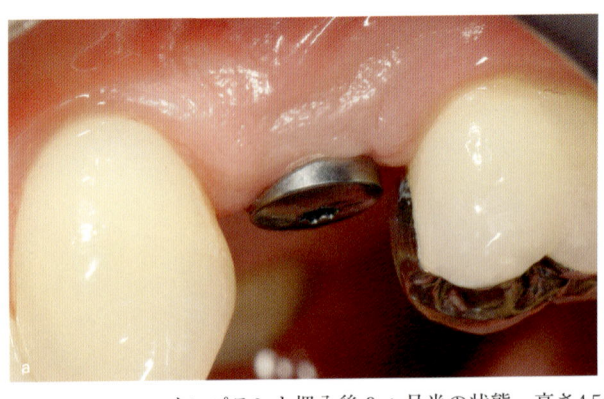

図4-10-15a、b　インプラント埋入後3ヵ月半の状態。高さ4.5mmのヒーリングキャップが装着されている。

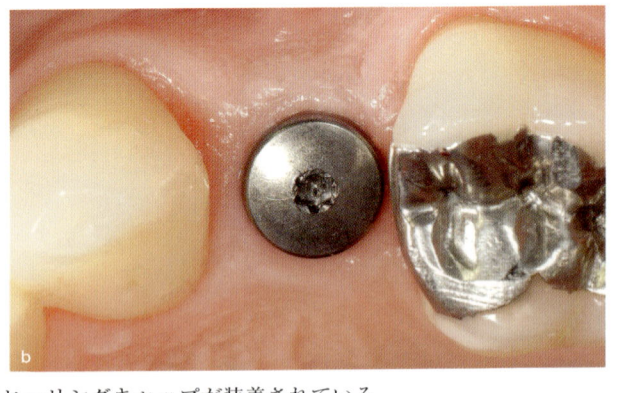

図4-10-16　インプラント埋入後4ヵ月の状態。印象が採得できる状態である。

4.10 上顎左側第一小臼歯部へのインプラント早期埋入

　通常のセメント固定式修復物をセメント固定した後で完全に余剰セメントを除去するには、インプラントショルダーがわずかに根尖側に位置しすぎていたため、RN synOctaメゾミリングシリンダー上にメゾストラクチャーを製作することになった（図4-10-17〜20）。

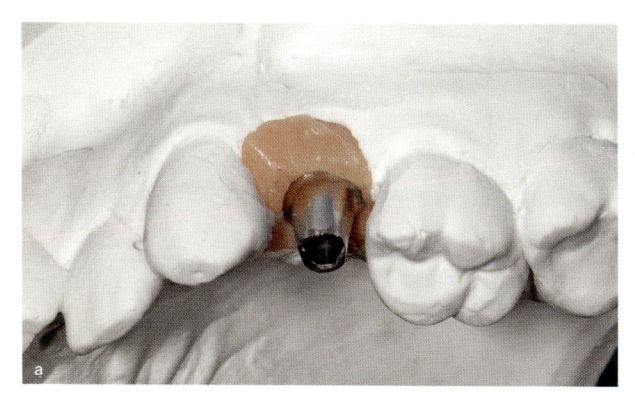

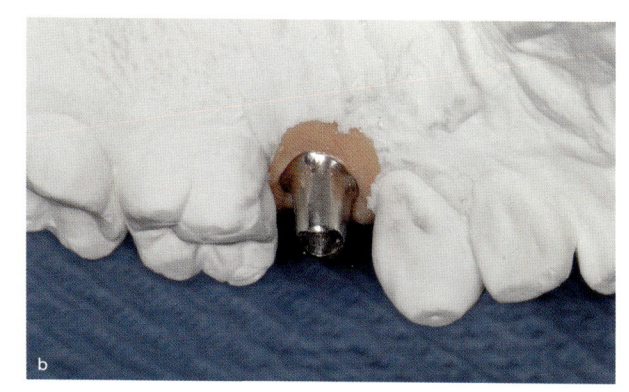

図4-10-17a、b　マスター模型上の個別に作られたRN synOctaメゾミリングシリンダー、頬側および咬合面観。

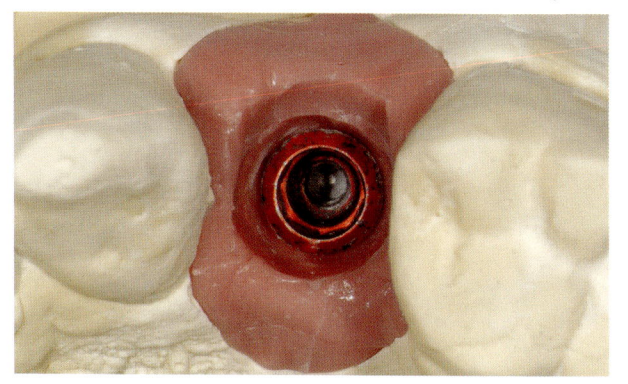

図4-10-18　マスター模型上のエマージェンスプロファイル。

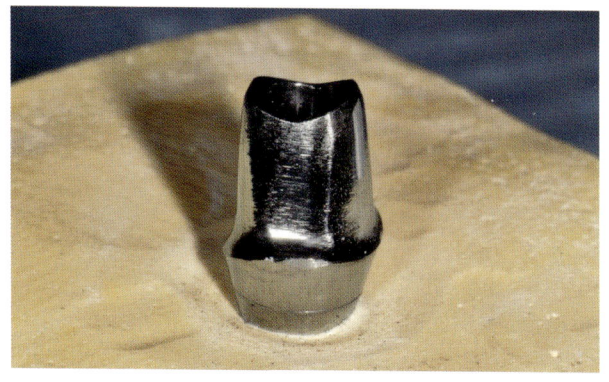

図4-10-19　インプラントアナログ上の個別に作られたRN synOctaメゾミリングシリンダー。最終的なセメントラインはインプラントショルダーから咬合面方向に離してある。

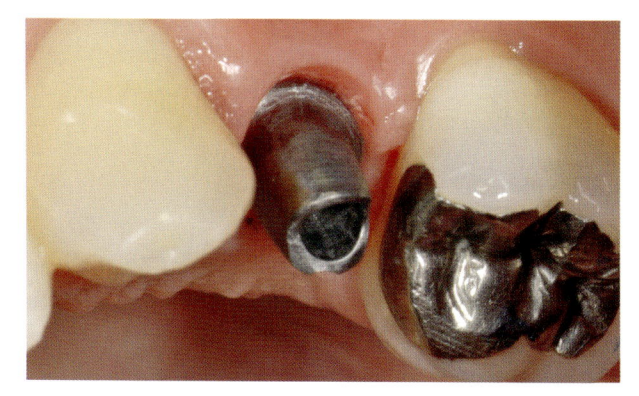

図4-10-20　インプラント埋入後4ヵ月で装着した、個別に作られたメゾストラクチャー。

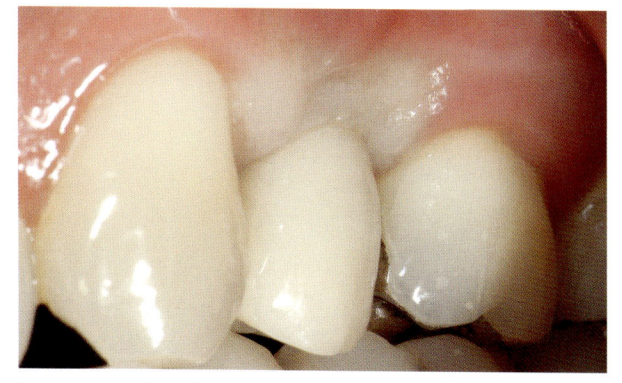

図4-10-21　インプラント埋入後4ヵ月で装着したセメント固定式プロビジョナルクラウン。インプラント周囲粘膜が虚血状態になっている。

Volume 3 Implant Placement in Post-Extraction Sites　　127

4章 異なった埋入プロトコールに基づいた臨床ケース報告

3週間後、プロビジョナルクラウン（図4-10-21）をセメント固定式の最終メタルセラミッククラウンに換えた（図4-10-23）。

最終修復物を装着した後に撮影したコントロールのデンタルX線写真により、インプラント周囲の骨レベルは良好でセメントの残存がないことと同時に、クラウンが正確に隙間なくインプラント上に装着されたことが確認された（図4-10-22）。

インプラント埋入後1年半および3年の経過観察では、安定した骨レベルとともに、安定して炎症がなく審美的にも満足のいくインプラント周囲軟組織が確認された（図4-10-24～26）。

謝辞

Dr. Marco Bunino、RDH Silvia GherloneおよびAlessandra Rossettoの援助に深謝する。

技工操作

Francesco Cataldi - Master Dental Technician, Torino, Italy

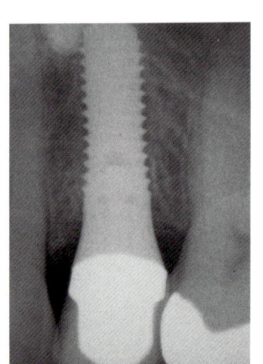

図4-10-22 最終クラウンをセメント固定した後に撮影したデンタルX線写真。

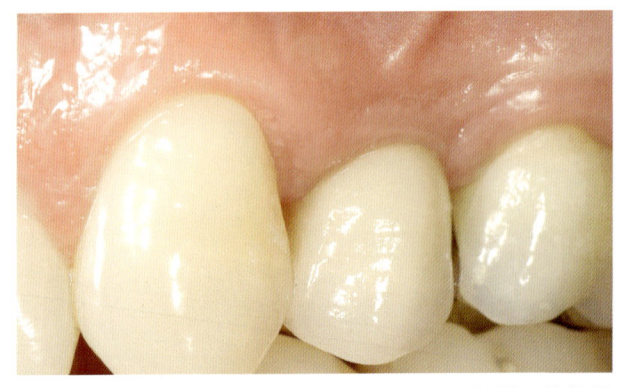

図4-10-23 プロビジョナルクラウンによる3週間の軟組織調整の後、装着した最終修復物。

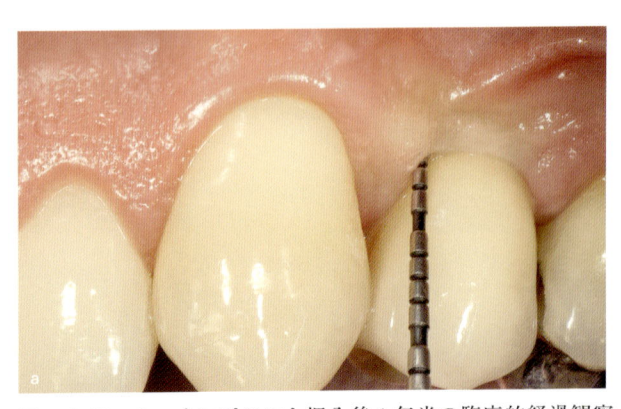

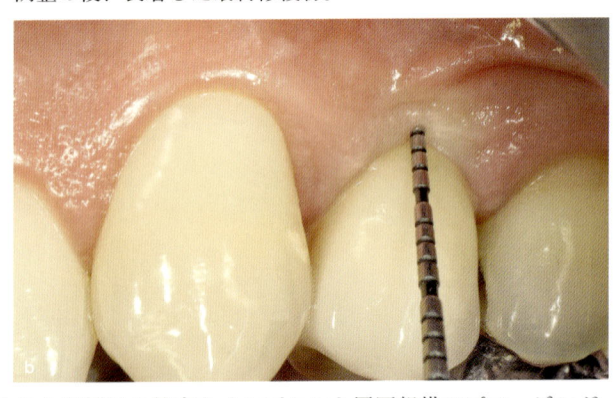

図4-10-24a、b インプラント埋入後1年半の臨床的経過観察。近心および頬側の健康なインプラント周囲組織のプロービング。

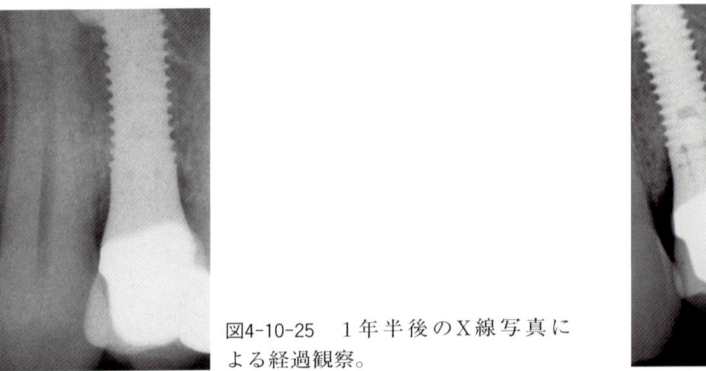

図4-10-25 1年半後のX線写真による経過観察。

図4-10-26 3年後のX線写真による経過観察では、安定したインプラント周囲骨の状態が確認された。

インプラント早期埋入（Type 3）

4.11 上顎側切歯部へのインプラント早期埋入

G. O. Gallucci

2003年秋、1名の女性患者が上顎左側側切歯の外傷性破折の治療のためジュネーブ大学歯学部に紹介され来院した。患者は在宅時に転倒し、上顎前歯部を暖房用ラジエーターに打ちつけてしまった。

事故1週後の初診時には、患者の健康状態は良好であり、疼痛や不快感ならびに臨床的、X線的な感染はみられなかった（図4-11-1）。左側上唇部に中程度の限局した血腫と腫脹がみられた。

臨床的評価では、上顎左側側切歯歯冠の頸部1/3相当部に水平破折がみられた。加えて、セメント-エナメル境（以下CEJ）に及ぶ垂直破折線がみられ、歯の修復法選択のための総合評価が要求された（図4-11-1a）。

X線的に、破折／クラック線が頸部および歯根の根尖側1/3にみられた。X線的観点からは、周囲歯槽骨の骨構造の喪失はみられなかった（図4-11-1b）。

抜歯計画をふまえて、本症例における上顎前歯部の解剖学的形態に対して細心の注意を払った（図4-11-1c）。全身的、口腔内そして局所的状態に基づく審美的リスク評価を表4-11-1に示す。

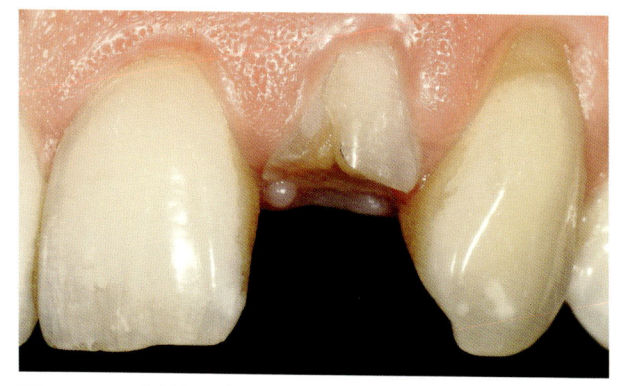

図4-11-1a 破折した側切歯の拡大像、初期の臨床的状態を示している。近心の唇側面に垂直破折線が確認できる。

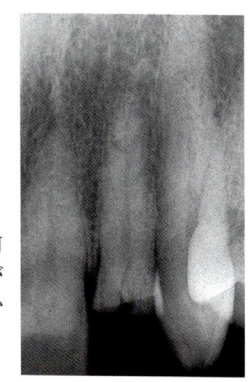

図4-11-1b 初期のX線的状態：CEJ部の垂直破折線を伴った歯の破折が確認される。根尖部付近には根幹から斜めに走る3本の破折／クラック線が確認される。

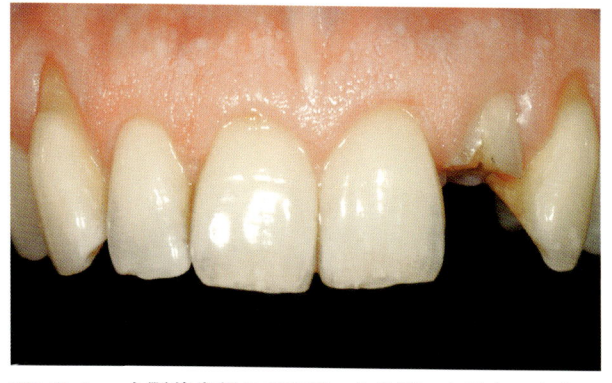

図4-11-1c 上顎前歯部の正面観、犬歯部に中程度の歯肉退縮を伴ったハイスキャロップの組織のバイオタイプを呈している。

4章 異なった埋入プロトコールに基づいた臨床ケース報告

表4-11-1 本患者の審美的リスク評価(ERA)は中程度を示す

審美的な リスクファクター	低い	中程度	高い
全身的な状態	健康な患者で、 正常な免疫システム		低下した免疫システム
喫煙習慣	非喫煙者	軽度の喫煙者 (＜10本/1日)	重度の喫煙者 (≧10本/1日)
患者の審美性への期待	小さい	中程度	大きい
リップライン	低い	中程度	高い
組織のバイオタイプ	低いスキャロップ、 厚い	中程度のスキャロップ、 中程度の厚さ	高いスキャロップ、 薄い
歯冠形態	方形		三角形
インプラント部位の 感染	なし	慢性	急性
隣在歯の骨レベル	コンタクトポイントから ≦5mm	コンタクトポイントから 5.5〜6.5mm	コンタクトポイントから ≧7mm
隣在歯の修復状態	天然歯		修復済み
欠損部の幅	1歯(≧5.5mm)	1歯(＜5.5mm)	2歯 もしくはそれ以上
軟組織の 解剖学的形態	完全な軟組織		軟組織欠損
歯槽頂の 解剖学的形態	骨欠損のない歯槽頂	水平性骨欠損	垂直性骨欠損

患者は以下の診断基準に従って中程度の審美的リスクと評価された：全身的健康状態が良好、局所的感染がない、隣在歯の歯槽骨レベルが適正、隣在歯が修復治療を受けていない、欠損部の近遠心径が解剖学的に適切、そして歯槽骨に損傷がない。これらは解剖学的、ならびにインプラント補綴的観点から望ましい初期状態であることを示している。しかし、他の重要な要因と関連する中程度から高度の審美的リスクファクターが認められた。スマイルラインは歯肉縁付近であり、インプラント修復物は歯肉とバランスよく上顎前歯領域に調和して収まる必要があった。診断用ワックスアップを用いた歯冠形態検討の際、丸い移行角度をもったやや卵型の歯冠形態（図4-11-1c）は重要な意味をもっている。解剖学的歯冠の中央1/3と切端側1/3はほとんど同じ近遠心径なのに対し、歯頚側1/3では近遠心径が急激に減少しており、歯間乳頭の退縮時に歯間空隙が開いてしまう原因となる。バイオタイプはハイスキャロップであり、抜歯後に軟組織がどのように治癒していくのかという疑問が挙げられる。図4-11-1a、bで示したように、水平破折線は歯間乳頭部の最切端側とほぼ同じ高さに位置しており、歯頚部の頂点よりおよそ4mm歯冠側寄りであった。この特別な状況は軟組織の不足が生じる原因となり得る。加えて、患者は非常に協力的であるが審美的外観はできるかぎり自然なものに近付けたいと希望していた。

上記診断要素と患者の高い審美的要求に基づいて、この症例は抜歯からインプラント埋入までの間に十分な骨と軟組織治癒を待つ、上顎前歯部の早期単独歯修復法（Type 3）による治療（2章2.2.1参照）を行うことにした。このような方法によって、より積極的なインプラント埋入プロトコールを行った結果、将来のインプラント周囲軟組織形態に損傷を与えてしまうといった軟組織治癒パターンを避けることが可能である。

粘膜を剥離せず注意深く抜歯を行った（図4-11-2a）。歯根が複数の破片に砕けたため容易に抜歯できた。上顎左側側切歯のみに衝撃が加わったため、力が加えられた一点にエネルギーが集中し歯根が5つの破片に砕かれた（図4-11-2b）。

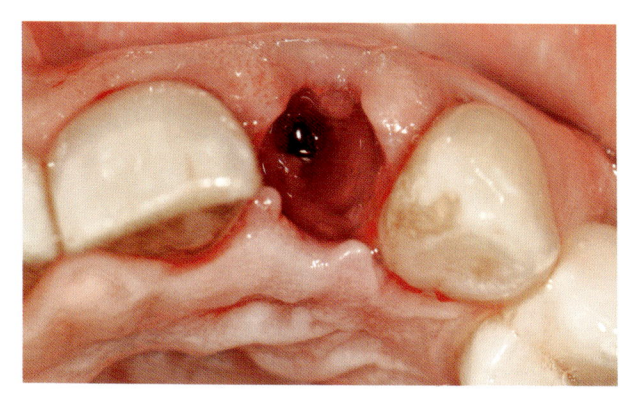

図4-11-2a　抜歯窩の咬合面観。歯槽骨壁は損傷のない状態に保たれていた。

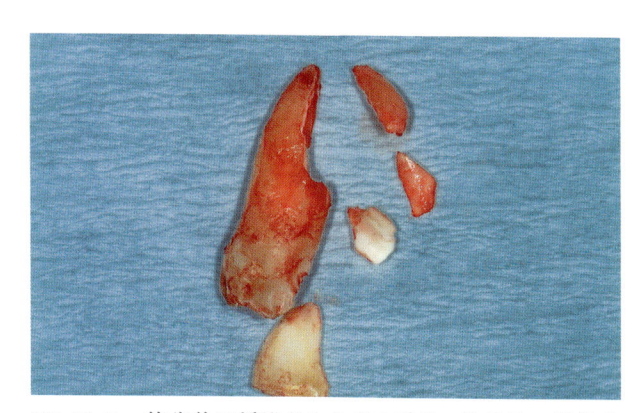

図4-11-2b　抜歯後に採取された歯の破片。抜歯時の歯根分割は行わなかった。

4章　異なった埋入プロトコールに基づいた臨床ケース報告

抜歯と同時のリッジプリザベーション、または結合組織移植術は行わなかった。治癒期間中、患者に可撤性暫間義歯を装着した。6週の治癒期間経過後に再評価を行った。

抜歯6週間後に軟組織は抜歯窩を完全に被覆していた。図4-11-3a、bで示したように、非常に明確な垂直的および水平的な瘢痕のラインがそれぞれ唇側中央部と歯槽頂中央部にみられた。抜歯窩治癒に伴う軟組織の欠損が認められた。

本症例では骨欠損はみられなかったものの、軟組織の治癒パターンはインプラント埋入時の理想的な切開を妨げるイレギュラーなものとなった(図4-11-3b)。

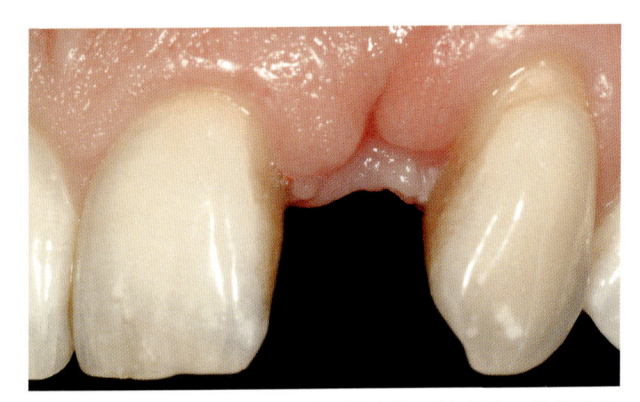

図4-11-3a　6週の治癒期間後の抜歯部の拡大像、垂直的ならびに水平的に瘢痕組織が確認されており、この組織のバイオタイプに特有の治癒パターンによるものと考えられる。

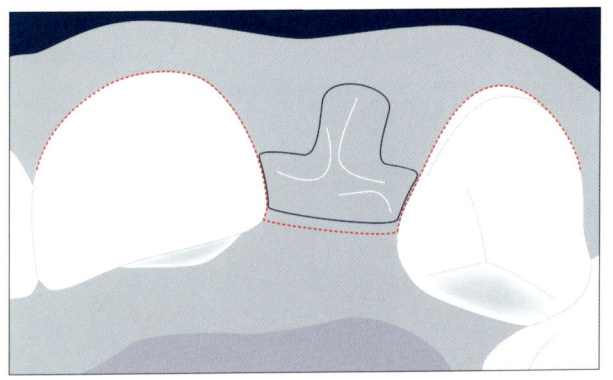

図4-11-3b　垂直的ならびに水平的な瘢痕のラインと関連づけて切開予定線(赤)を図示した。

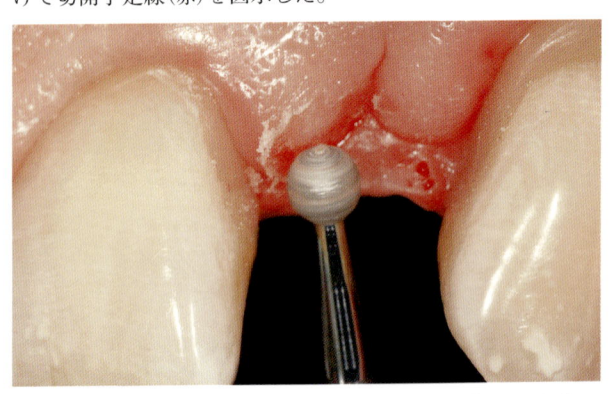

図4-11-4a　ダイヤモンドバーによる瘢痕部の余分な上皮の除去。

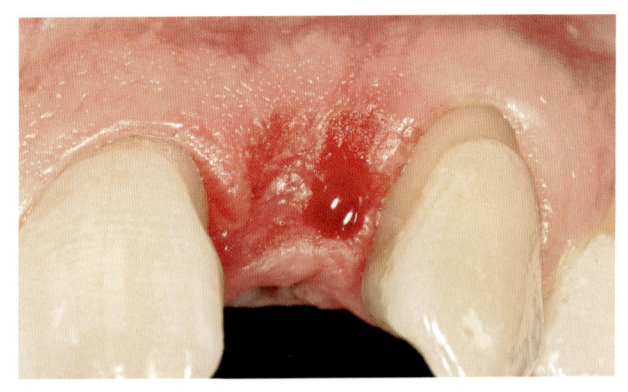

図4-11-4b　抜歯部瘢痕上皮切除後の出血。

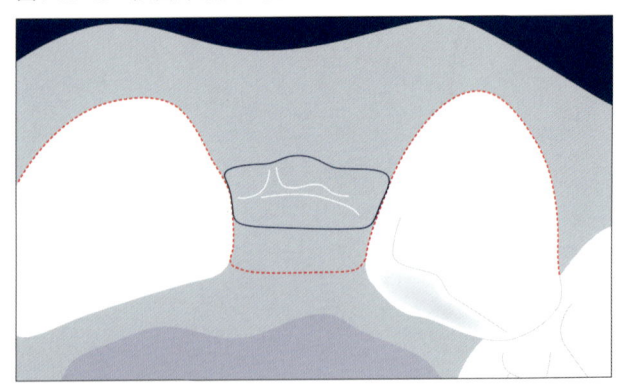

図4-11-4c　上皮切除後の瘢痕組織の減少(青)を示した図。赤い点線は埋入時に予定している切開線を表している。

4.11 上顎側切歯部へのインプラント早期埋入

　インプラント埋入前に軟組織調整のため、修正的および審美的な歯周外科処置を2回に分けて施した。抜歯8週後、局所浸潤麻酔下にて、ダイヤモンドバーを用いて瘢痕部上皮創面切除術を施した（図4-11-4a）。唇側中央部の出血している部位の瘢痕は消失した（図4-11-4b、c）。

　抜歯後12週に、軟組織量の増加と残っている瘢痕の除去のために結合組織移植を施した（図4-11-5）。

　欠損部の歯槽頂切開を行った後に、近遠心両隣在歯の歯肉溝内切開を行った（図4-11-5a）。

　移植片供給部位として小臼歯部側方の口蓋を選択した。移植する結合組織は受容部位と同じ大きさに調整した。移植片の一部には、全層弁（上皮と結合組織）を残した。この全層弁移植部位は、受容部位の歯槽頂中央部に残った瘢痕と置換するためのものである（図4-11-5b）。

　移植片は縫合糸をかけた状態で粘膜下に滑り込ませ、移植片の結合組織部分は歯槽骨と欠損部粘膜の間に入るよう、全層弁部は歯槽頂部にくるように根尖側に牽引縫合した。（図4-11-5c、d）。移植組織はその後単純縫合により保持した。軟組織調整後、1ヵ月間同部の安静を保った。

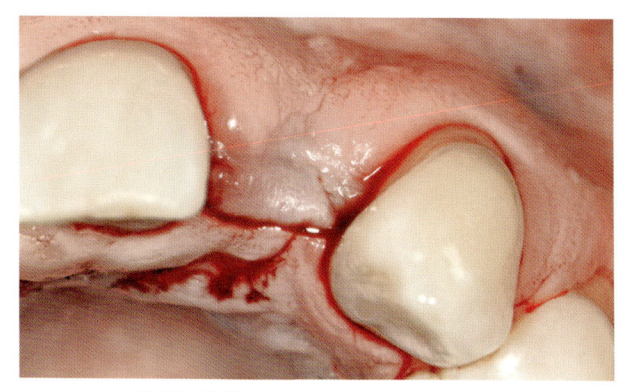

図4-11-5a　軟組織調整のための切開線。

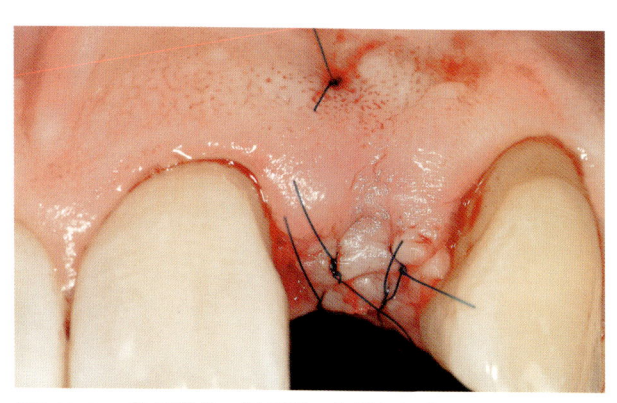

図4-11-5c　移植部位の唇側面。欠損部根尖領域の単一縫合を、歯冠根尖方向に結合組織移植片を牽引するために使用した。

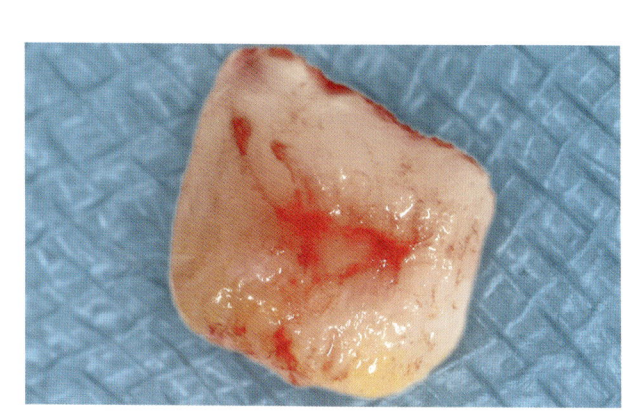

図4-11-5b　側方口蓋部より採取した結合組織（出血部を含む黄色がかった組織）。瘢痕部（淡いピンク色をした移植片の出血部を含まない領域）を修復するために2mm幅の全層弁（粘膜と結合組織）が付いている。

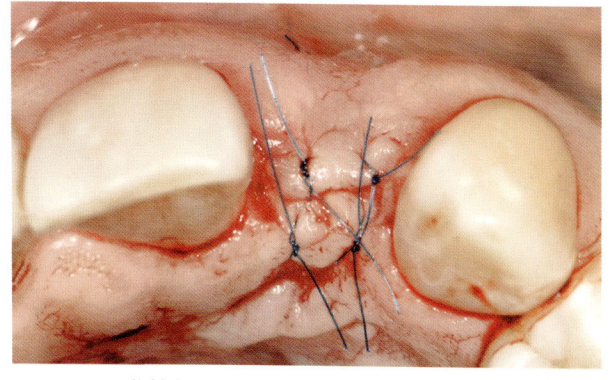

図4-11-5d　移植部位の咬合面観。瘢痕組織は全層弁移植片で修復し単純縫合で固定した。

Volume 3 Implant Placement in Post-Extraction Sites

4章　異なった埋入プロトコールに基づいた臨床ケース報告

　図4-11-6a〜dに示すように、インプラント埋入時、骨量は理想的で軟組織は健康であり、最適なボリュームがあった。

　インプラント埋入手術は、審美領域でのプロトコールに従って行われた。ストローマンナローネックインプラント（骨内直径3.3mm、長さ12mm、ナローネック補綴プラットフォーム3.5mm）を選択した。上顎側切歯の修復には細い径のインプラントが推奨される。近遠心径の狭い上顎側切歯部であるために、細い径のインプラントによって適正な補綴的エマージェンスプロファイルが獲得できる（図4-11-6e、f）。

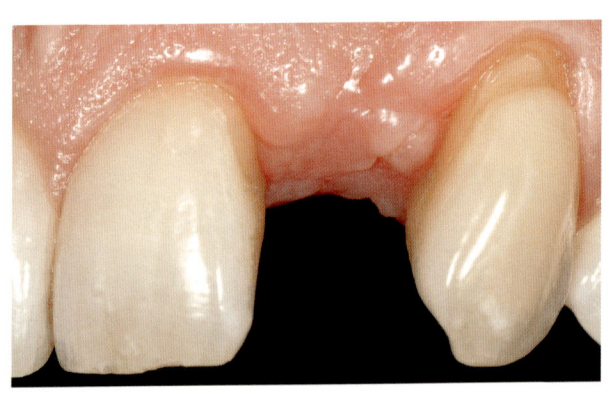

図4-11-6a　治癒後の移植部位の唇側面。

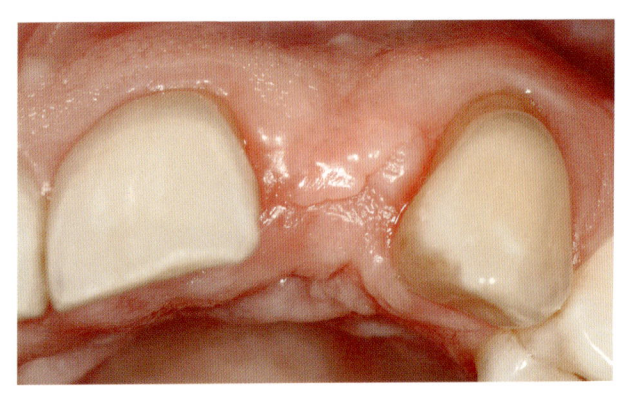

図4-11-6b　軟組織調整後の顎堤の豊隆。

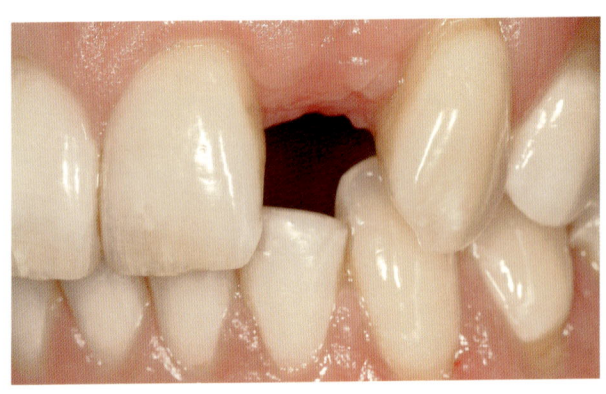

図4-11-6c　咬合時の正面観、欠損部の軟組織は垂直的に理想的な位置にある。

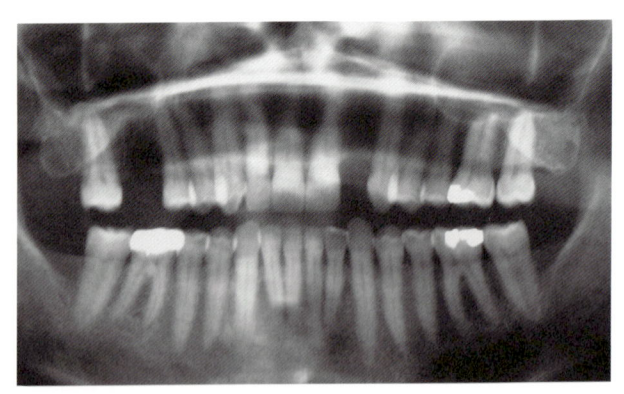

図4-11-6d　インプラント埋入前のX線評価、十分な骨量が確認される。

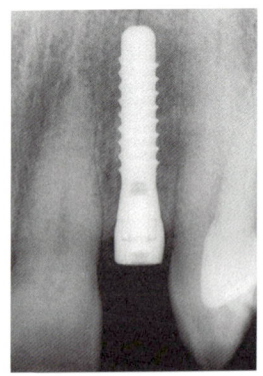

図4-11-6e　ナローネック（NN）インプラント、長さ12mmで半埋入下テクニックのためにベベル付のヒーリングキャップを装着している。

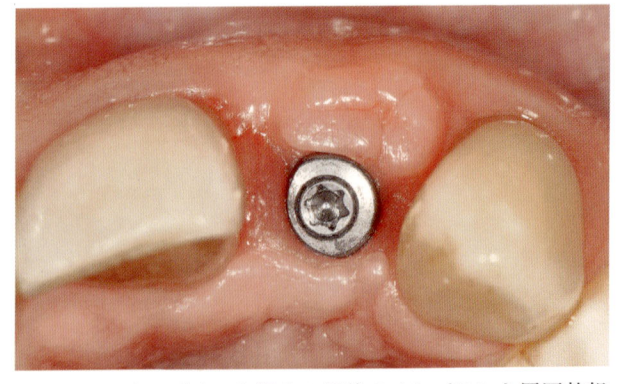

図4-11-6f　インプラント埋入4週後のインプラント周囲軟組織と改善された顎堤の豊隆。

4.11 上顎側切歯部へのインプラント早期埋入

インプラント埋入4週後、スクリュー固定式のプロビジョナルレストレーションを装着した（図4-11-7a、c）。プロビジョナルレストレーションはスクリュー固定用チタン製コーピングを用いて歯科技工所で製作した。このコーピングにはサンドブラスト処理を行い、金属色を遮断するために歯冠色オペークを用いた。アクリルレジンを用いた従来の暫間修復方法と異なり、プロビジョナルレストレーション製作にコンポジットレジンを用いた。コンポジットレジンはいくつかの層をなしており、天然歯の象牙質エナメル質複合体の配置に類似している。この外形は診断用ワックスアップより得たシリコーンインデックスにより製作し、歯頸部の形態にはとくに注意を払った（図4-11-7b、d）。辺縁の適合はデンタルX線写真により評価した（図4-11-7e）。

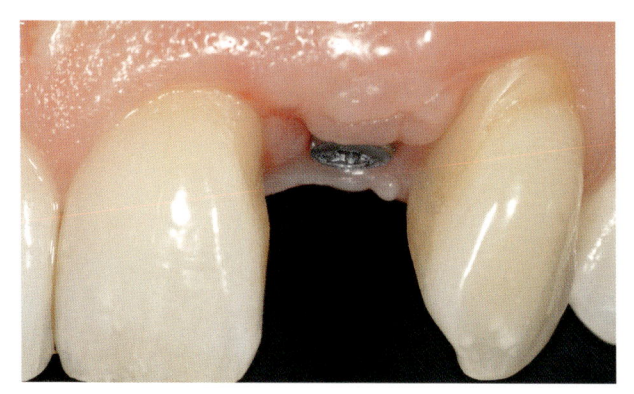

図4-11-7a　スクリュー固定式プロビジョナルレストレーション装着前のインプラント周囲軟組織の臨床的状態。

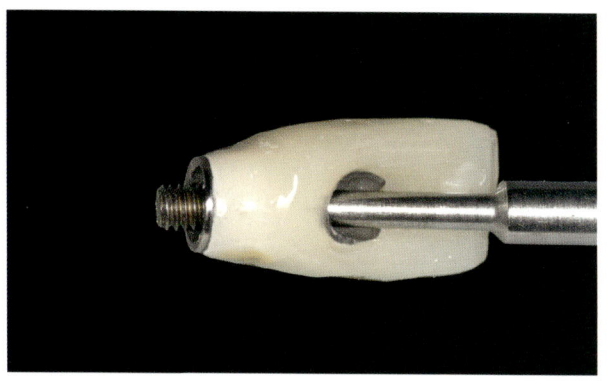

図4-11-7b　プロビジョナルレストレーションの口蓋側面。クラウン口蓋側中央のスクリューアクセスホールによりインプラントの方向が最適であることが確認される。

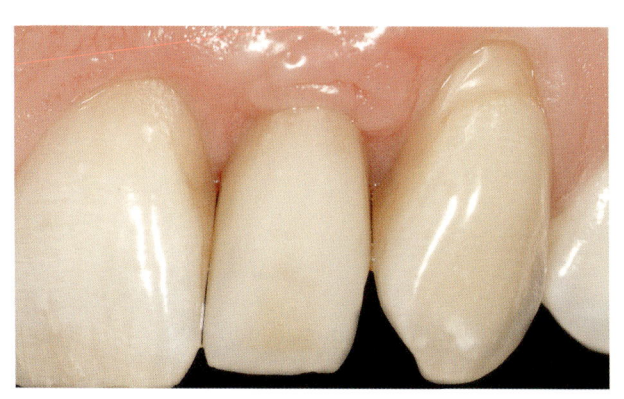

図4-11-7c　プロビジョナルレストレーション装着後1週間の臨床的外観。

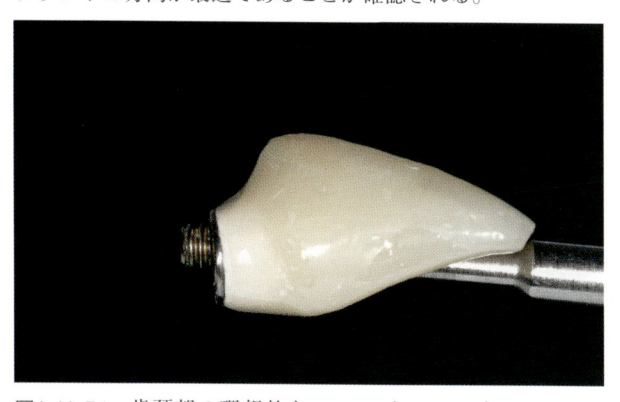

図4-11-7d　歯頸部の理想的なエマージェンスプロファイルを示すプロビジョナルレストレーションの側面観。この形態は最適な軟組織形態を形成し維持するために重要な意味をもつ。

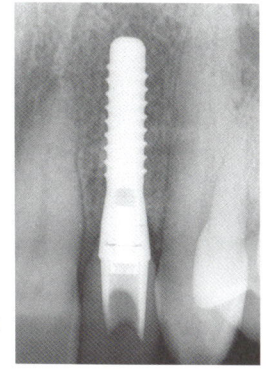

図4-11-7e　プロビジョナルレストレーションが装着されている状況でのデンタルX線像。

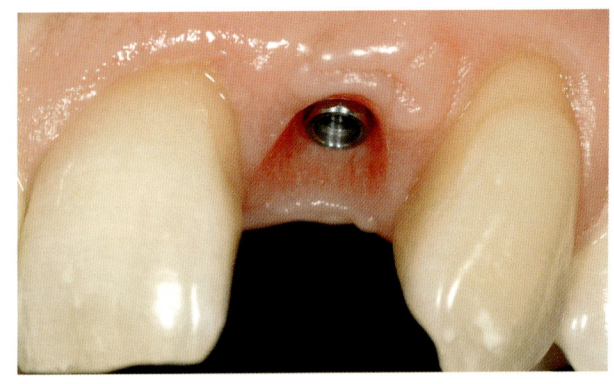

4章　異なった埋入プロトコールに基づいた臨床ケース報告

図4-11-7f　最終印象時のインプラント周囲軟組織の状態。最終印象前に求められる理想的な顎堤の形態が得られている必要があった。

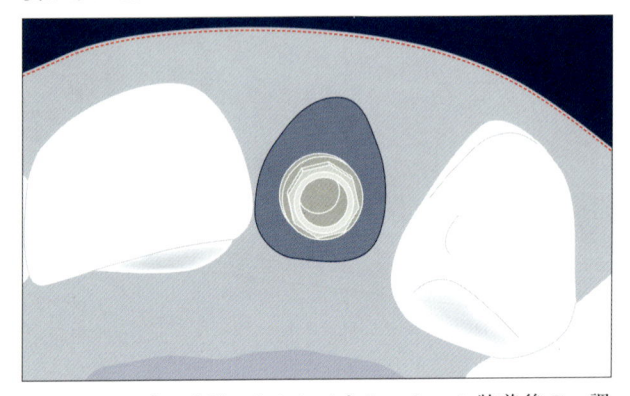

図4-11-7g　プロビジョナルレストレーション装着後の、調整されたインプラント周囲軟組織の状態（濃い青）と、理想的な顎堤の外形（赤）を図で表したもの。

技術的観点から、コンポジットレジンはアクリルレジンを用いるよりもより良い滑沢な表面を得ることができるので、インプラント周囲軟組織の形態再建を行う際に、レジン削合に伴うプラークの蓄積に対して重要な役割を果たす（図4-11-7f、g）。

理想的なインプラント周囲の軟組織を得られたら、オープントレーを用いてインプラントレベルの印象を採得した。スクリュー固定式のインプラント支持メタルセラミッククラウンを製作するために、インプラントアナログを含んだマスター模型を石膏で製作した。

既製のゴールドアバットメント上にメタルフレームをキャストした後、積層法により陶材を築盛していった。1回目の陶材焼成後、最終的な陶材築盛前に、より詳細なシェードを得るためにベースのシェードを臨床的に確認した。

4.11 上顎側切歯部へのインプラント早期埋入

仕上げとグレーズ前に、シェードと外形を確認するために最終的なインプラント支持クラウンを試適した。シェードは満足を得られたが、プロビジョナルレストレーションと最終的なクラウンの形態に若干の相違がみられた（図4-11-8）。

技術的な観点からいえば、最初の試適でプロビジョナルレストレーションの形態を正確に再現することはしばしば高い難易度をもつ。この状況では、仕上げ前に最終インプラントクラウンの臨床的確認を行うのは不可欠である。このインプラントクラウンの歯頚部の形態は反対側同名歯と比較してより丸みを帯びていた（図4-11-8a、b）。プロビジョナルレストレーションと並べて比較しても同じような傾向がみられた（図4-11-8c）。歯科医師と歯科技工士はチーム治療を行ってこの相違を臨床的に評価し、再度歯科技工所にて形態の改善を行い、最終補綴物を製作した。

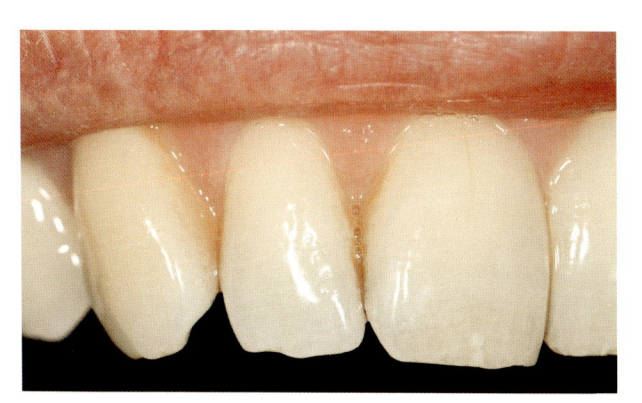

図4-11-8a　審美的比較を行うためのスマイルラインおよび反対側の歯と歯肉の臨床像。

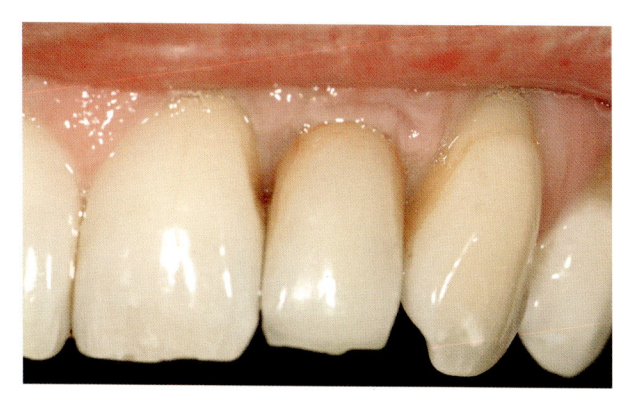

図4-11-8b　軟組織に直接影響を及ぼすエマージェンスプロファイルのわずかな不調和がインプラント支持クラウン試適時にみられた。

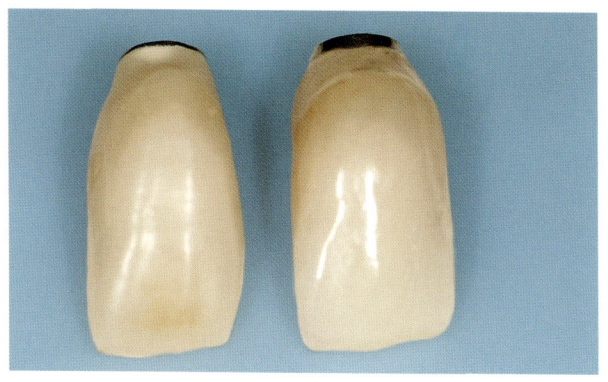

図4-11-8c　クラウンの外形がエマージェンスプロファイルに影響する。左がプロビジョナルレストレーション、右が最終補綴物。

4章　異なった埋入プロトコールに基づいた臨床ケース報告

歯科技工所での修正と仕上げ後、スクリュー固定式のインプラントクラウンを装着した（図4-11-9a、b）。

最終クラウン装着時、インプラント周囲軟組織は健康で最適な形態であった（図4-11-9c〜e）。この最適な状況は、十分に保存された骨とインプラント埋入前に行った軟組織調整によりもたらされた。

X線による経過観察では、正常な骨のリモデリングが認められ、隣接する残存歯のアタッチメントレベルも変化していなかった。これは、このようなハイスキャロップの組織のバイオタイプの症例で、歯間乳頭を保存するには最高の状態である。

最終のスクリュー固定式インプラントクラウンを15Ncmで締結し、スクリューアクセスホールをスクリューへのアクセスを容易にするため暫間コンポジット材料を用いて封鎖した。

1年後と3年後の経過観察では、インプラント周囲組織は変化しておらず、長期にわたり審美的調和の達成が維持されていることが観察された（図4-11-10、11）。

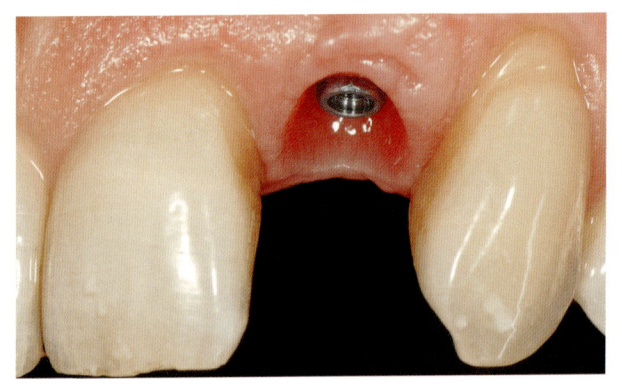

図4-11-9a、b　最終補綴物装着時のインプラント周囲軟組織の状態、唇側面観と咬合面観。

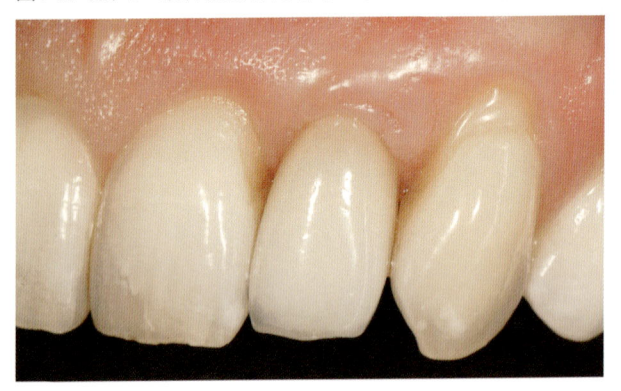

図4-11-9c　最終インプラントクラウンの拡大像。

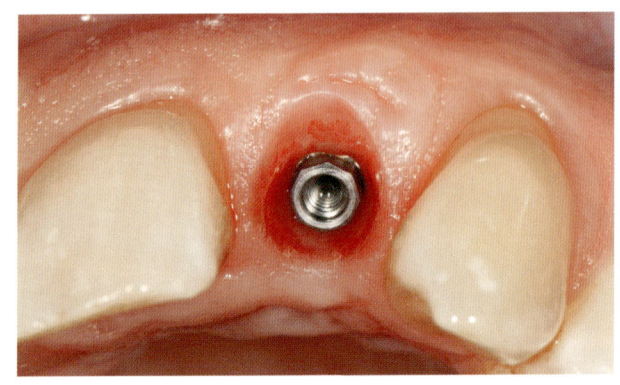

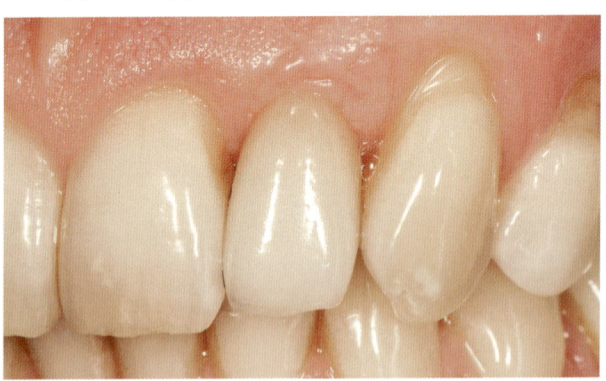

図4-11-9d　咬合時の臨床的状態、最終的には審美的に調和した結果となった。

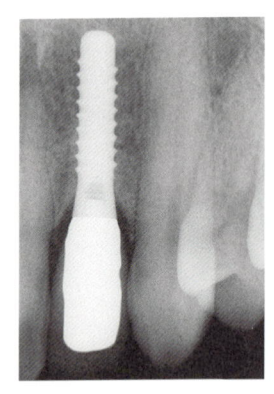

図4-11-9e　装着時のX線的評価。隣在歯のアタッチメントレベルは変わらず維持されており、歯間乳頭は最適に保護されている。

謝辞

歯周外科

Dr. Nicolas Roehrich - Department of Periodontology, University of Geneva, Switzerland

歯科技工所での工程

Dominique Vinci - CDT, Geneva, Switzerland

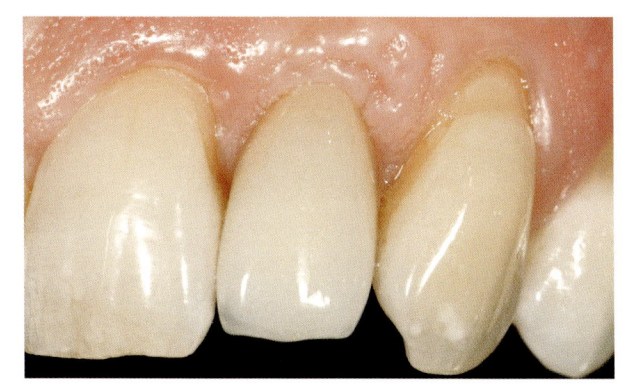

図4-11-10a　1年後のインプラントクラウンの拡大像。

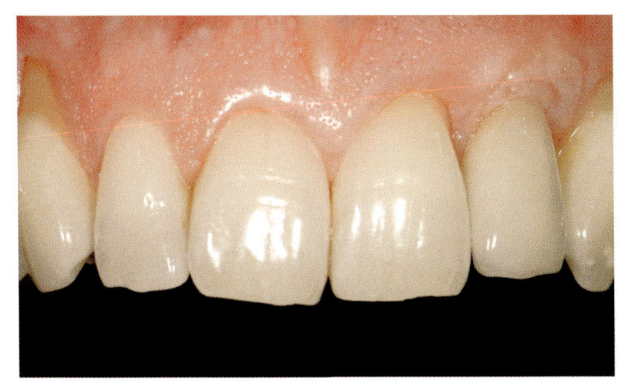

図4-11-10b　上顎前歯部におけるインプラント修復物の1年後の審美的調和。

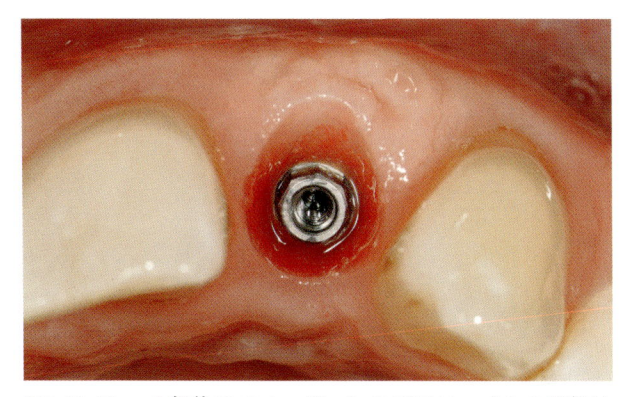

図4-11-10c　1年後にエマージェンスプロファイルの形態は保たれていた。

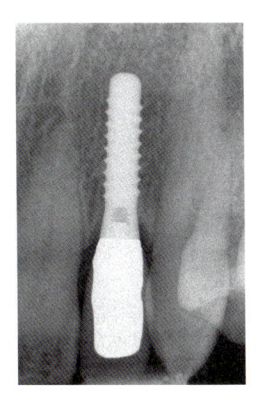

図4-11-11a　3年後のX線的状態。

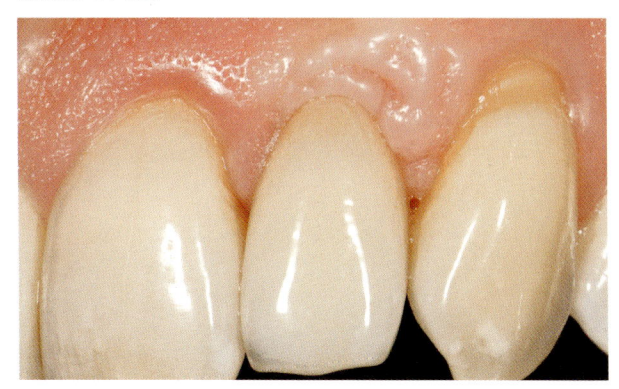

図4-11-11b　3年後の拡大像。

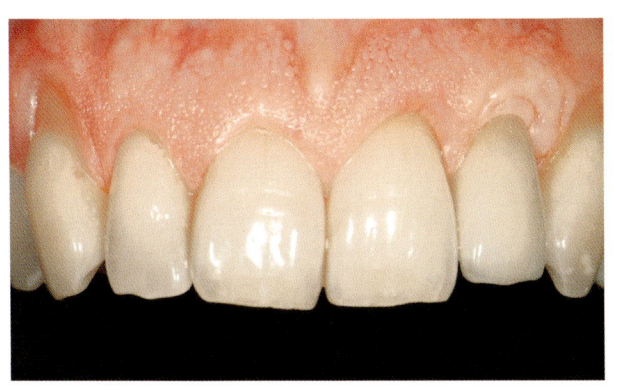

図4-11-11c　3年後の前歯部正面観。

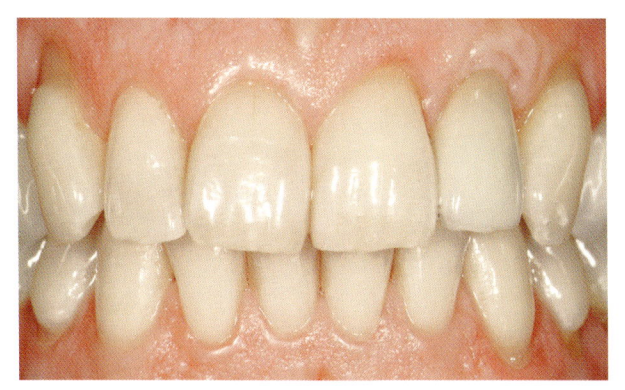

図4-11-11d　3年後の前歯部咬合時正面観。

4.12 上顎左側第一小臼歯部へのインプラント早期埋入

Y. Nakajima

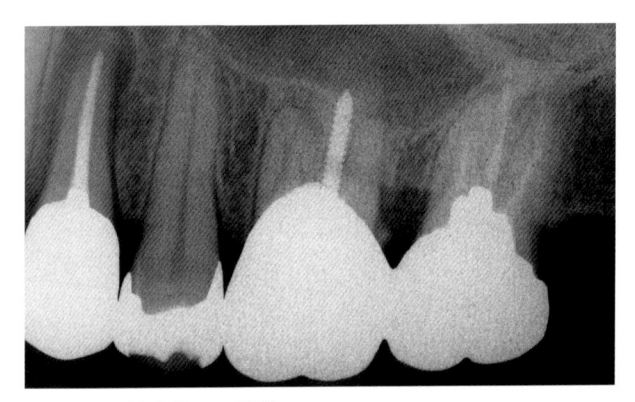

図4-12-1 治療前のX線像。

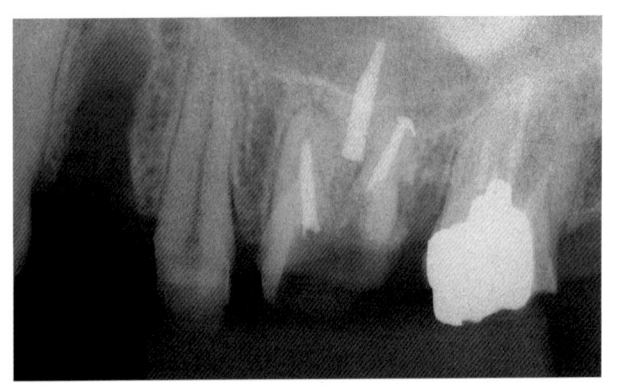

図4-12-2 抜歯直後のX線像。

　他院からの紹介により、51歳女性の患者が上顎左側第一小臼歯の咬合痛を主訴として来院した。患者には治療結果に影響を及ぼすような医科的既往歴はなく、非喫煙者であった（図4-12-1）。

　上顎左側第一小臼歯は10年前に他院にて、う蝕により根管治療とクラウン修復を行っていた。

　処置前のX線診断で重篤な骨吸収を伴う歯根破折が確認された（図4-12-2）。歯周ポケットのプロービングデプスは8mmであった。その歯は抜歯しなければならなかった。

　侵襲を最小限にとどめて上顎左側第一小臼歯の抜歯を行ったが、抜歯窩頬側壁に裂開がみられた。

　患者は顎全体に対する包括的な治療を希望しており、それに応えるために適した計画を立案した。

4.12 上顎左側第一小臼歯部へのインプラント早期埋入

歯周初期治療を完了した後、全顎的な歯周組織の状態は出血もなく、プロービングデプスが3mm未満にまで改善した。隣接する第二小臼歯ならびに第一大臼歯は処置歯であったので、第一小臼歯部にポンティックを用いた延長ブリッジまたは犬歯から第一大臼歯までのブリッジによる治療を患者に提案した。しかしながら患者は延長ポンティックの予後と天然歯である犬歯へのダメージを心配してブリッジによる治療を拒否し、代わりに第一小臼歯へのインプラントによる治療を希望した。また患者は高い審美的要求をもっていた。

審美的リスクの分析では、患者のリップラインのレベルは中程度でありリスクレベルも中程度であった。患者の組織バイオタイプは中程度のスキャロップ形態かつ中程度の厚さで、歯冠形態は方形であった。隣接する犬歯は天然歯で第二小臼歯は処置歯であった。両歯ともプロービングデプスは3mm未満であり、歯肉の退縮はみられなかった。欠損部近遠心径は8mmであり、インプラント埋入に十分であった（図4-12-3）。咬合面観より第一小臼歯部の頬側に若干の陥凹がみられた（図4-12-4）。抜歯3ヵ月後のX線所見では隣在歯周囲の骨欠損や第一小臼歯部の垂直的な骨欠損はみられなかった（図4-12-5）。

X線像で示されるように、抜歯窩の2/3は新生骨によって満たされており、インプラントの初期固定を得るには十分であった。

リスクファクターの分析と軟組織の陥凹および患者の希望を考慮した結果に基づき、患者を中程度から高いリスク症例と分類した（表4-12-1）。

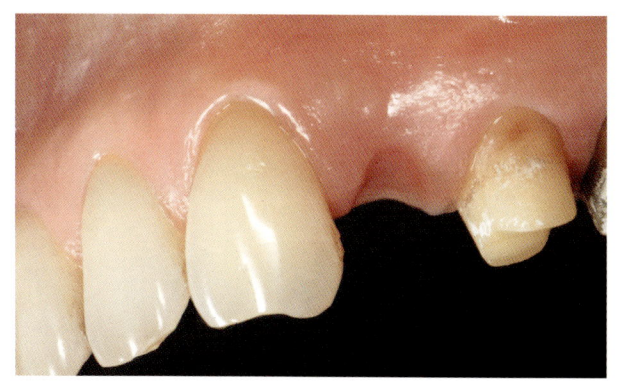

図4-12-3 抜歯3週後の状態。抜歯窩近心部と遠心部の歯肉の高さは変わっていなかった。

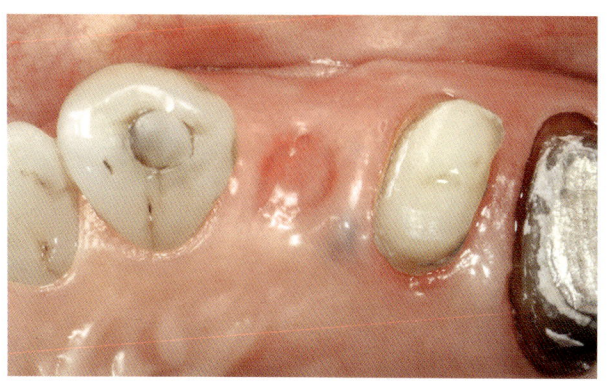

図4-12-4 抜歯3ヵ月後の状態。上顎左側第一大臼歯頬側部に陥凹が存在した。

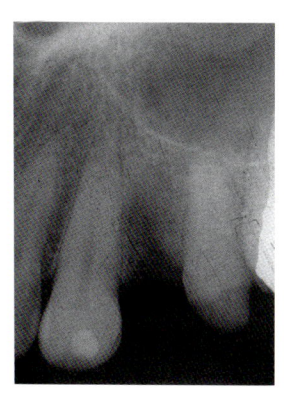

図4-12-5 抜歯3ヵ月後のデンタルX線像。

4章　異なった埋入プロトコールに基づいた臨床ケース報告

表4-12-1　本患者の審美的リスク評価（ERA）は中程度から高いを示す

審美的なリスクファクター	低い	中程度	高い
全身的な状態	健康的かつ協力的な患者で、正常な免疫システム		低下した免疫システム
喫煙習慣	非喫煙者	軽度の喫煙者（＜10本／日）	重度の喫煙者（≧10本／日）
患者の審美性への期待	小さい	中程度	大きい
リップライン	低い	中程度	高い
組織のバイオタイプ	低いスキャロップ、厚い	中程度のスキャロップ、中程度の厚さ	高いスキャロップ、薄い
歯冠形態	方形		三角形
インプラント部位の感染	なし	慢性	急性
隣在歯の骨レベル	コンタクトポイントから≦5mm	コンタクトポイントから5.5～6.5mm	コンタクトポイントから≧7mm
隣在歯の修復状態	天然歯		修復済み
欠損部の幅	1歯（≧7mm）	1歯（＜7mm）	2歯もしくはそれ以上
軟組織の解剖学的形態	完全な軟組織		軟組織欠損
歯槽頂の解剖学的形態	骨欠損のない歯槽頂	水平性骨欠損	垂直性骨欠損

4.12 上顎左側第一小臼歯部へのインプラント早期埋入

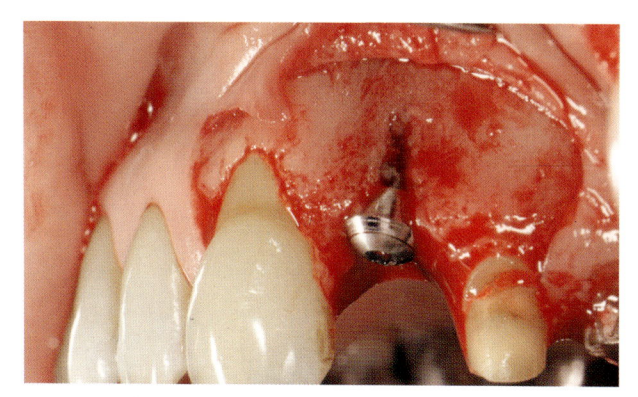

図4-12-6 インプラントは歯冠根尖的には理想的に最適領域内に位置している。頬側に裂開が存在していた。

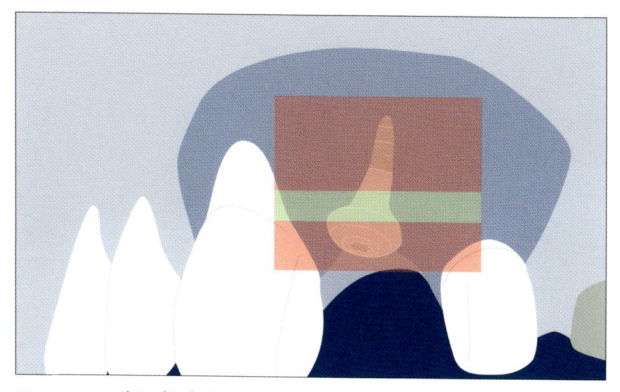

図4-12-7 歯冠根尖的に理想的なインプラントの配置。

第一小臼歯の抜歯後に大きな骨欠損が生じており、インプラント埋入に際してより良好な初期固定を得るためにインプラント早期埋入（Type 3）を選択した（Hämmerleら、2004）。それに応じて、3ヵ月の治癒期間後、抜歯窩が治癒してX線診断により十分な骨再生が確認できた後にインプラントを埋入するという計画を立てた。また抜歯後の精査によって確認された頬側の裂開部には骨造成術が必要であった。代用骨を使いたくないという患者の希望があり、骨再生を確実に行うため、非吸収性メンブレンを用いた骨再生誘導法（以下GBR法）と同時のインプラント埋入を立案した。軟組織の欠損に対してはメンブレン除去後すぐに軟組織移植を行うことにした。

第一小臼歯部頬側の全層弁剥離後、ストローマンテーパードエフェクト（TE）インプラント（骨内直径4.1mm、長さ10mm、レギュラーネック補綴プラットフォーム4.8mm）を歯冠根尖方向の最適領域（comfort zone）に埋入した。適切な初期固定を得るために、インプラントを頬側傾斜させて埋入しなければならなかった（図4-12-6、7）。GBR法に際しては十分なスペースを確保するために、インプラント埋入後頬側骨裂開部全体を覆うようにチタン強化型e-PTFE（ポリテトラフルオロエチレン）メンブレンを設置した。代用骨は使用しなかった。メンブレンの固定には2本のMemfixスクリューを使用した（図4-12-8）。粘膜骨膜弁に減張切開を行った後に、Gore-Tex CV5糸にて創部をテンションフリーで一次閉鎖し、6-0ナイロン糸にて縫合し閉創した（図4-12-9）。

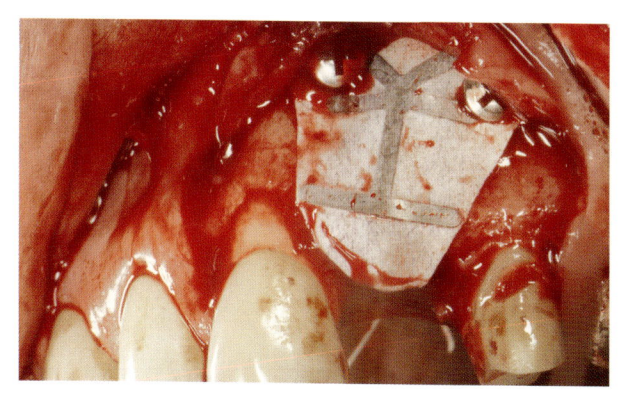

図4-12-8 GBR法用メンブレンで被覆された欠損部。

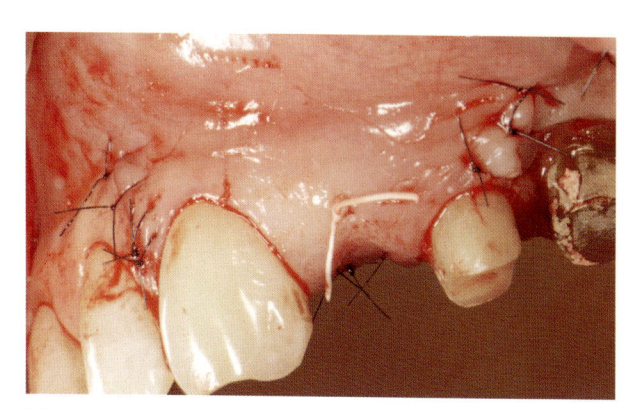

図4-12-9 テンションフリーでの縫合。

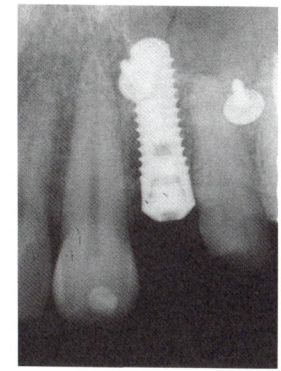

図4-12-10 手術直後のX線像。隣在歯の歯根ならびに上顎洞に損傷を与えずにインプラントを埋入した。

Volume 3 Implant Placement in Post-Extraction Sites

4章 異なった埋入プロトコールに基づいた臨床ケース報告

上顎洞底を突き抜けることなく、また隣在歯の歯根を損傷せずにインプラントを埋入できた（図4-12-10）。

インプラントクラウンの周囲粘膜辺縁部の位置を予測して、インプラントショルダーを理想的な位置に配置するための参考とした。

6ヵ月の治癒期間中に合併症は生じなかった（図4-12-11）。治癒期間終了時には、十分な量の軟組織が再生された（図4-12-12）。X線像ではインプラント周囲に骨欠損はみられなかった（図4-12-13）。メンブレンを除去するため、近心に縦切開を入れずに全層弁を剥離した。十分な量の組織が良好な状態で再生されており、感染もみられなかった（図4-12-14）。より多くの造成を得るために、口蓋部より軟組織を採取して頬側部へ移植した（図4-12-15）。再度粘膜骨膜弁に減張切開を入れ、テンションフリーで閉創した（図4-12-16）。

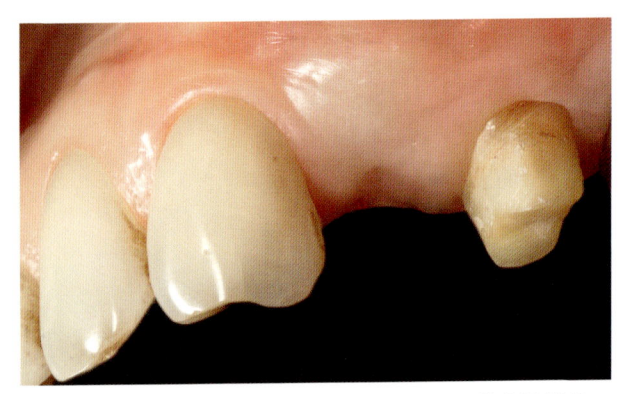

図4-12-11　6ヵ月の治癒期間後の健康なGBR法応用部位。合併症はみられなかった。

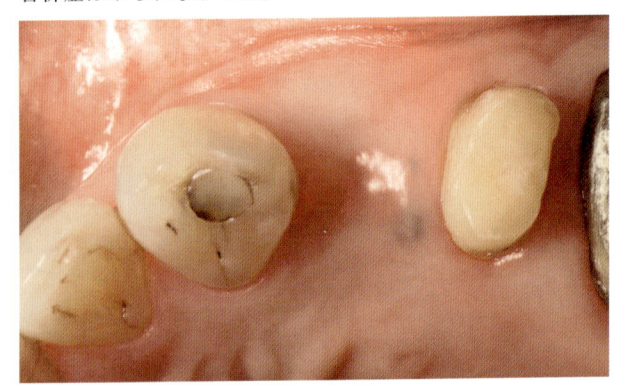

図4-12-12　十分な再生が起こり、頬側の陥凹は消失した。

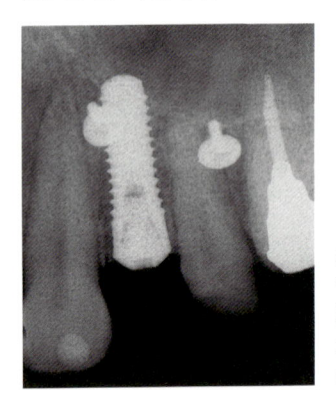

図4-12-13　術後に存在していたインプラントネック周囲の骨欠損は消失していた。犬歯とインプラントの間に歯槽硬線が見える。

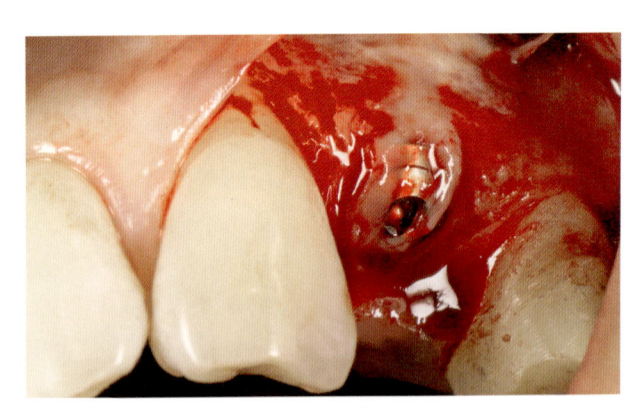

図4-12-14　メンブレン除去後の状態。

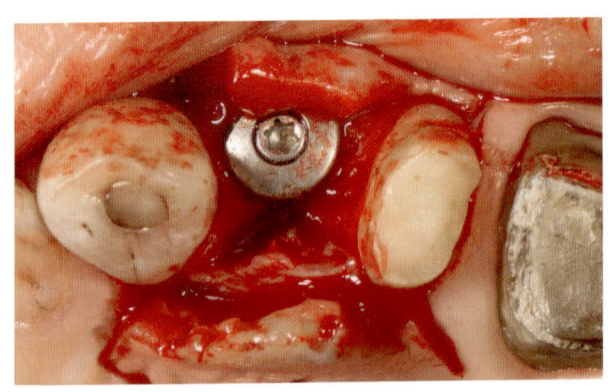

図4-12-15　軟組織採取のための口蓋側弁剥離。

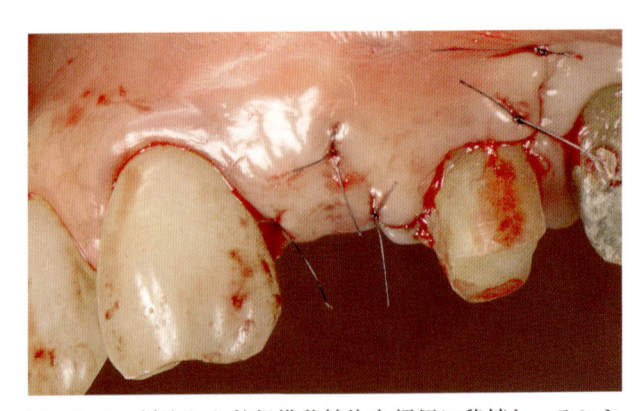

図4-12-16　採取した軟組織移植片を頬側に移植し、テンションフリーで創部を縫合した。

4.12 上顎左側第一小臼歯部へのインプラント早期埋入

メンブレン除去時に再生された組織は白色を呈しており感染はみられなかった。インプラント頬側部に十分な量の組織再生がみられた。審美的に良好な結果を得るため、近心部には縦切開を入れなかった。

2ヵ月の軟組織治癒期間後、インプラントショルダー部の歯肉切除を行い、インプラントにヒーリングキャップを装着した。軟組織をさらに整えるためにインプラントにプロビジョナルレストレーションを装着した。アクリルレジン製プロビジョナルクラウンをインプラントにスクリュー固定した。インプラントの軸が頬側に傾いていたため、頬側にスクリューアクセスホールが見えていた（図4-12-17）。3ヵ月間軟組織の調整を行った後、最終補綴物印象のために、プロビジョナルクラウンの形態に合うように印象コーピングのカスタム化を行った（図4-12-18〜20）。インプラントショルダー部が粘膜下深くに存在する場合、印象キャップが正しい位置にあることをX線像で確認することが重要である（図4-12-21）。

最終補綴物完成後、インプラントの傾斜をsynOctaアングルアバットメントを使用して補正し、メタルセラミ

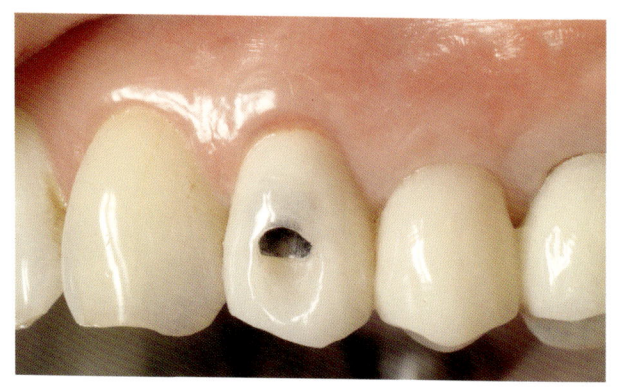

図4-12-17 スクリュー固定式のアクリルレジン製プロビジョナルクラウン。インプラント体が頬側に傾斜しているため、アクセスホールが見えている。

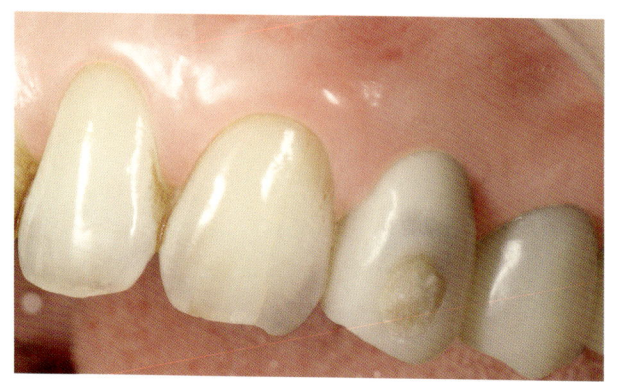

図4-12-18 プロビジョナルクラウン装着3ヵ月後の状態。十分な高さをもった歯間乳頭と頬側歯肉がみられる審美的に好ましい状態。

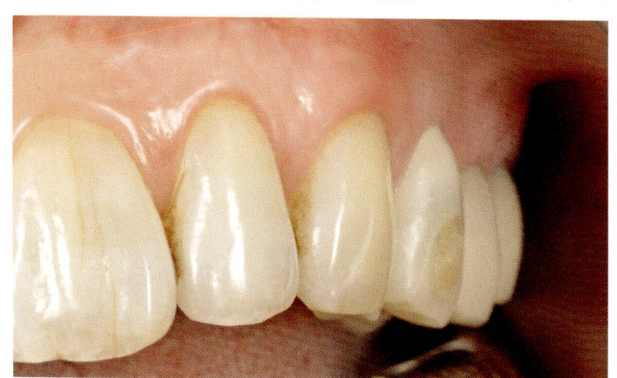

図4-12-19 プロビジョナルクラウン装着3ヵ月後の状態。頬側部に十分な量の組織再生がみられる。

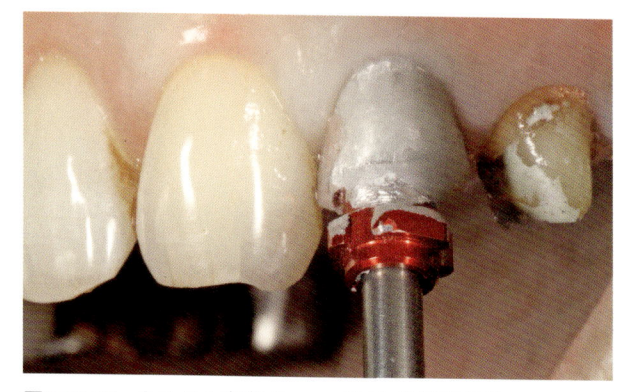

図4-12-20 カスタム印象キャップによる最終印象。

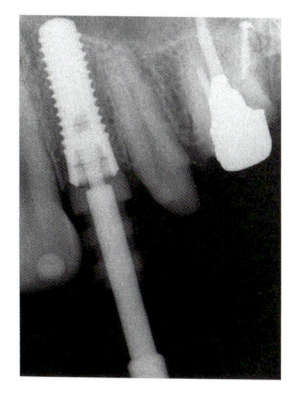

図4-12-21 X線像で印象キャップが正しい位置にあることを確認した。

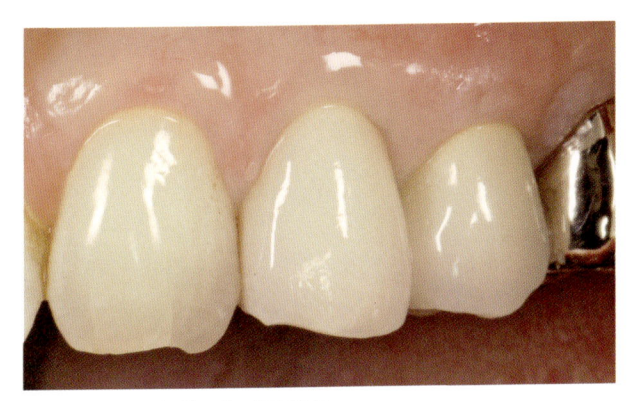

4章 異なった埋入プロトコールに基づいた臨床ケース報告

図4-12-22　2年後の臨床的状態。

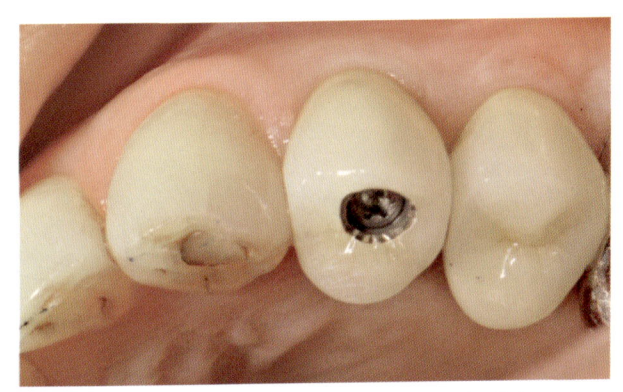

図4-12-23　スクリュー固定式の上部構造、咬合面観。

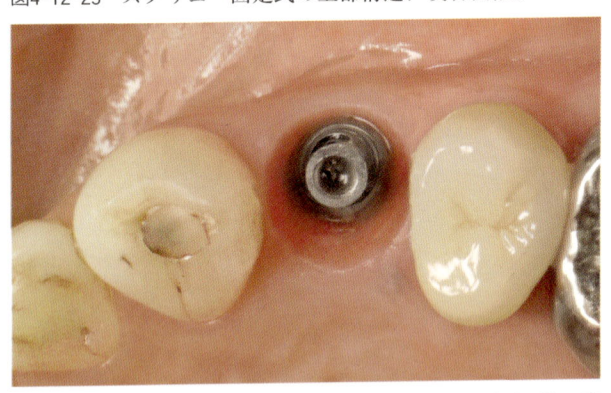

図4-12-24　インプラント周囲軟組織に炎症はみられず、頬側軟組織量も十分に保たれていた。

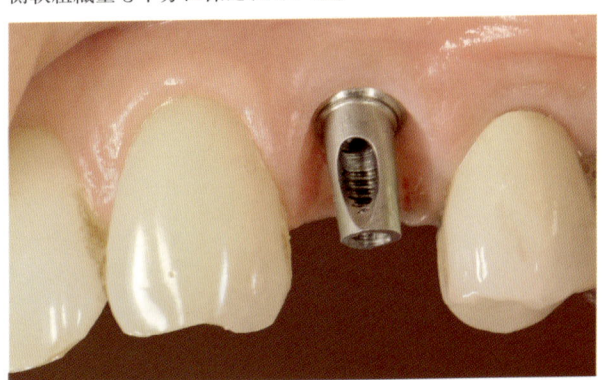

図4-12-25　安定している歯間乳頭と頬側粘膜。

ッククラウンをスクリューにて装着した。インプラントショルダー部が粘膜下3mm以上の深さに位置する場合には、スクリュー維持の上部構造が推奨される。

ケア支援プログラムに従い患者に3ヵ月ごとのフォローアップを行った。術後24ヵ月時、歯間乳頭や頬側歯肉の高さは良好に維持され、頬側軟組織量も安定しており審美的な状態は良好であった。インプラント周囲のプロービングデプスは4mmで、プロービング時の出血もなく、排膿もなく、X線的に骨欠損もみられず、インプラントの動揺もみられなかった。生物学的ならびに機械的な合併症はみられなかった（図4-12-22〜26）。コーンビームCT（CBCT）により、頬側骨量が十分に維持されていることを確認した（図4-12-27）。

謝辞

歯科技工所での工程
　Masatoshi Hotta－DT, Dental Craft Bloom

歯科衛生士
　Yuki Seki－DH, Nakajima Dental Clinic

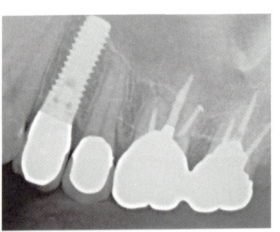

図4-12-26　手術2年後のX線像。インプラント周囲の骨吸収はみられない。インプラント周囲には十分な量の骨がみられ、隣在歯には明瞭な歯槽硬線がみられる。

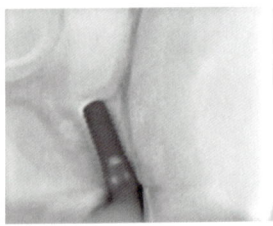

図4-12-27　手術2年後のコーンビームCTによる分析。インプラント頬側に適切な高さと幅をもった骨がみられる。

ITI Treatment Guide

インプラント遅延埋入（Type 4）

4.13　上顎左側中切歯部へのインプラント遅延埋入

Y. Nakajima

　上顎左側中切歯を喪失した30歳の女性が、診察と治療のためにわれわれのクリニックに来院した。進行した根尖病巣が原因で、2ヵ月以上前に別のクリニックで抜歯をし、アクリルレジン歯を隣在歯と接着されていた（図4-13-1）。患者は隣接する天然歯を傷つけたくないという理由でインプラント治療を希望した。

　患者に全身的既往歴はないものの、ヘビースモーカーであり、全顎的に中等度～重度の歯周疾患に罹患していた。前処置として歯周治療を行い、4mm未満のプロービング値と出血がなくなるまでに至ったが、抜歯部位の近遠心における歯間乳頭の高さの減少と全体的な歯肉退縮が観察された。

　患者はインプラント治療による審美的な改善に過度の期待を抱いていた。インフォームドコンセントを得るにあたり、歯間乳頭の再建が難しいことは十分に説明し、唇側にできるかぎり多くの軟組織量を確保する努力をした。

　術前のX線写真では、抜歯窩の根尖部に大きな骨欠損がはっきりと認められた（図4-13-2）。

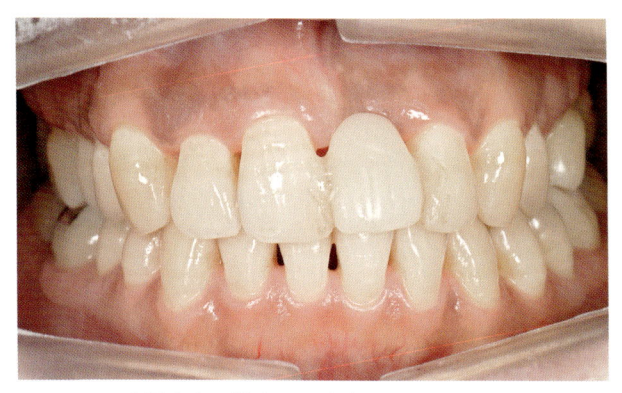

図4-13-1　歯周疾患に罹患した歯肉。

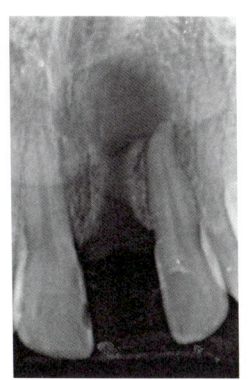

図4-13-2　治療前のX線写真。上顎左側中切歯抜歯窩の根尖部に大きな骨欠損が認められる。

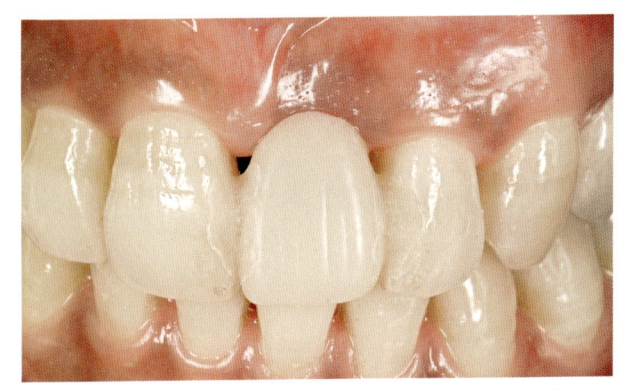

4章　異なった埋入プロトコールに基づいた臨床ケース報告

図4-13-3　接着性レジンセメントを用いて隣在歯に接着したテンポラリークラウン。

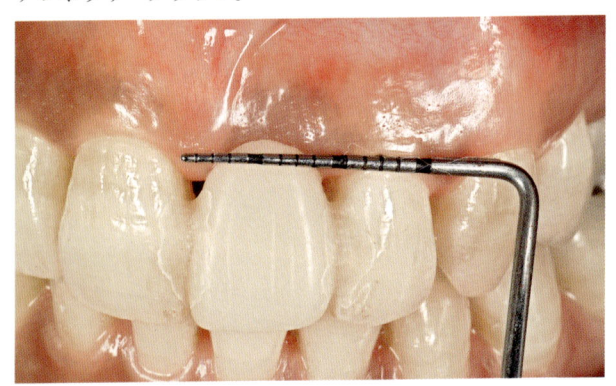

図4-13-4　抜歯部位の幅は9 mm以上あり、インプラント埋入には十分であった。

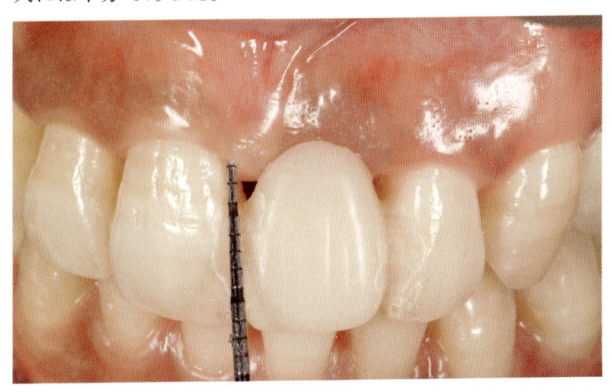

図4-13-5　右側中切歯と左側側切歯は、重度の歯周炎によるアタッチメントロスが生じている。

隣在歯は生活歯であり天然歯のポケットは3 mm未満であるが、抜歯部位の近遠心における歯間乳頭の退縮が観察された（図4-13-3）。

インプラント埋入部の近遠心幅は10mmと十分な幅を保っていた（図4-13-4）。欠損部の近遠心の歯間乳頭は、2 mm程度退縮していた（図4-13-5）。

リスクファクターの分析と、患者の高い審美的期待、軟組織欠損の存在を考慮すると、今回のケースは高いリスクに分類された（表4-13-1）。

表4-13-1 患者の審美的リスク評価（ERA）は高いを示す

審美的な リスクファクター	低い	中程度	高い
全身的な状態	健康的かつ協力的な患者で、正常な免疫システム		低下した免疫システム
喫煙習慣	非喫煙者	軽度の喫煙者 （＜10本／日）	重度の喫煙者 （≧10本／日）
患者の審美性への期待	小さい	中程度	大きい
リップライン	低い	中程度	高い
組織のバイオタイプ	低いスキャロップ、厚い	中程度のスキャロップ、中程度の厚さ	高いスキャロップ、薄い
歯冠形態	方形		三角形
インプラント部位の感染	なし	慢性	急性
隣在歯の骨レベル	コンタクトポイントから≦5mm	コンタクトポイントから5.5〜6.5mm	コンタクトポイントから≧7mm
隣在歯の修復状態	天然歯		修復済み
欠損部の幅	1歯（≧7mm）	1歯（＜7mm）	2歯もしくはそれ以上
軟組織の解剖学的形態	完全な軟組織		軟組織欠損
歯槽頂の解剖学的形態	骨欠損のない歯槽頂	水平性骨欠損	垂直性骨欠損

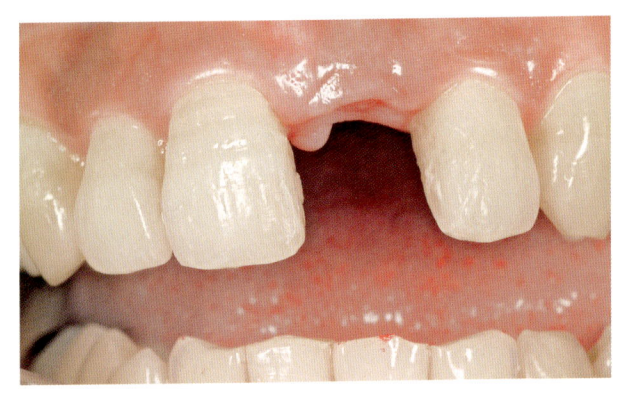

4章　異なった埋入プロトコールに基づいた臨床ケース報告

図4-13-6　スキャロップ状の薄い組織のバイオタイプ。

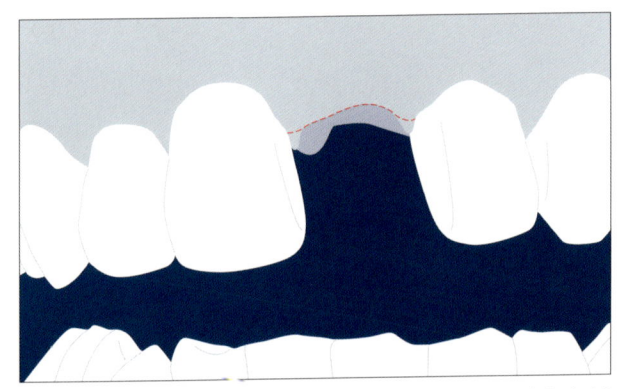

図4-13-7　図4-13-6で観察されたように、右側中切歯と左側側切歯の近心歯間乳頭の高さは減少している。

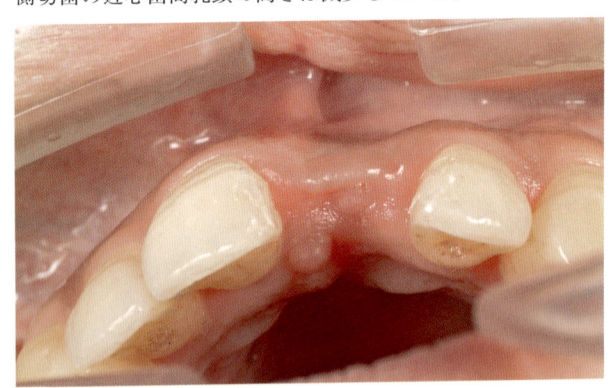

図4-13-8　陥凹した左側中切歯部の頬側面。

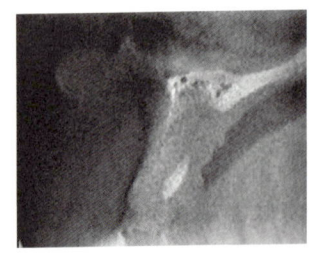

図4-13-9　CBCTによる術前評価。インプラント埋入窩となる抜歯窩骨壁および根尖部に歯内疾患による骨の損傷が認められる。

抜歯部位に重度な骨欠損がある場合の対応として、当初早期埋入（Type 3）を計画した（Hämmerleら、2004）。抜歯後3ヵ月の状態は、近遠心の歯間乳頭の退縮と薄い組織のバイオタイプを呈していた（図4-13-6、7）。唇側の陥凹が咬合面からみて明らかであった（図4-13-8）。

コーンビームCT（以下CBCT）による分析では、口蓋側に達する骨欠損が認められ、インプラント埋入において重大なリスクを生じていた（図4-13-9）。それゆえ、患者が人工骨の使用を避けたいという要求に対応し、さらに治療の結果が変わらないよう、非吸収性メンブレンと自家骨を使用した骨再生誘導法（以下GBR法）を治療の最初のステップとして計画した。インプラントの埋入はそれから6ヵ月後とし、その際同時に軟組織の移植をすることとした。

4.13 上顎左側中切歯部へのインプラント遅延埋入

　左側中切歯部の唇側を全層弁で剥離したのち、骨欠損部のスペースを保護するようチタン強化型e-PTFE（ポリテトラフルオロエチレン）メンブレンを設置し、そこに下顎枝より採取した自家骨の砕片を十分に填入した。メンブレンは2本のMemfixスクリューで固定した（図4-13-10、11）。

　粘膜骨膜弁に減張切開を入れたのち、マットレス縫合と単純縫合を用いてテンションフリーによる創部の一次閉鎖を行った（図4-13-12）。術後のCBCT像では唇側面のGBR法の成功が観察された（図4-13-13）。

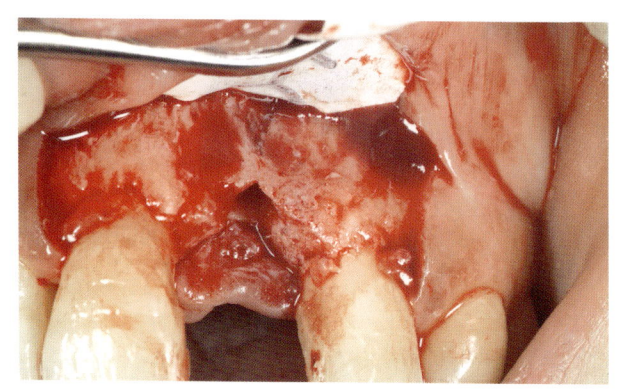

図4-13-10　自家骨片を抜歯窩に置き、チタン強化型e-PTFEメンブレンで被覆した。

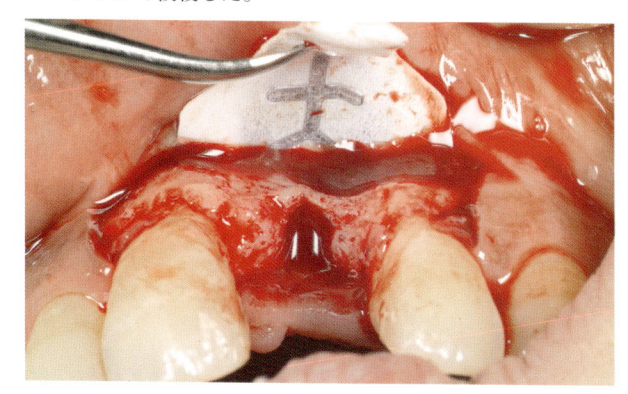

図4-13-11　狭小な歯槽堤に対し、良好な審美性を獲得するために骨造成を行った。

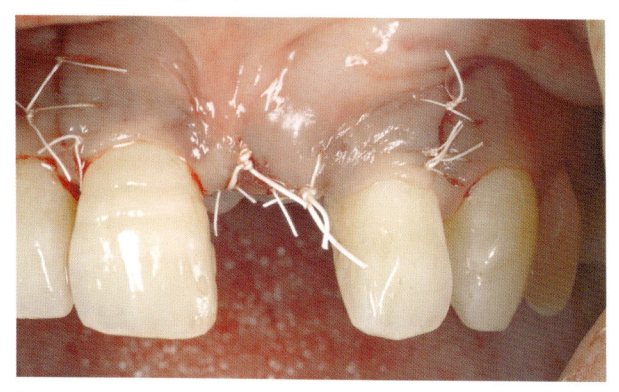

図4-13-12　テンションフリーの閉創。

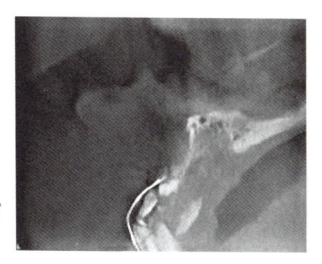

図4-13-13　GBR法後のCBCT像。

4章 異なった埋入プロトコールに基づいた臨床ケース報告

治癒期間の6ヵ月間、合併症は生じなかった（図4-13-14）。また、治癒期間終了時、十分な量の軟組織の再生も認められた（図4-13-15）。さらにCBCT像では唇側面に良好な骨の再生が観察された（図4-13-16）。メンブレンを除去するため、近心側に縦切開を設定しない全層弁を形成した。そして、メンブレンと固定用スクリューを慎重に除去した（図4-13-17）。良好な条件下に十分な量の骨再生が認められ、感染の兆候もなかった（図4-13-18）。

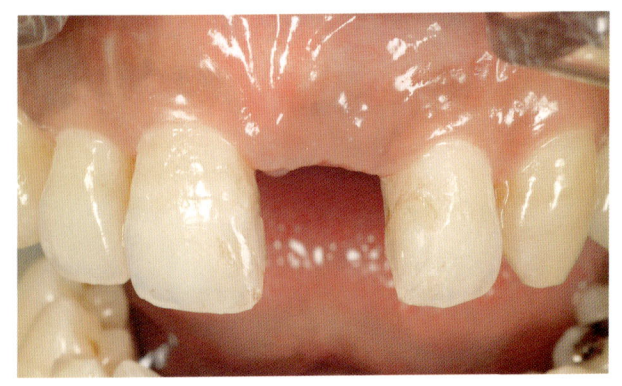

図4-13-14 合併症を引き起こすことなく良好に治癒した造成部の組織。

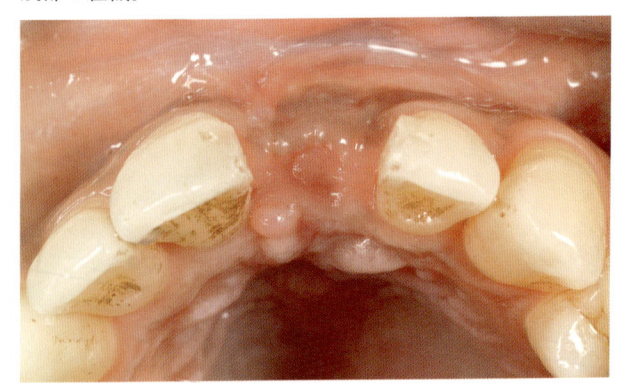

図4-13-15 審美的に良好な結果となった造成部。

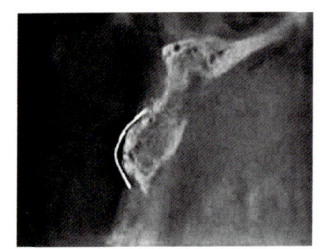

図4-13-16 GBR法6ヵ月後のCBCT像。

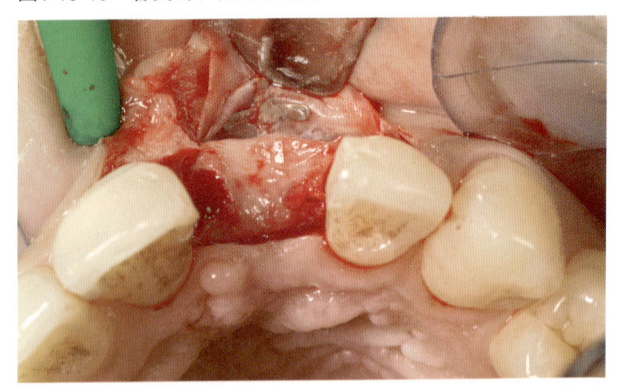

図4-13-17 再生した組織から慎重にe-PTFEメンブレンを除去した。

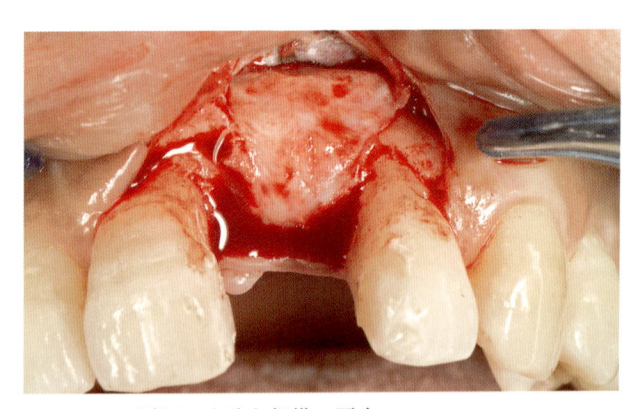

図4-13-18 唇側の十分な組織の再生。

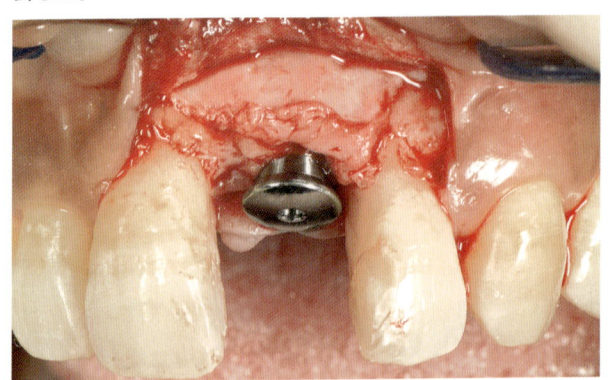

図4-13-19 ヒーリングキャップを装着したテーパードエフェクト（TE）インプラント。三次元的に理想的な位置へ埋入されている。

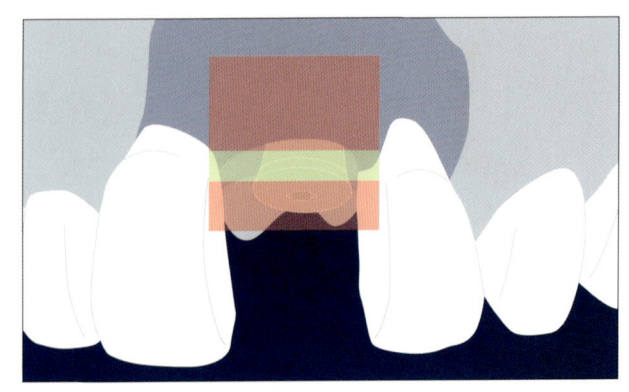

図4-13-20 理想的な歯冠根尖的インプラントポジション。

ストローマンテーパードエフェクト（TE）インプラント（骨内直径3.3mm、長さ12mm、レギュラーネック補綴プラットフォーム4.8mm）を最適領域（comfort zone）に埋入した。そして、1.5mmのヒーリングキャップを装着し軟組織のカントゥアを保存した（図4-13-19～22）。唇側の粘膜および歯間乳頭の厚さを増加する目的で、口蓋側より有茎弁を形成し、回転させて唇側フラップの内側に縫合した（図4-13-23）。そして再び唇側弁の粘膜骨膜に減張切開を入れ、創部をテンションフリーで完全閉鎖した（図4-13-24）。

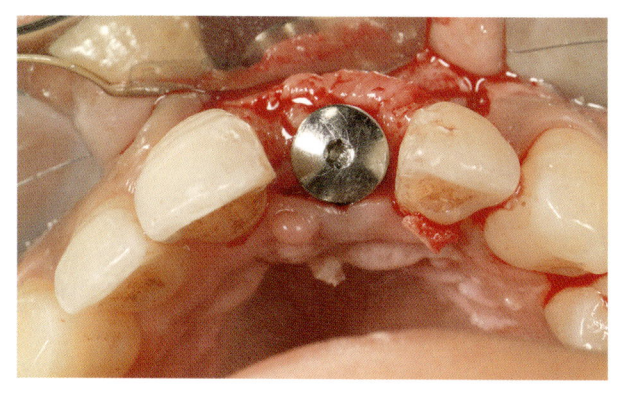

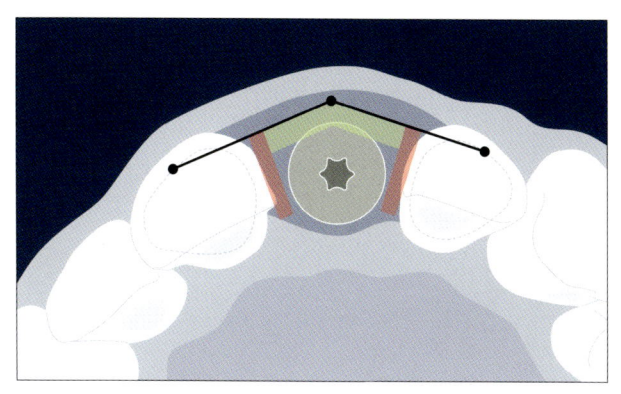

図4-13-21　切縁観。

図4-13-22　理想的な頬舌的および近遠心的インプラントポジション。インプラント支持上部構造の理想的なエマージェンスプロファイルと、インプラントショルダーと隣在歯根間の距離が、理想的なインプラントポジションのための基準点となる。

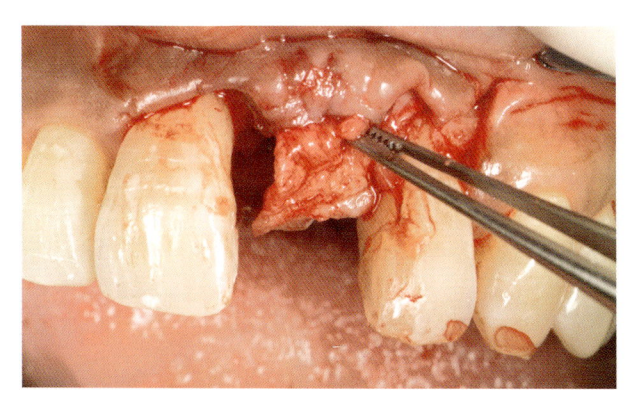

図4-13-23　軟組織造成のために口蓋側歯肉弁を回転してインプラントを被覆した。

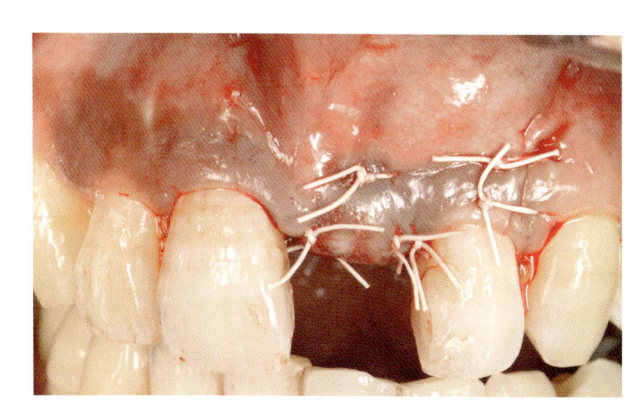

図4-13-24　テンションフリーの閉創。

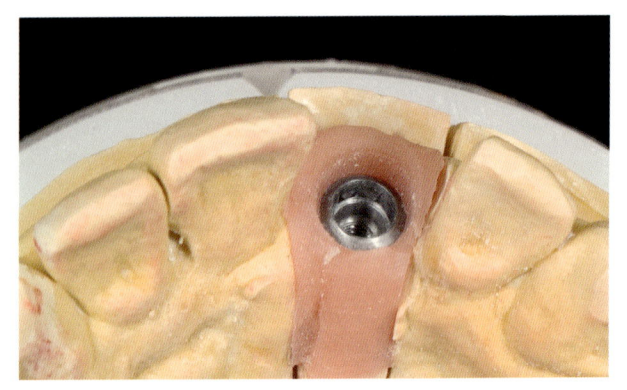

4章　異なった埋入プロトコールに基づいた臨床ケース報告

図4-13-25　プロビジョナルクラウン製作用のマスター模型。

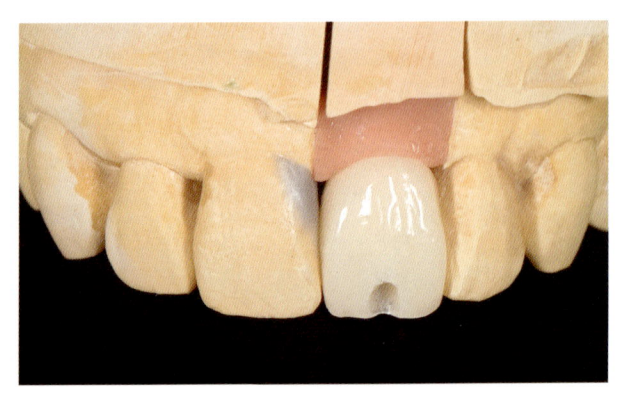

図4-13-26　マスター模型上のスクリュー固定式プロビジョナルクラウン。

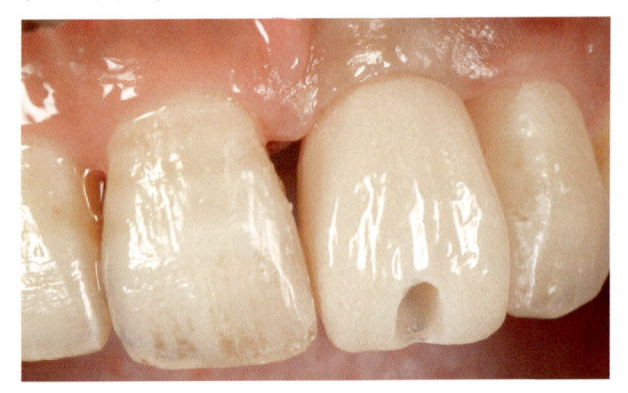

図4-13-27　インプラントに装着直後のプロビジョナルクラウン。軽度の歯肉の貧血が確認される。

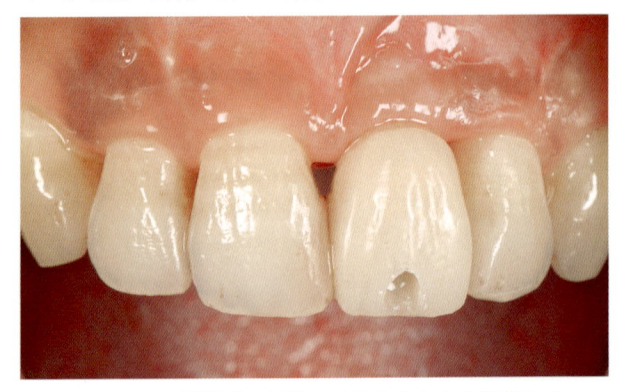

図4-13-29　3ヵ月間プロビジョナルクラウンを装着した。

将来的なインプラントクラウンの軟組織のマージンを、理想的なインプラントショルダーの位置に対する基準点とした。

術後2ヵ月に、インプラントショルダー周囲に小切開を行い、より高さの高いヒーリングキャップを装着した。さらに6週後印象採得し、アクリルレジンを用いたスクリュー固定式のプロビジョナルクラウンを製作した（図4-13-25、26）。プロビジョナルクラウンはスクリューでインプラントと連結した。移行部位は理想的な形態を呈し、プロビジョナルクラウンとの連結部に生じる局所的な貧血は数分で消失した（図4-13-27）。プロビジョナルレストレーションの正確な位置がX線上で確認された。このことは、インプラントショルダーが歯肉縁下に位置する際に特に重要となる（図4-13-28）。

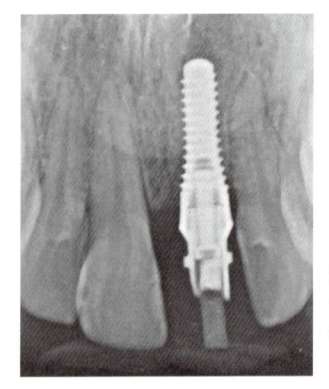

図4-13-28　X線所見。インプラントショルダー上に正確に位置するプロビジョナルクラウンが観察された。

4.13 上顎左側中切歯部へのインプラント遅延埋入

軟組織が成熟するのに3ヵ月の期間をかけた（図4-13-29）。術後1ヵ月の状態と比較すると、インプラント周囲の軟組織は3ヵ月の治癒期間を経てさらに好ましい状況になっていた（図4-13-30、31）。しかしながら、右側中切歯近心の歯間乳頭がコンタクトポイントまで再生されなかったため、右側中切歯にラミネートベニアを製作した（図4-13-32）。プロビジョナルクラウンと同時に製作した、カスタム印象キャップを用いて最終印象を採得した（図4-13-33、34）。右側中切歯のラミネートベニアとオールセラミッククラウンは、CAD/CAMによって製作したジルコニアフレームワークにセラミック材料を焼き付けて製作した（図4-13-35）。インプラント周囲粘膜溝が3mm未満の幅であり、インプラントの軸がわずかに唇側傾斜していたため、セメント固定による上部構造を選択した。最終補綴物はブラックトライアングルを効果的に消すことにより審美的に良好な結果となった（図4-13-36）。

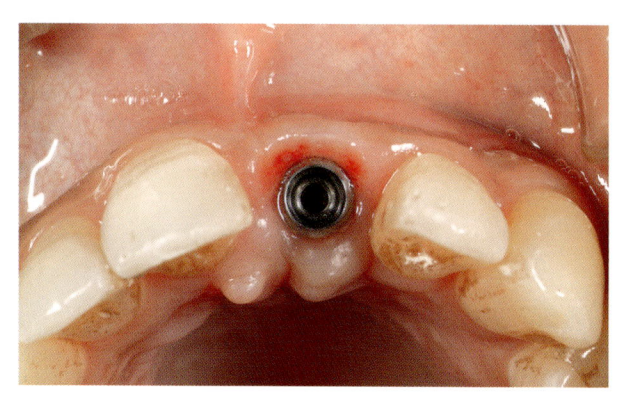

図4-13-30　プロビジョナルクラウン装着1ヵ月後の臨床所見。

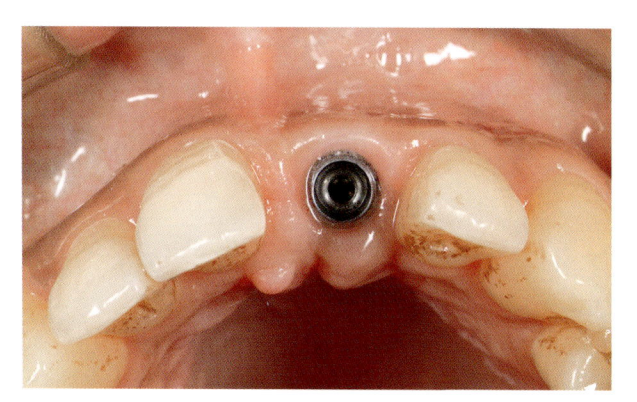

図4-13-31　プロビジョナルクラウン装着3ヵ月後の臨床所見。

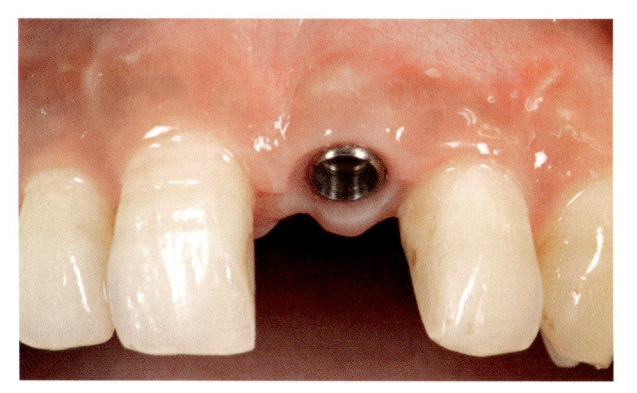

図4-13-32　最終印象前、上顎右側中切歯近心面にラミネートベニア形成を行った。

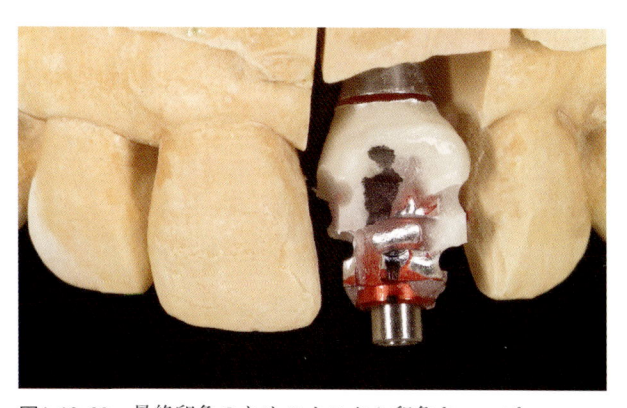

図4-13-33　最終印象のためのカスタム印象キャップ。

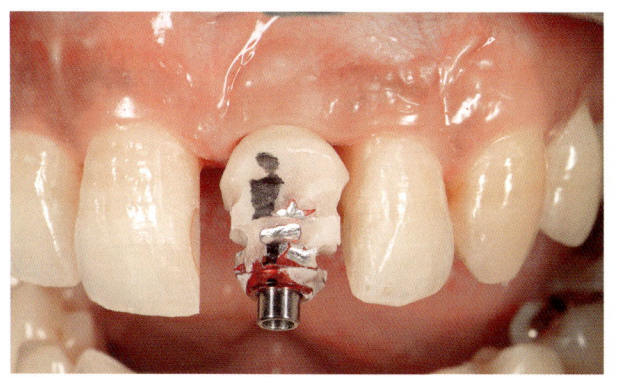

図4-13-34　インプラントに装着した、カスタム印象キャップ。

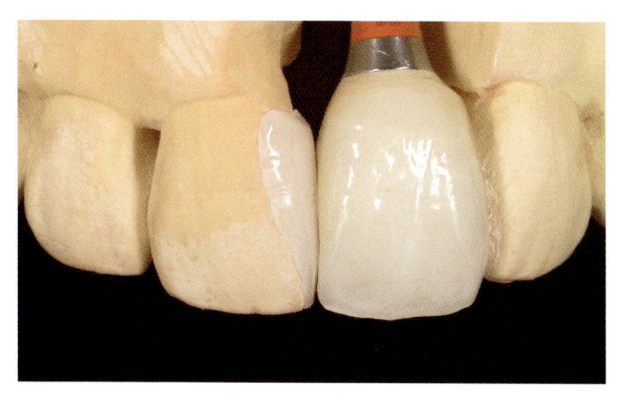

図4-13-35　マスター模型上の最終クラウンとラミネートベニア。

Volume 3 Implant Placement in Post-Extraction Sites

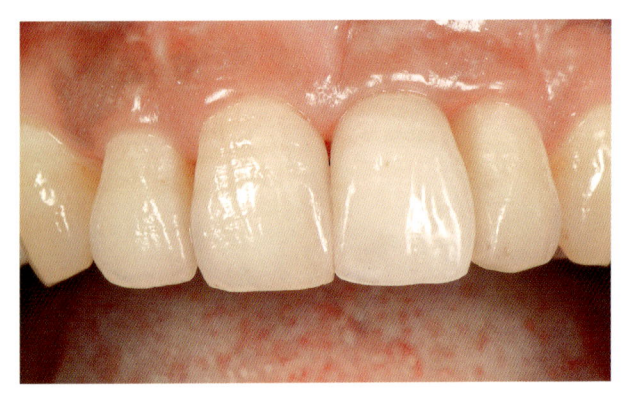

4章　異なった埋入プロトコールに基づいた臨床ケース報告

図4-13-36　装着したラミネートベニアとジルコニアオールセラミッククラウン。歯肉溝が浅く、インプラント周囲の余剰セメントを確実に除去できるため最終上部構造はセメント合着とした。

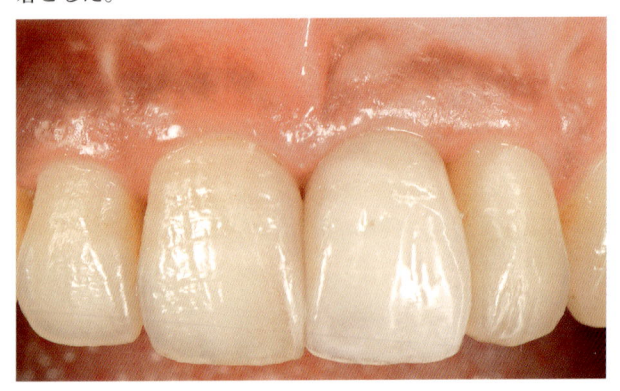

図4-13-37　術後1年の唇側正面観。

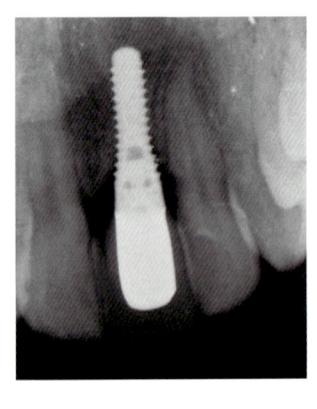

図4-13-38　術後1年のX線像。

患者には、メインテナンス方法に従って3ヵ月に一度フォローアップを行った。術後1年では歯間乳頭、唇側の粘膜の高さや唇側の軟組織の量はすべて良好に維持され、審美的な面で良好であった。インプラント周囲の状態はプロービングデプスが3mm、プロービング時の出血はなく、排膿もなく、X線的に骨欠損もなくインプラントに動揺も認めなかった。生物学的ないしは機械的な合併症も観察されなかった（図4-13-37、38）。

CBCT分析において、唇側に十分な量の骨が保たれていることが観察された（図4-13-39）。

謝辞

歯科技工所での工程
　Isamu Saitou－DT, IS Dental

歯科衛生士
　Yuki Seki－DT, Nakajima Dental Clinic

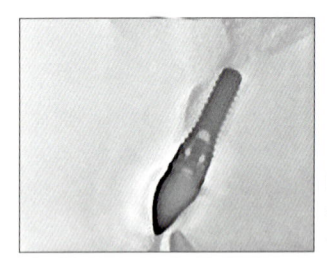

図4-13-39　術後1年のCBCT像。唇側および根尖部周囲に十分な量の骨が観察された。

4.14　上顎左側中切歯部へのフラップレスでのインプラント遅延埋入

A. Sclar

　39歳の男性患者が、上顎左側中切歯周囲の不快感と周囲歯肉の変色を主訴に来院した。患者の全身状態は良好であり、非喫煙者であった。

　現病歴の特記事項として、13歳時のスポーツ外傷による上顎左側中切歯の外傷性破折が挙げられた。初期治療として歯内療法と補綴処置を行った。5年後患者は症状を訴え、クラウンの除去となった。歯内再治療、根尖切除術およびポストコアの修復が行われた。患者はその後20年間無症状で経過したが、12ヵ月前から歯肉溝からの間欠的な出血だけでなく、歯周組織の炎症と変色を伴う不快感が徐々に増していき、慢性疼痛に発展していった。短期間のみの症状軽減に抗生物質の全身投与が二度行われた。徴候、症状と臨床経過から、左側中切歯の破折と一致した慢性的な軽度の炎症と感染が示唆された。

　臨床検査での重要事項を次に示す（図4-14-1）：上顎中切歯部は歯肉が露出する高いスマイルライン。左側中切歯周囲歯肉の着色、頬舌側は4 mm、近心頬側は7 mmを超えるプロービングデプス、不快感と出血、粘膜部の触診による左側中切歯根の動揺と下顎切歯面の不整による軽度の切縁の突出が観察された。

　隣接する右側中切歯と左側側切歯はともに生活歯であり、修復処置はなく、プロービング値は3.0mm以下で歯周組織も健康であった。デンタルX線所見では左側中切歯と側切歯間の骨レベルがわずかに吸収し、歯間乳頭の位置は反対側の状態と比して短くなっていた（図4-14-2）。これを除き、右側中切歯との間の骨レベルはすべて正常

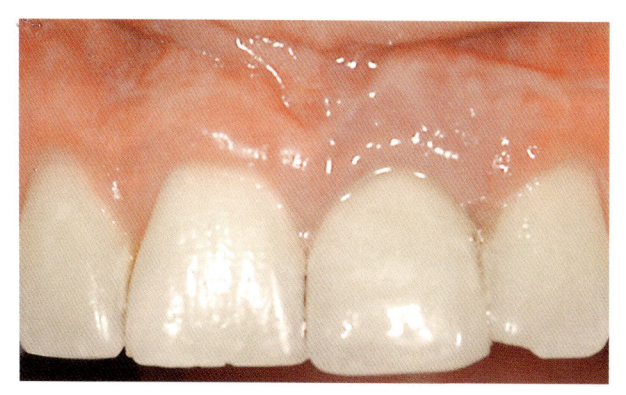

図4-14-1　術前の臨床像。軟組織病変と上顎両側中切歯間の歯間乳頭の退縮が観察される。

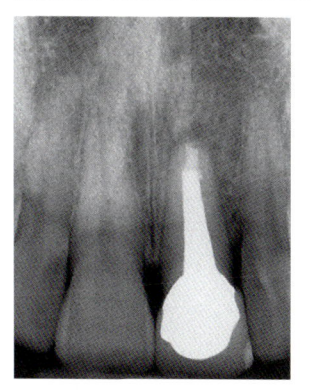

図4-14-2　術前X線像。

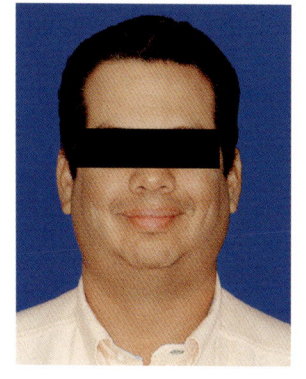

図4-14-3　患者自身の自意識と審美に対する過度の懸念から、自由に笑うことができなかった。

であった。つまり、左側中切歯と隣在歯とのコンタクトポイントと骨頂部との距離は5 mm以下であった。

　患者は中程度のスキャロップ形態をもった薄い組織のバイオタイプであった。歯冠形態はわずかに三角形であった。患者は自分の歯科的審美にとても不安があるため、術前の写真撮影では自由に笑えず、左側中切歯の補綴再治療に対し高い審美的期待を有していた（図4-14-3）。

4章　異なった埋入プロトコールに基づいた臨床ケース報告

表4-14-1　この患者の審美的リスク評価（ERA）は高いを示す

審美的な リスクファクター	低い	中程度	高い
全身的な状態	健康な患者で、 正常な免疫システム		低下した免疫システム
喫煙習慣	非喫煙者	軽度の喫煙者 （＜10本/1日）	重度の喫煙者 （≧10本/1日）
患者の審美性への期待	小さい	中程度	大きい
リップライン	低い	中程度	高い
組織のバイオタイプ	低いスキャロップ、 厚い	中程度のスキャロップ、 中程度の厚さ	高いスキャロップ、 薄い
歯冠形態	方形		三角形
インプラント部位の感染	なし	慢性	急性
隣在歯の骨レベル	コンタクトポイントから ≦5mm	コンタクトポイントから 5.5～6.5mm	コンタクトポイントから ≧7mm
隣在歯の修復状態	天然歯		修復済み
欠損部の幅	1歯（≧7mm）	1歯（＜7mm）	2歯 もしくはそれ以上
軟組織の解剖学的形態	完全な軟組織		軟組織欠損
歯槽頂の解剖学的形態	骨欠損のない歯槽頂	水平性骨欠損	垂直性骨欠損

　過去の重要な現病歴、前記の臨床所見、患者の審美性に対する高い期待などに基づくと、本症例の審美的リスクは高いリスクに分類された（表4-14-1）。

　さらに、左側中切歯周囲に局所的な未治癒部が存在することから、本症例はインプラント遅延埋入が適していると考えられた（Sclar、1999）。このようにして、局所の炎症の治癒や改善を待つ遅延埋入（Type 4）のプロトコ

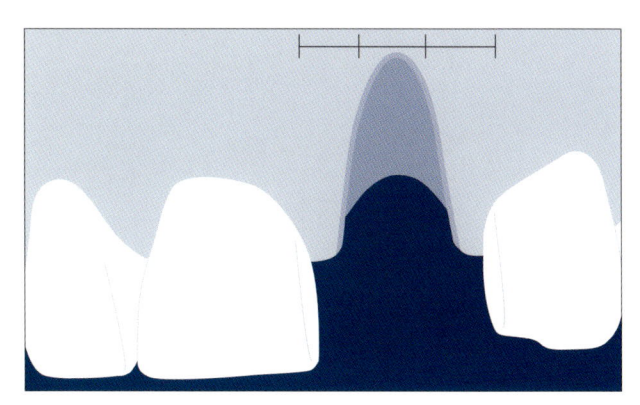

図4-14-4　好ましい抜歯窩の唇側骨壁欠損。隣接する歯槽骨頂の幅に影響がなく、メンブレンを併用したサイトプリザベーションによる即時的な修復が可能である。

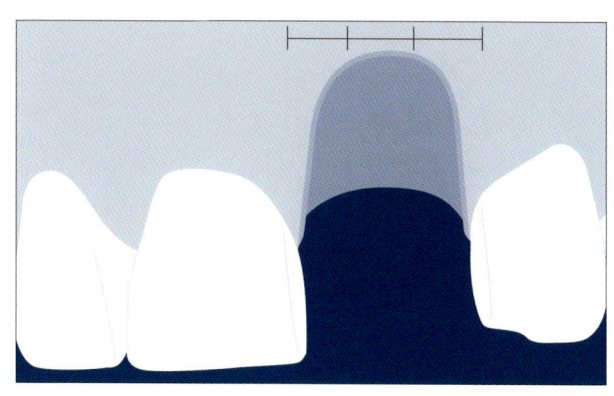

図4-14-5　好ましくない唇側骨壁欠損。隣接する歯槽骨頂の幅に悪影響を及ぼす。後に理想的な三次元的インプラント埋入位置を得るため造成術が必要となることが多い。

ールを進めることとした(Hämmerleら、2004)。遅延埋入(Type 4)のプロトコールの利点として、早期の歯槽骨頂部の治癒や辺縁周囲歯肉を含む軟組織の症状改善に十分な時間をとってから次の治療法に進むことができることが挙げられた。

さらに、臨床検査中に観察された唇側のプロービング値と唇側の軟組織を介する触診による歯根の動揺から、唇側の骨欠損の存在が強く疑われたため、抜歯時に「フラップレス」によるメンブレン併用サイトプリザベーション法を用いて修復を行うこととした(Sclar、1999)。欠損形態が隣在歯の歯槽骨頂の幅に影響を及ぼさない場合には、この方法を早期に行うことにより、高い審美性を必要とする抜歯部位の唇側骨欠損の修復が成功する。したがって、審美性がきわめて重要な抜歯部位の唇側骨欠損は、欠損の幅と、これが隣在歯の歯槽骨頂の幅に及ぼす影響に基づいて「好ましい骨欠損」か「好ましくない骨欠損」に分類される(Sclar、2003a)。抜歯部位の唇側骨欠損が欠損部の近遠心径1/3未満であり、隣接歯間部の骨が損なわれていない場合、抜歯と同時にメンブレンを併用したサイトプリザベーション法によって完全に修復することが可能であるため、このような欠損を好ましい骨欠損と分類する(図4-14-4)。

こうしてこの症例では、「フラップレス」によるメンブレン併用サイトプリザベーション法を用いて、好ましい唇側骨欠損部の修復を抜歯と同時に行った。唇側骨欠損の修復の成功を考慮し、最低限の侵襲の方法を次に行うインプラント埋入および、この患者に予想される軟組織欠損の再生にも使用した。患者は術前より軟組織の慢性炎症と、薄い組織のバイオタイプを示していた。この部位の軟組織および硬組織の温存のほか、この症例でのフラップレスアプローチを用いる他の利点は、隣接する歯との間の歯槽骨頂の露出、とりわけ左側側切歯部との間の短くなった歯槽骨の露出を避けることにより、隣接する歯間乳頭の形態を維持することである。

それにもかかわらず、唇側の骨欠損が隣在歯の歯槽骨に影響を及ぼさない場合に、通常の治癒した抜歯部位へのフラップ形成によるインプラント同時の骨再生誘導法(GBR法)によって審美的な成功を収めることができるのは十分立証されている。このようにして、歯槽骨内に三次元的なインプラント埋入を行うことが可能になる(Buserら 2004)。

逆に、好ましくない唇側の骨欠損(少なくとも欠損部の近遠心径2/3に及び、隣接する歯槽骨に悪影響を及ぼしている)(図4-14-5)が、高い審美性を必要とする部位の抜歯中に存在した場合、メンブレン併用サイトプリザベーション法を施行しても、満足できる長期の審美的結果を得るためには、インプラント埋入に先立つ硬・軟組織の造成が必要となることが多い(Sclar、2003a、2003b)。

たとえそうであっても、「フラップレス」によるメンブレン併用サイトプリザベーション法は、土台をなす骨欠損への軟組織の接着を妨げ、軟組織量を維持することによって、後の造成を簡便化するという根拠から、審美性がきわめて重要な抜歯部位に好ましくない唇側の骨欠損があるときはつねに推奨されている。さらに、インプラント部位に隣接する歯の骨量に重度の障害があり、歯根の露出が有意に認められる際には、矯正による造成が必要になったり、ときには、壊滅的な造成による合併症を避け、最適な審美的結果を得るために隣在歯の抜歯が必要となる（Sclar、2003b）。

診察中、可能な治療計画をすべて患者に説明し、最終的な治療方法が抜歯時に観察される唇側骨欠損の形態に基づいて計画され、16週の治癒期間後臨床的およびX線学的評価を行うことを了承してもらった。軟組織を支持するデザインの改良型オベイトポンティックを有する部分義歯を製作し、もっとも治療結果に近い暫間修復物として用いた。そして、それは抜歯と次に行う軟組織移植同時のインプラント埋入にも必要であった。

二度目の来院時、ペリオトームを用いて左側中切歯を注意深く抜歯し、フラップレスアプローチを行った。ペリオトームを口蓋側、近心側、遠心側に集中して慎重に徐々に根尖に動かすことで、唇側骨を損傷せずに抜歯することが容易になった。抜歯窩から肉芽組織をすべて取り除くためにサージカルキュレットを用いた。0.12％クロルヘキシジン溶液による局所の消毒を行い、そしてさらに抜歯窩を掻爬してから生理食塩水による徹底した洗浄を行った。

抜歯窩の視診によって、同時の修復が行える好ましい唇側の骨欠損が確かめられた。抜歯窩壁からは豊富な血流を示す十分な血管分布が観察された。唇側の骨欠損は、根尖から骨頂にかけてしだいに拡大していた。

それにもかかわらず、唇側骨頂の骨レベルにおいて骨欠損の近遠心幅は欠損スペース全体の近遠心幅の約1/3であり、隣在歯の骨幅には及んでいなかった。根尖方向の骨膜は無傷であったが、辺縁歯肉の青い変色部に一致して、抜歯窩の歯冠部に骨膜の裂開が観察された。フラップレスアプローチによるメンブレン併用サイトプリザベーション法（Sclar、1999、2003a、2003b）を唇側の骨欠損の修復に用いた。

サージカルキュレットと小型の骨膜剥離子で唇側骨欠損周囲の骨膜の伸展を慎重に行い、周囲約2mmまで拡げて骨膜下のパウチ形成を行った。そして、生体吸収性メンブレンを歯肉鋏によってトリミングしたのち、慎重に骨膜下のパウチ内に設置した。吸収置換率の低い多孔性ウシ海綿骨ミネラルをていねいに抜歯窩に填入し、メンブレンを設置した領域を手指で上から圧迫して維持した。それから、歯冠部の移植材の上を吸収性のコラーゲンプラグで被覆した。P3針に付いた5-0クロミックガットを用いて、軟組織とコラーゲンプラグを水平マットレスにて八の字に固定した。唾液を通さないよう、イソシアノアクリレート樹脂をコラーゲンプラグの表面に適用した（図4-14-6〜8）。

暫間義歯を調整して、歯間乳頭と辺縁歯肉に支持された広いコンタクトを持ち、抜歯窩側に2mmを超えないように延長したポンティックとした。術後すぐの状況を記録するため、X線を撮影した（図4-14-9）。患者には48時間は部分義歯を外さないよう指導し、最初の2週間は口腔衛生のために短時間だけ取り外すように指示した。

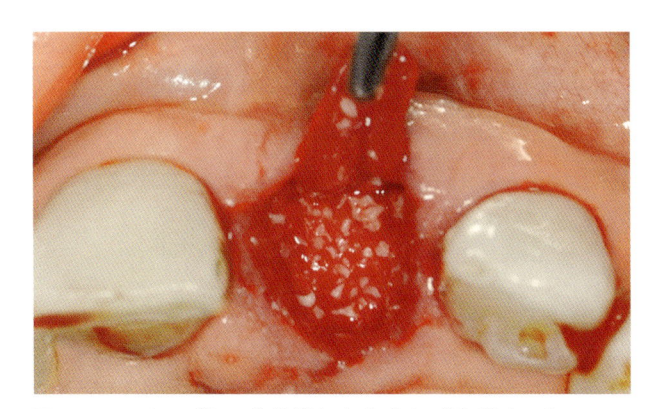

4.14　上顎左側中切歯部へのフラップレスでのインプラント遅延埋入

図4-14-6　メンブレンを併用したサイトプリザベーション：吸収性メンブレンを、唇側骨壁欠損周囲より2.0mmを超えて骨膜下に設置した。ウシ骨ミネラルは抜歯窩内でわずかに凝縮した。

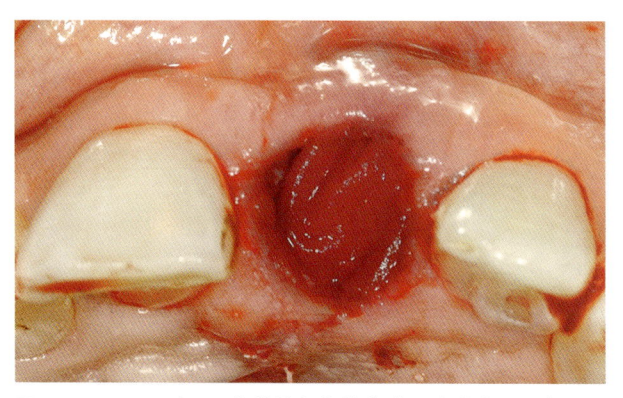

図4-14-7　メンブレンを移植した抜歯窩の上部（歯冠側）にかぶせるように適応した。

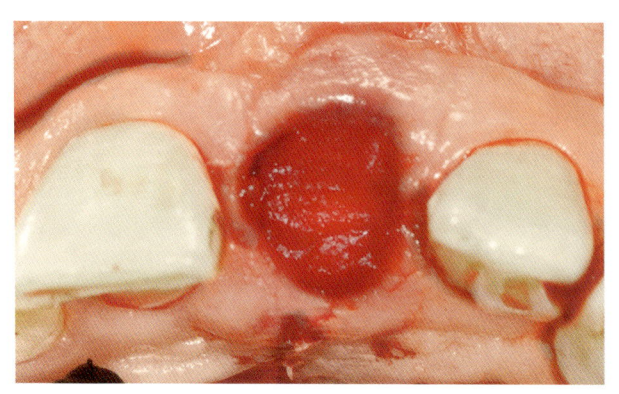

図4-14-8　軟組織を支持するためのコラーゲンプラグをメンブレン上に設置し、ポンティック下部の粘膜形態を作った。

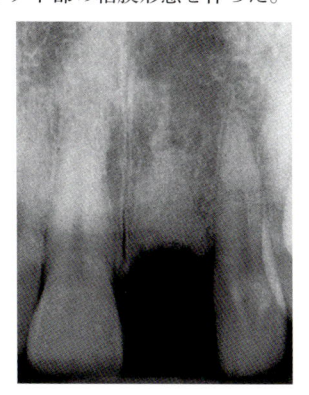

図4-14-9　術後のデンタルX線像。

4章 異なった埋入プロトコールに基づいた臨床ケース報告

　患者は16週後再評価のために来院した。臨床的およびX線的評価を行い、次の治療法がフラップレスアプローチによるインプラント埋入と同時の軟組織移植となることを確認した。予想したとおり、線維性の軟組織の治癒の結果、軟組織の欠損は明白であり、これは歯周組織の慢性炎症の解消後よくみられるものである（Sclar、2003b）。厳密には、組織の色調と、歯冠根尖的、唇舌的な幅が審美的および生物学的幅径を考慮すると十分でなかった。さらに、長期的安定性をもった満足のいく審美的結果を得るために結合組織が必要であった（図4-14-10a～c）。

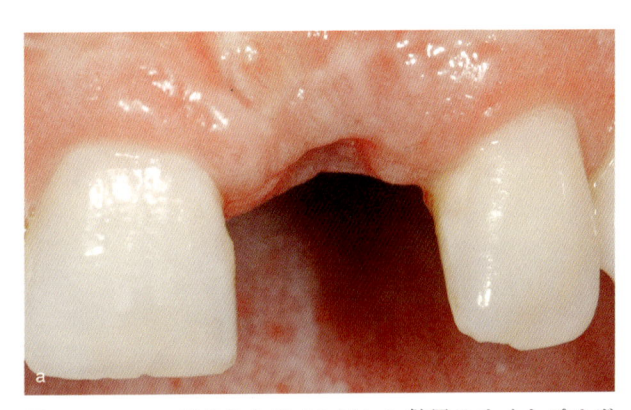

図4-14-10a～c　抜歯およびメンブレン併用のサイトプリザベーションより16週経過した術後像。軟組織欠損が観察される。軟組織移植はインプラント埋入時に、最小限の侵襲をもって達成されると思われた。

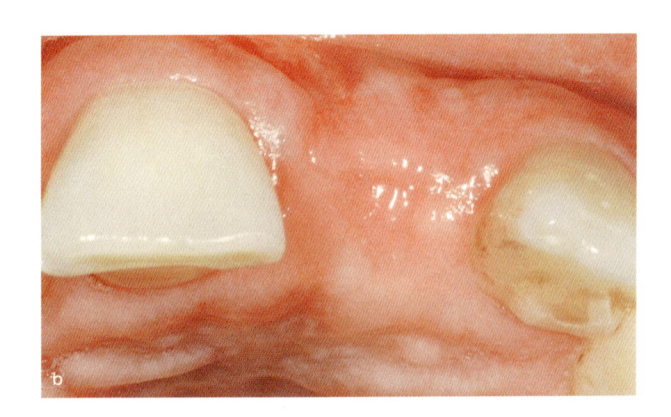

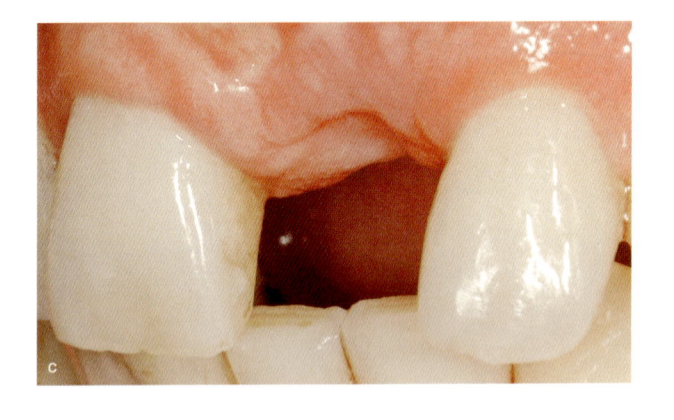

4.14 上顎左側中切歯部へのフラップレスでのインプラント遅延埋入

　最小限の侵襲により、口蓋半島状フラップ(Sclar、2003c)を形成しインプラント埋入を行う通路を作製した(図4-14-11)。

　この方法はフラップレスによるティッシュパンチ法と比較した場合、いっそう外部注水がしやすくなるだけでなく、より明視野での骨形成と審美的な位置への正確な垂直的インプラント埋入が可能になり、唇側のフラップの翻転を避けることができる。当該部位の骨再生は明白であり、唇側板は骨形成により物理的に損傷がないこと、出血によって生物学的にアクティブであることがわかった。多孔性の骨ミネラルの一部は外科用拡大鏡下で骨壁周囲に確認されたが、それらは骨器質内に囲まれていた。また、その顆粒は有意に小さくなっており、骨壁の軽度の掻爬では移植骨を除去することはできず、骨からの多量の出血によってもすぐれた骨再生が明らかであった。そして、ストローマンテーパードエフェクト(TE)インプラント(骨内直径4.1mm、長さ14mm、レギュラーネック補綴プラットフォーム径4.8mm)を三次元的に満足する位置、すなわち隣在歯の歯頸部より約1.0mm口蓋側で、隣在歯のセメント-エナメル境より1.0mm根尖側に埋入した。そして軟組織の移植を容易にするため、唇側にベベルの付いた3.5mmのヒーリングキャップを装着した。理想的な位置へのインプラント埋入と、適度な軟組織の厚さの不足が、咬合面観より明らかであった(図4-14-12、13)。

　切開し、骨膜上に受容部位のパウチ形成を行い、上皮下結合組織移植を行った。そして根尖部の縫合と、唇側にベベルの付いたヒーリングキャップ周囲で懸垂縫合を行い、移植片が動かないように固定した(図4-14-14)。

図4-14-11　口蓋側の半島状のフラップは、最小限の侵襲で行えるアプローチであり、ティッシュパンチによるアプローチと比べ、視認性もよく、外部注水も可能である。

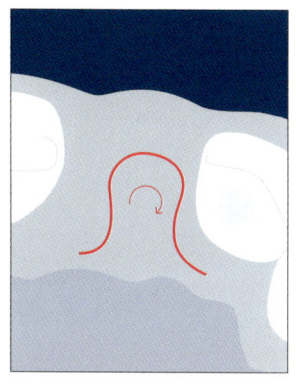

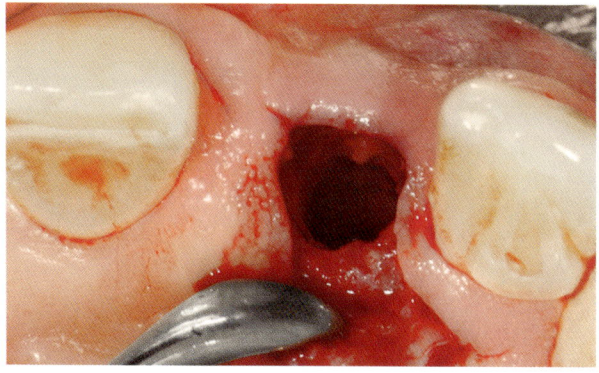

図4-14-12　埋入窩形成後の咬合面観。唇側骨壁欠損の良好な修復が認められる。

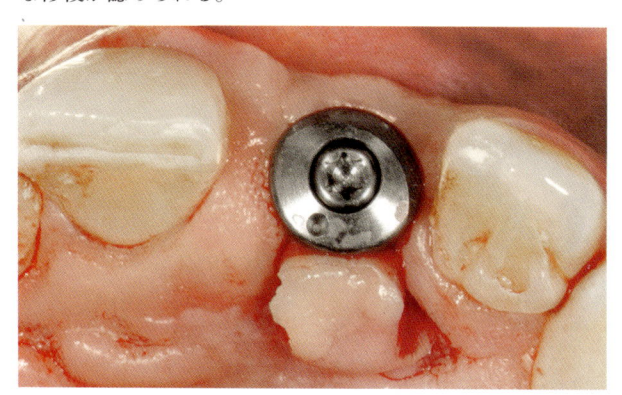

図4-14-13　咬合面観より、理想的な頬舌的位置に埋入されたインプラントと、審美性と生物学的幅径という観点からは、不適当な厚さの軟組織が認められる。

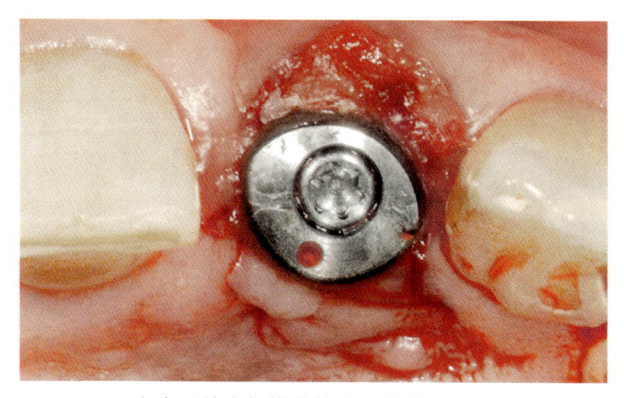

図4-14-14　上皮下結合組織移植片を骨膜上のパウチに固定した。

Volume 3 Implant Placement in Post-Extraction Sites

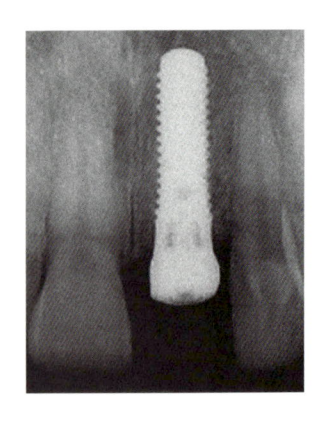

4章 異なった埋入プロトコールに基づいた臨床ケース報告

埋入後のX線にて、理想的なインプラントの位置および隣接歯間部の骨高さが観察された(図4-14-15)。

軟組織の成熟に12週かけた(図4-14-16)。その時のX線にて隣接歯間部の骨が維持されていることが確認された(図4-14-17)。

この時点でプロビジョナルレストレーションを装着し、その後、最終補綴物の形態になるよう修正を行った(図4-14-18)。

補綴物の形態修正後、プロビジョナルレストレーション装着8週後のX線にて、隣接歯間の骨の高さが生物学的に安定した状態になっていることを確認した(図4-14-19)。患者は最終補綴物の装着に同意した。

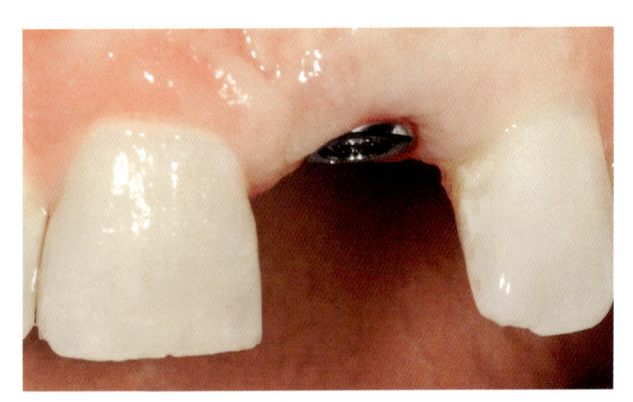

図4-14-15 埋入後のデンタルX線像。理想的なインプラント埋入位置と隣接する歯槽骨頂の高さが観察される。

図4-14-16 インプラント埋入および軟組織の造成後12週経過時の臨床像。軟組織の成熟化が観察される。

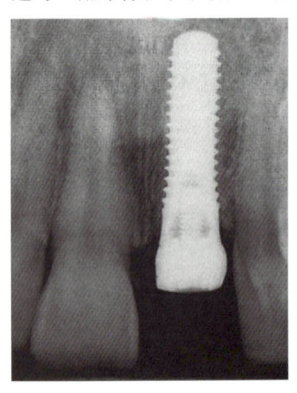

図4-14-17 インプラント埋入12週後のデンタルX線像。隣接する歯根間の安定した歯槽骨頂が観察される。

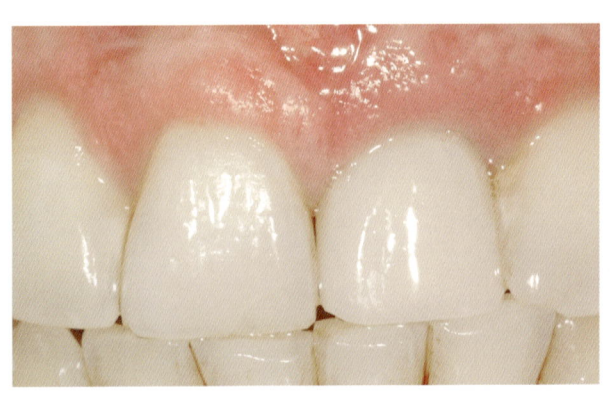

図4-14-18 プロビジョナルレストレーション装着直後、インプラント埋入12週後の臨床像。

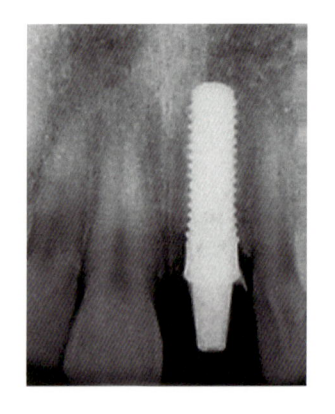

図4-14-19 プロビジョナルレストレーション装着8週後のデンタルX線像。隣接する歯根間の安定した歯槽骨頂が観察される。

最終補綴物装着4ヵ月後に患者は来院し、とても満足しており再び笑うことができるようになったと話してくれた（図4-14-20）。

前方からの生き生きとした笑みと口腔内面観から、天然歯と調和した左側中切歯へのインプラント治療が達成されたことが示された（図4-14-21、22）。

良好な歯肉の状態が明らかであり、歯冠の比率は患者の機能範囲内に維持されていた。負荷後6ヵ月、最終補綴物装着後4ヵ月のX線において、隣接歯間部の骨レベルの安定と機能による骨の石灰化の増大が確認された（図4-14-23）。

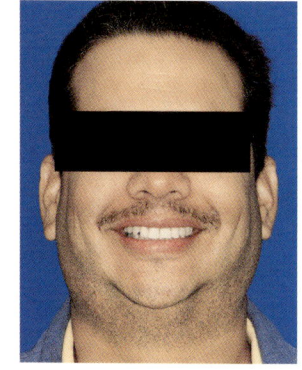

図4-14-20　最終補綴物装着4ヵ月後の臨床像。患者は再び自由に笑えるよう練習している。

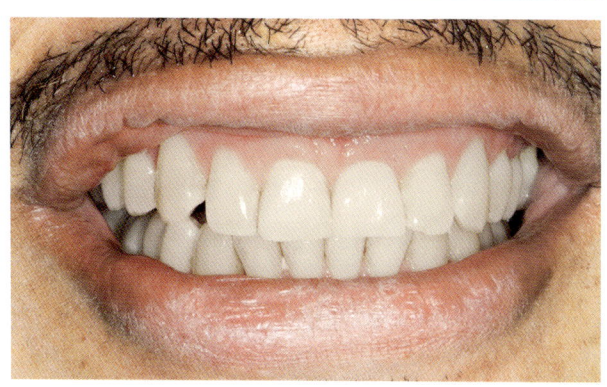

図4-14-21　最終補綴物装着から4ヵ月後に撮影された、生き生きとした笑顔のクローズアップ像は、審美性がきわめて重要である部分に対して、満足のいく結果となったことを示している。

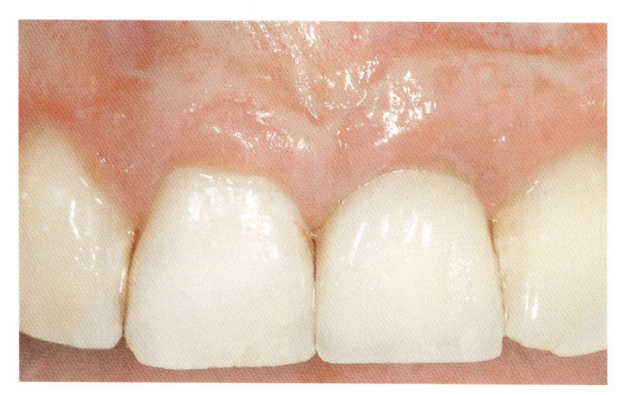

図4-14-22　最終補綴物装着から4ヵ月後の口腔内クローズアップ像。歯間乳頭形態の維持と上顎左側中切歯部の良好な軟組織再構築が観察される。

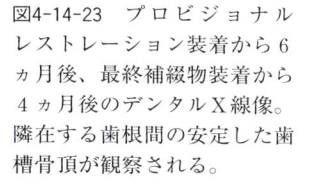

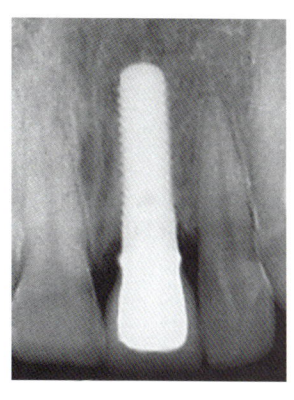

図4-14-23　プロビジョナルレストレーション装着から6ヵ月後、最終補綴物装着から4ヵ月後のデンタルX線像。隣在する歯根間の安定した歯槽骨頂が観察される。

4章 異なった埋入プロトコールに基づいた臨床ケース報告

審美的かつ生物学的に安定した状況が装着28ヵ月後の前方面観の写真とX線写真で確認された(図4-14-24、25)。

謝辞

補綴処置

Dr. Paul Benjamin - Miami, Florida, USA

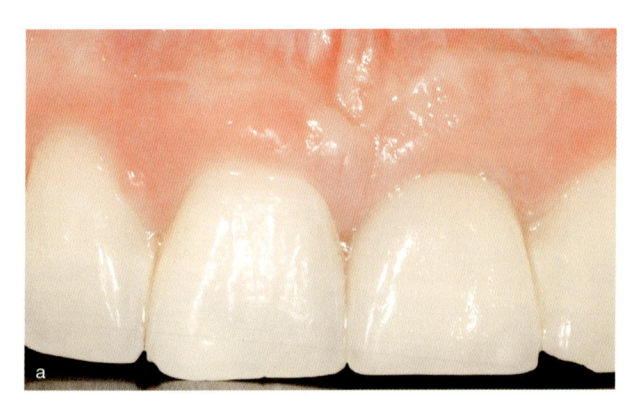

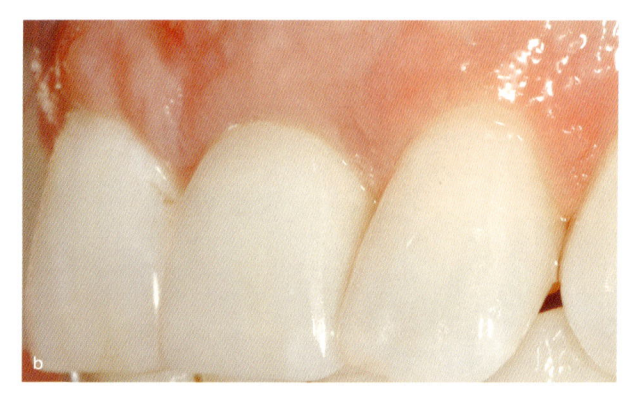

図4-14-24a、b　最終補綴物装着から28ヵ月後の安定した機能性と審美性の修復を示す口腔内のクローズアップ像。インプラント周囲組織の健全性、高さ、ボリューム、色調、豊隆は、隣在天然歯の周りの組織と調和しており、インプラント修復物も、天然歯の臨床的歯冠の色調、形態、質感、大きさ、光学的特性を模倣している。

図4-14-25　上顎左側中切歯部の審美的なインプラント最終補綴物装着から28週後のデンタルX線像。機能的および生物学的に安定を維持している。インプラント周囲歯槽骨の高さと隣接する歯根間の歯槽骨頂高さは、図4-14-23での最終補綴物装着4ヵ月後と比較して、それぞれ維持されている。

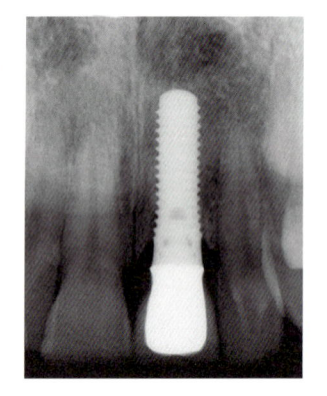

4.15　上顎左側中切歯部へのインプラント遅延埋入

S. Chen、A. J. Dickinson

　36歳の女性患者が上顎左側中切歯(21)の治療のために紹介されたが、その歯は破折していた。その歯は何年も無症状であったが、クラウンが緩みはじめ歯科医師に診査してもらうために来院した。左側中切歯と側切歯はともに何年も前に歯内治療を行っていた。患者の全身状態は健康で、非喫煙者であった。

　口腔内診査では、患者のリップラインは低位であり、笑ったときに前歯の歯冠半分のみが見える程度であった（図4-15-1）。

　左側中切歯のクラウンは隣在歯とコンポジットレジンで固定されており、歯肉に炎症が認められた（図4-15-2）。

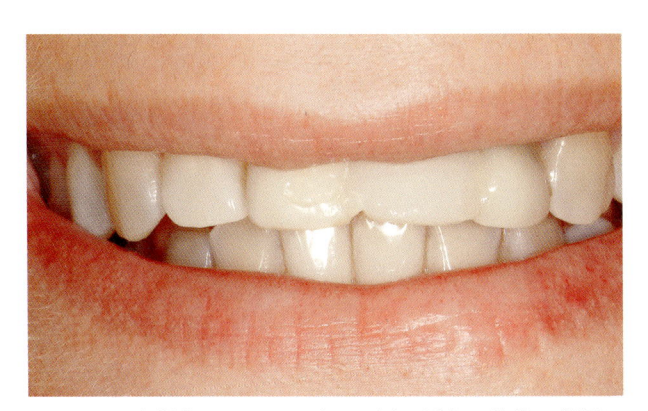

図4-15-1　中程度のスマイル時の口唇の写真。前歯の歯冠における半分のみが見えた。

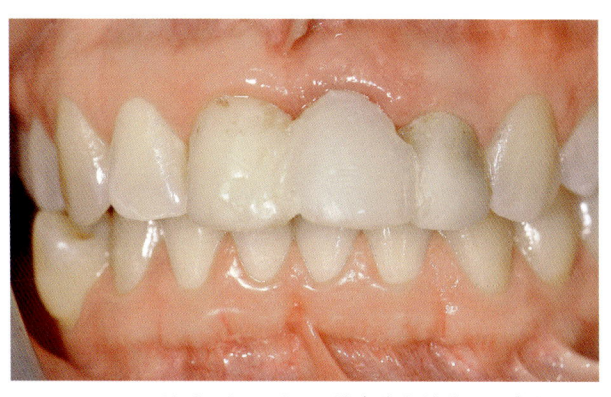

図4-15-2　コンポジットレジンで隣在歯と連結した左側中切歯の口腔内正面観。辺縁歯肉が炎症を帯びていた。フラット型の歯肉構造と中程度の厚さの組織のバイオタイプであった。

図4-15-3　左側中切歯の術前のX線写真。左側中切歯と側切歯は歯内治療を施されていた。大きな囊胞が存在し、左側中切歯の歯根が吸収している。左側側切歯の歯根は正常のようであった。

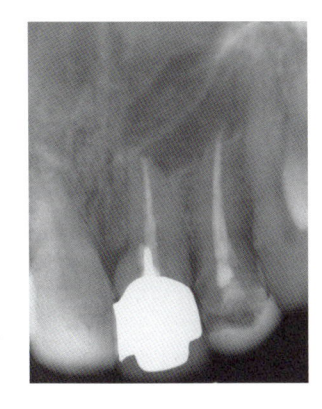

4章　異なった埋入プロトコールに基づいた臨床ケース報告

表4-15-1　この患者の審美的リスク評価（ERA）は低いから中程度を示す

審美的な リスクファクター	低い	中程度	高い
全身的な状態	健康な患者で、 正常な免疫システム		低下した免疫システム
喫煙習慣	非喫煙者	軽度の喫煙者 （＜10本/1日）	重度の喫煙者 （≧10本/1日）
患者の審美性への期待	小さい	中程度	大きい
リップライン	低い	中程度	高い
組織のバイオタイプ	低いスキャロップ、 厚い	中程度のスキャロップ、 中程度の厚さ	高いスキャロップ、 薄い
歯冠形態	方形		三角形
インプラント部位の 感染	なし	慢性	急性
隣在歯の骨レベル	コンタクトポイントから ≦5mm	コンタクトポイントから 5.5〜6.5mm	コンタクトポイントから ≧7mm
隣在歯の修復状態	天然歯		修復済み
欠損部の幅	1歯（≧7mm）	1歯（＜7mm）	2歯 もしくはそれ以上
軟組織の 解剖学的形態	完全な軟組織		軟組織欠損
歯槽頂の 解剖学的形態	骨欠損のない歯槽頂	水平性骨欠損	垂直性骨欠損

4.15 上顎左側中切歯部へのインプラント遅延埋入

深いポケットが歯の近心頬側中央に認められた。両隣在歯はコンポジットレジンベニアで修復されており、ポケットは正常であった。他の残存歯は健全であった。組織のバイオタイプは中程度であり、方形の歯冠形態であった。X線所見では、左側中切歯と側切歯に歯内治療が施されていることが観察された(図4-15-3)。

辺縁明瞭な大きい根尖病巣が認められ、左側中切歯の根尖は根吸収を引き起こしていた。根尖病巣は側切歯に及んでいたが、側切歯の根尖は正常のようであった。この検査結果から、左側中切歯の垂直的な歯根破折と歯根嚢胞の診断となった。

それから患者のERA評価を行い、低いから中程度のリスクと分類した(表4-15-1)。

さまざまな治療の問題点が考えられた。

・大きな骨欠損のため初期固定を得ることが難しいことから、即時のインプラント埋入(Type 1)もしくは早期のインプラント埋入(Type 2と3)は不可能であることが予想されたこと。
・嚢胞が左側中切歯に関係していることは明らかであったが、側切歯も嚢胞の原因であるかは不確かであったこと。
・炎症の拡大と深いポケットから、唇側の骨が広範囲に裂開した欠損になっていることがわかったこと。

これらの結果から、以下に示すようなリッジプリザベーションを併用した抜歯後の遅延埋入(Type 4)を提案した。

1. クラウンの除去と暫間的な可撤性の部分義歯装着
2. 左側中切歯の抜歯と嚢胞の摘出、そして側切歯の状態の評価
3. もし可能であれば、吸収置換率の低い骨補填材を用いてリッジプリザベーションのための骨移植を行うこと
4. (i)病変の治癒を評価し、(ii)移植骨の成熟を待つため長期の治癒期間を設けること
5. インプラントの埋入とインプラント支持の上部構造の製作

この治療計画は、SAC分類によると、複数回の外科的ステップ、リッジプリザベーションの必要性とそして骨欠損と側切歯の複雑な状況から、コンプレックス(complex)であることが予想された。

クラウンを除去し暫間義歯を装着した。治療当日、左側中切歯の唇側歯肉は腫脹していた(図4-15-4)。

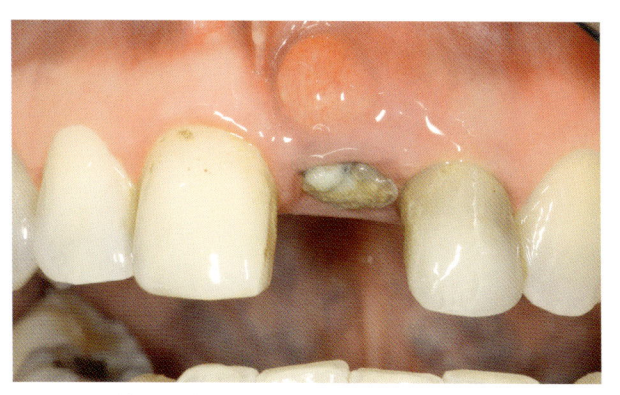

図4-15-4 抜歯直前の歯根の状態を示す唇側面観。唇側歯肉の腫脹が観察された。

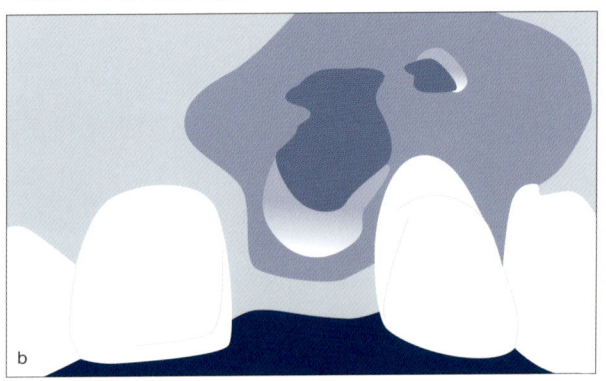

4章 異なった埋入プロトコールに基づいた臨床ケース報告

次に、局所麻酔下で唇側のフラップを翻転した。左側中切歯の歯根を抜去し、大きな囊胞を慎重に摘出したところ、大きな骨欠損は側切歯の唇側および根尖部に及ぶ大きい骨欠損が明らかとなった（図4-15-5、6）。

欠損内にある残留軟組織を注意深くすべて除去し、それから脱灰ウシ骨ミネラル（以下DBBM）（Bio-Gide, Geistlich）を移植した（図4-15-7）。

吸収性コラーゲンメンブレンをトリミングし、唇側の骨欠損を覆うように適合させた。メンブレンは抜歯窩を被覆し口蓋側に延長した（図4-15-8）。

フラップを歯冠側に伸展させ、創部の一次閉鎖を得た（図4-15-9）。

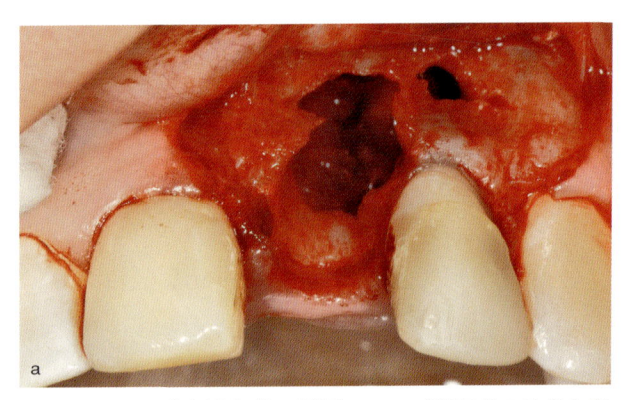

図4-15-5a、b　左側中切歯の唇側フラップ翻転後の抜歯と囊胞を摘出した際の術中写真。左側側切歯の唇側および根尖部と交通した骨欠損が観察される。

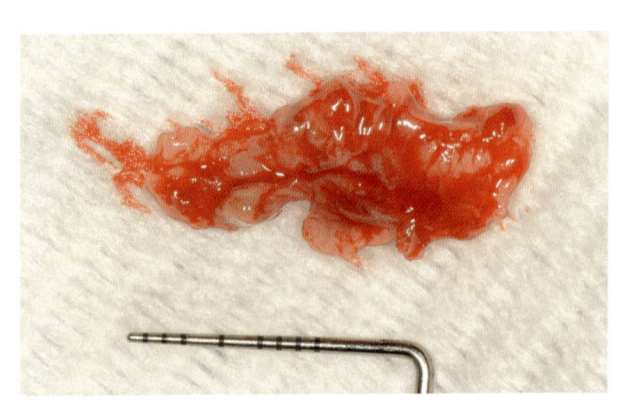

図4-15-6　摘出した囊胞写真。

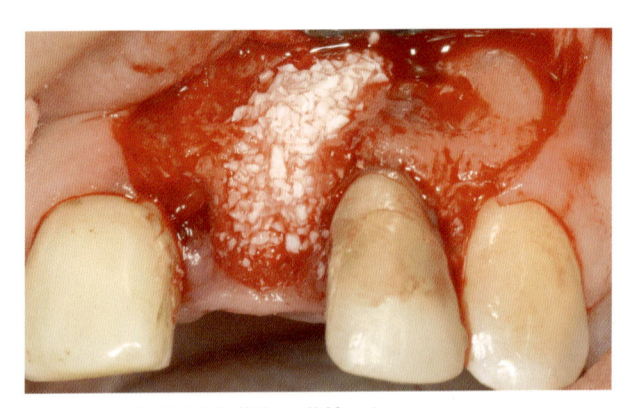

図4-15-7　DBBMを欠損部に移植した。

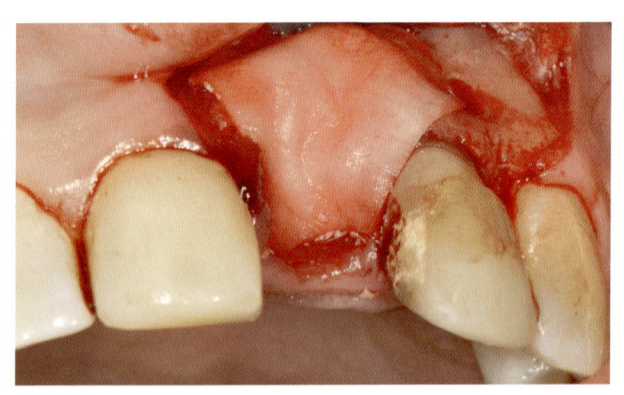

図4-15-8　吸収性コラーゲンメンブレンをトリミングし、欠損部と抜歯窩に適合させた。

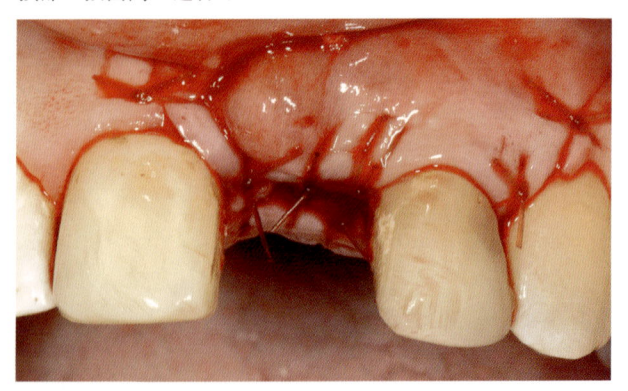

図4-15-9　歯冠側にフラップを伸展して一次閉鎖を行った。

治癒期間中は問題もなく経過した。術後8ヵ月後の臨床診査およびX線診査において、軟組織は良好に治癒し、移植部も良好なX線所見であることが確認された（図4-15-10～12）。

9ヵ月の治癒期間後、再び手術を施行した。フラップを翻転したところ、唇側骨壁の良好な改善と欠損部の回復が観察された（図4-15-13、14）。

ストローマンボーンレベルインプラント（骨内直径4.1mm、長さ10mm、レギュラークロスフィット補綴プラットフォーム）を埋入した（図4-15-15）。

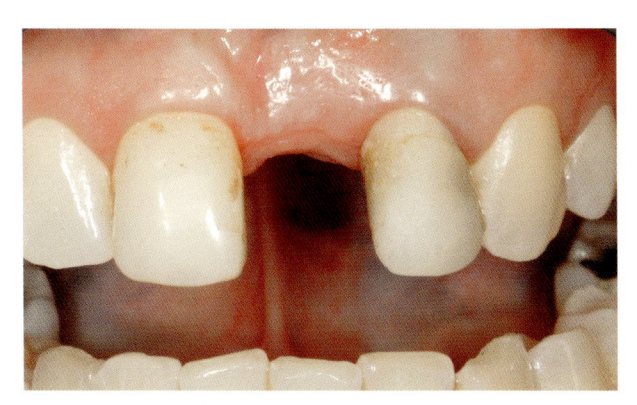

図4-15-10　8ヵ月の治癒期間後の唇側面観。粘膜は完全に治癒していた。右側中切歯と左側側切歯の唇側歯肉が1～2mm退縮しているのが明らかであった。

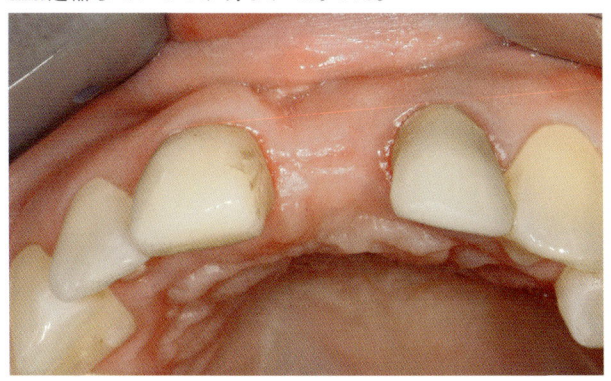

図4-15-11　8ヵ月の治癒期間後の左側中切歯部の咬合面観。

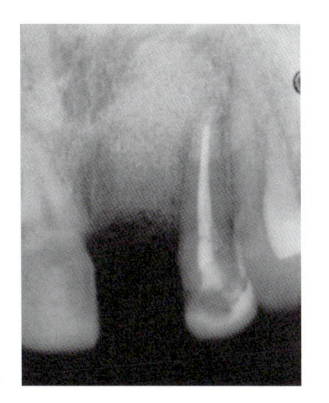

図4-15-12　抜歯および骨造成後8ヵ月のX線写真。DBBMの移植骨が欠損部にあることが明確に観察される。

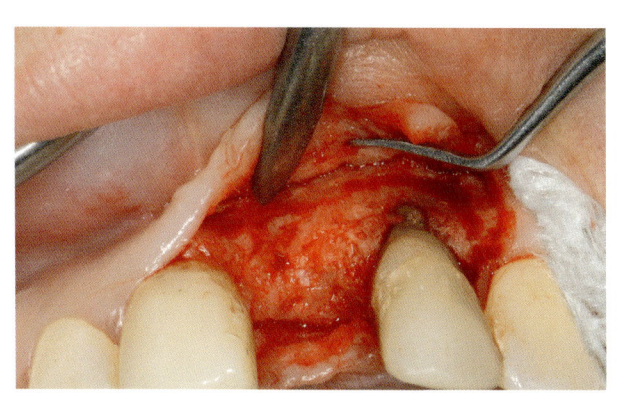

図4-15-13　手術後9ヵ月にリエントリーを行った際の術中写真。唇側の骨が完全に再生しているのが観察される。

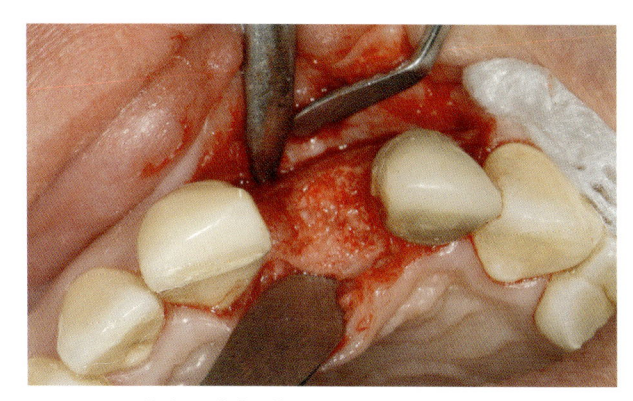

図4-15-14　術中の咬合面観。インプラント埋入のための十分な骨幅が観察される。

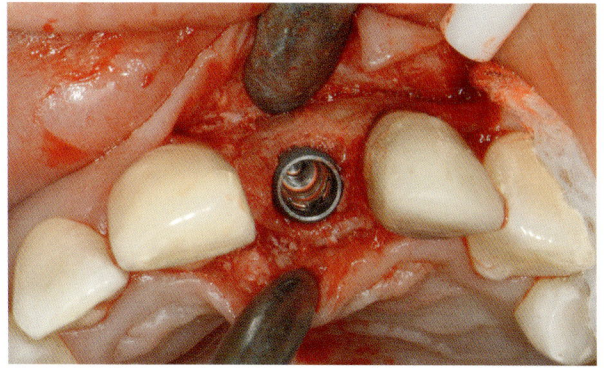

図4-15-15　インプラント埋入後の咬合面写真。

4章 異なった埋入プロトコールに基づいた臨床ケース報告

インプラントの唇側に小さな裂開が認められた（図4-15-16）。

内側性の封鎖スクリューをインプラントに装着し（図4-15-17）、それから結合組織を口蓋より採取した。顎堤の増大のために、インプラントショルダーの唇側面に移植した（図4-15-18）。創部を一次閉鎖した（図4-15-19）。

6週後、軟組織は治癒した（図4-15-20、21）。

この時点でインプラントの唇側に小さいフラップを形成し（図4-15-22）、ボトル状のヒーリングアバットメントを装着した（図4-15-23）。

その後、唇側のフラップを適合し、ヒーリングキャップ周囲に緊密に縫合した（図4-15-24）。

インプラント埋入8週後に、プロビジョナルクラウンを製作してインプラントに装着した（図4-15-25～27）。

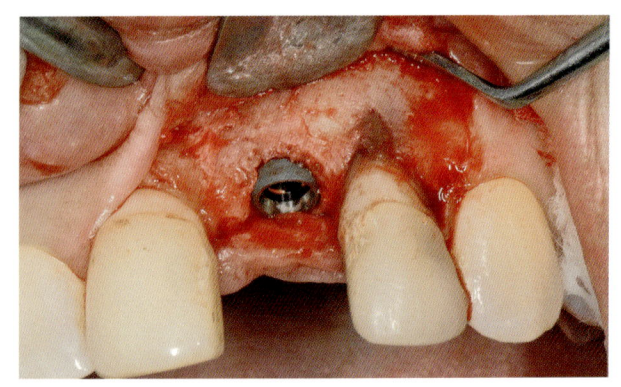

図4-15-16 インプラント埋入後の唇側面観。インプラントの唇側に小さな裂開が観察された。

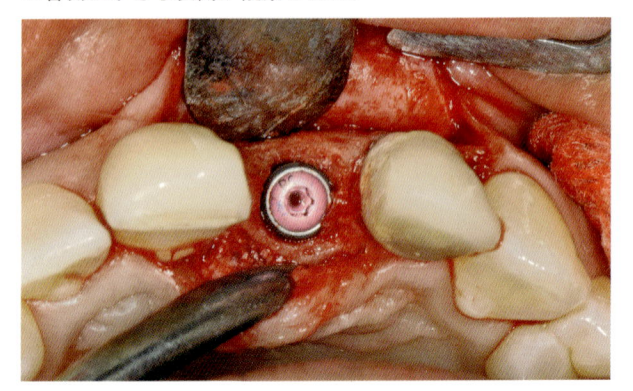

図4-15-17 インターナルの封鎖スクリュー装着後のインプラントの咬合面観。

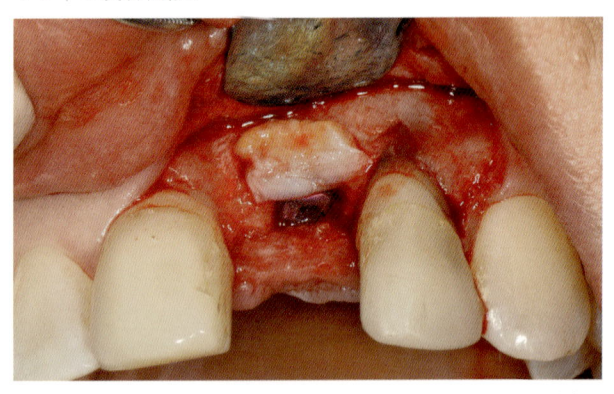

図4-15-18 カントゥアの拡大のためにインプラントの唇側部に結合組織移植を行った。

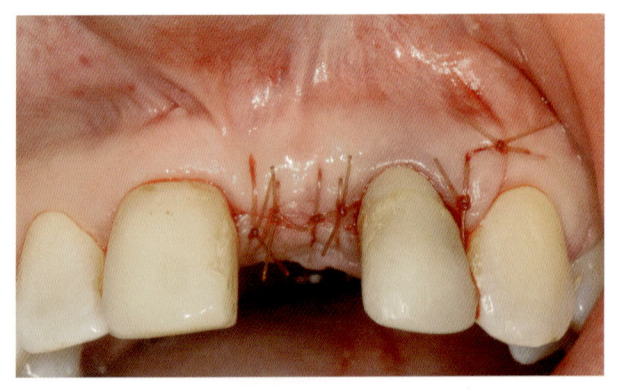

図4-15-19 創部の一次閉鎖をした後の咬合面観。

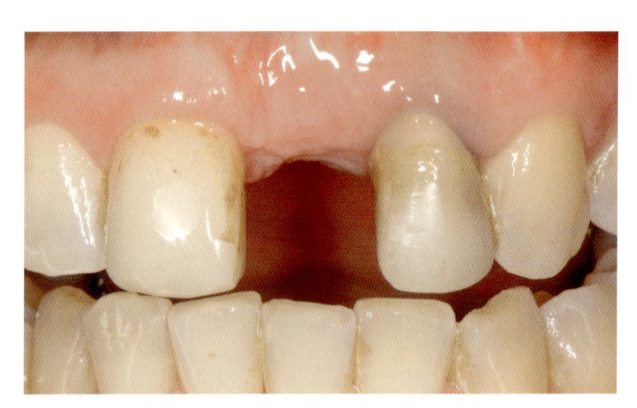

図4-15-20 術後6週の唇側面観。軟組織は治癒している。

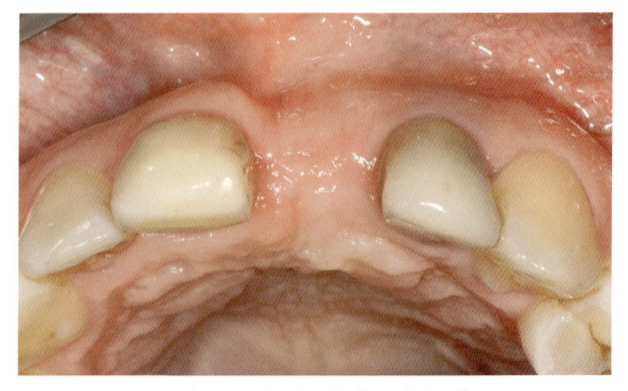

図4-15-21 インプラント埋入6週後の咬合面観。

4.15 上顎左側中切歯部へのインプラント遅延埋入

術後6ヵ月に、最終補綴物の製作を開始した。右側中切歯と左側側切歯には、以前唇側表面にコンポジットレジンベニアが接着されていた。これは、右側中切歯の捻転を人工的に改善したり、(以前行った歯内治療の結果として)変色した左側側切歯を覆い隠すために試みられた治療であった。喪失した左側中切歯の再治療もさることながら、右側中切歯と左側側切歯の修復も再検討することに決めた。

左側中切歯にインプラント支持のプロビジョナルクラウンを装着した後に、右側中切歯と左側側切歯のコンポジットレジンを除去し、右側中切歯はセラミックベニアの形成をし、左側側切歯はオールセラミッククラウンの形成を行った。

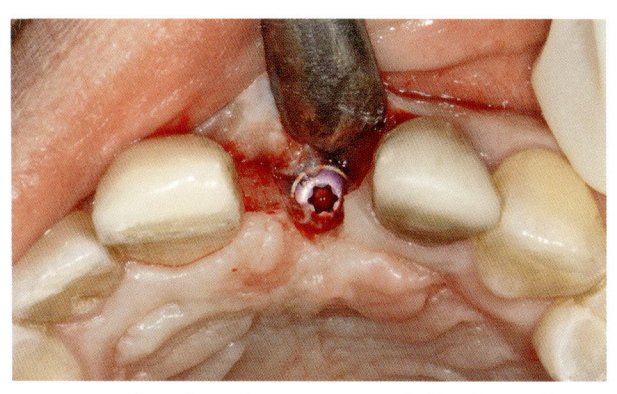

図4-15-22 インプラントへのアクセスを得るための小さいフラップの形成。

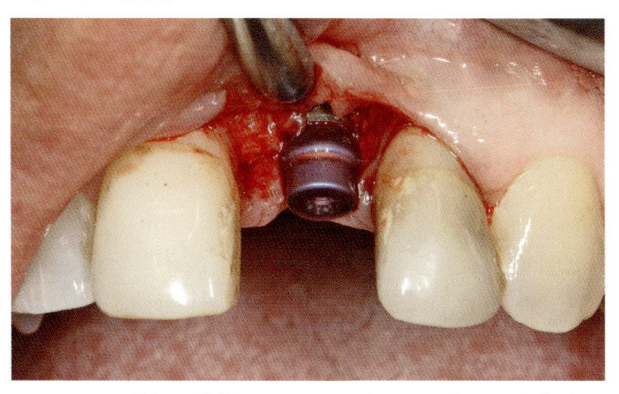

図4-15-23 ボトル形状のヒーリングアバットメントをインプラントに装着した。

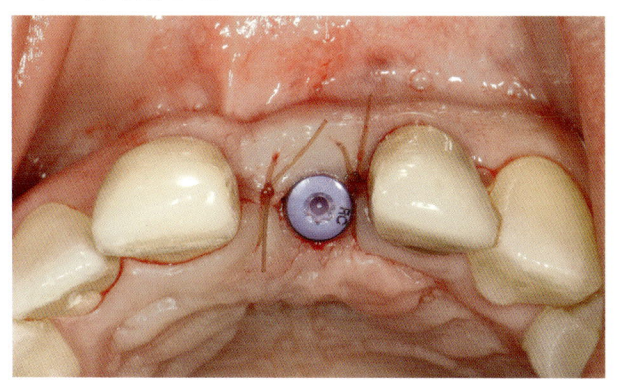

図4-15-24 ヒーリングアバットメント周囲に唇側のフラップを縫合させた後の左側中切歯部の咬合面観。

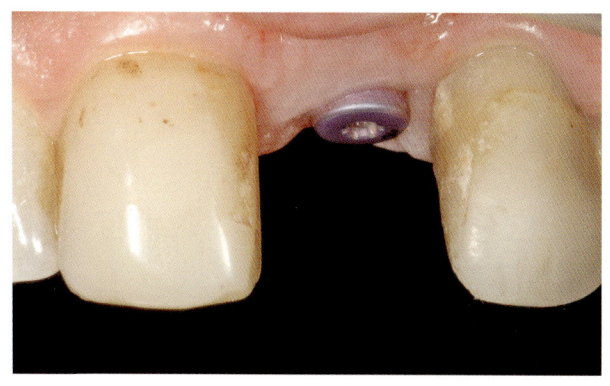

図4-15-25 プロビジョナルクラウン装着前、インプラント埋入8週後のインプラント埋入部位。

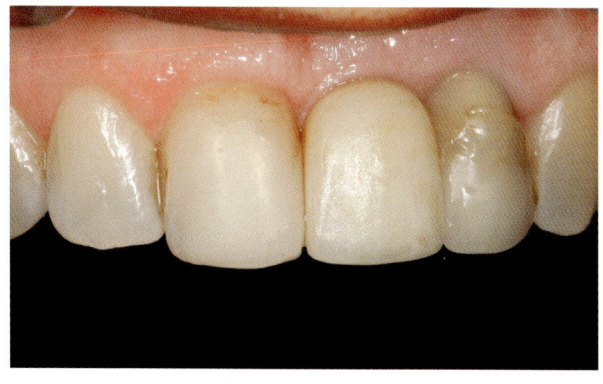

図4-15-26 インプラント埋入8週後にプロビジョナルクラウンを装着した。

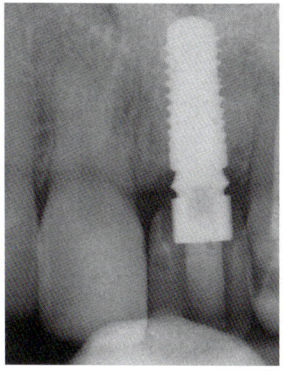

図4-15-27 インプラント埋入後8週、プロビジョナルクラウン装着後のX線写真。

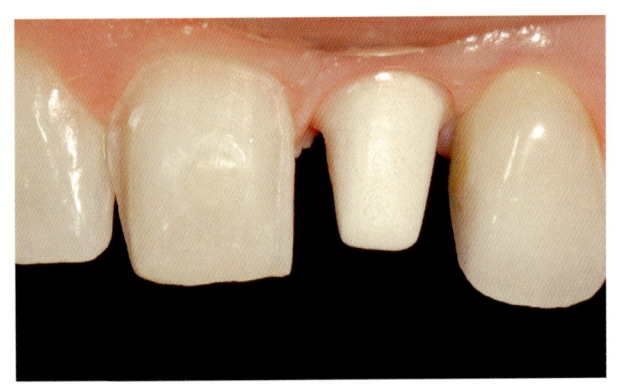

4章　異なった埋入プロトコールに基づいた臨床ケース報告

図4-15-28　カスタムのメタルセラミックメゾストラクチャーの唇側面観。左側側切歯にオールセラミッククラウン、右側中切歯にベニア修復の形成を行った。

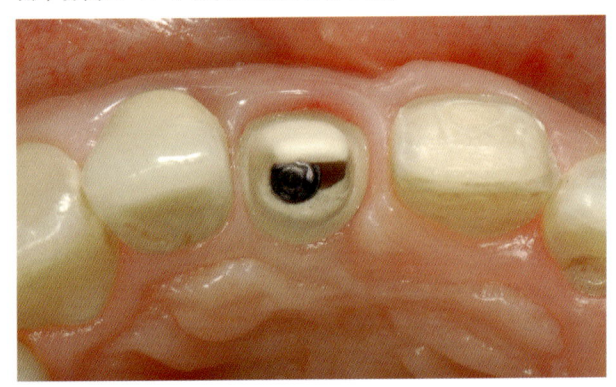

図4-15-29　カスタムのメタルセラミックメゾストラクチャーの咬合面観。

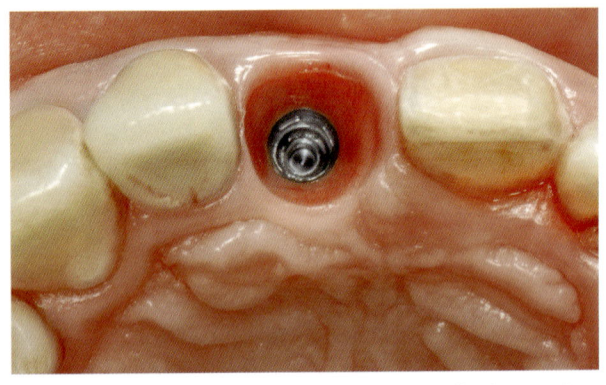

図4-15-30　カスタムのメタルセラミックメゾストラクチャー除去後のインプラント周囲粘膜の咬合面観。メゾストラクチャーによって適正な粘膜下のカントゥアと健全な粘膜が達成されている。

　近心側における軟組織のアタッチメントロスが存在する状況下で、左側側切歯に正しい歯冠形態を付与する適切な解剖学的カントゥアをもったジルコニアセラミッククラウンを製作し装着した。また、以前のレジン接着ベニアと比して唇側の膨隆をわずかに減少させたプレス加工のセラミックベニアを製作し、右側中切歯の唇側表面に接着した。

　ゴールドアバットメントを応用したカスタムのメタルセラミックメゾストラクチャーを用いたインプラント支持の最終修復物を製作した（図4-15-28～30）。このアバットメントは、適切な粘膜下組織の支持を得る設計がなされており、（歯冠修復にショルダーマージンを与える）粘膜のカントゥアに沿ってオールセラミックマージンを粘膜下約1mm下に設定した。メゾストラクチャーを設置して、35Ncmでスクリュー締結した。ジルコニア支持のオールセラミッククラウンを製作し、改良したグラスアイオノマーセメントを用いて、メゾストラクチャーに合着した。

インプラント手術後1年、インプラント周囲組織は健康で安定していた。良好な審美的結果が達成された（図4-15-31～33）。

謝辞

歯科技工所での工程

Galina Mitrofanova - Dental Technician, Advanced Prosthetic Technologies, Melbourne, Australia

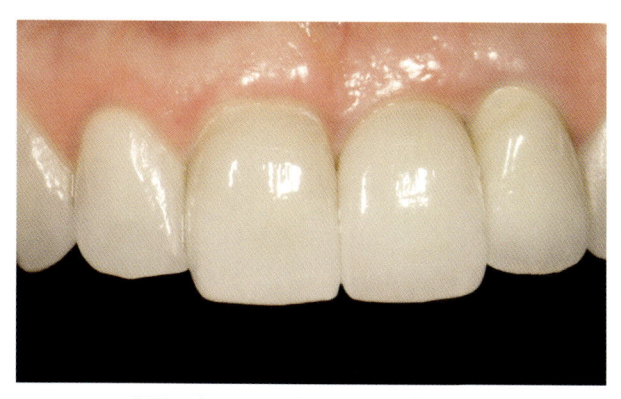

図4-15-31　術後1年のインプラント上部構造の唇側面観。

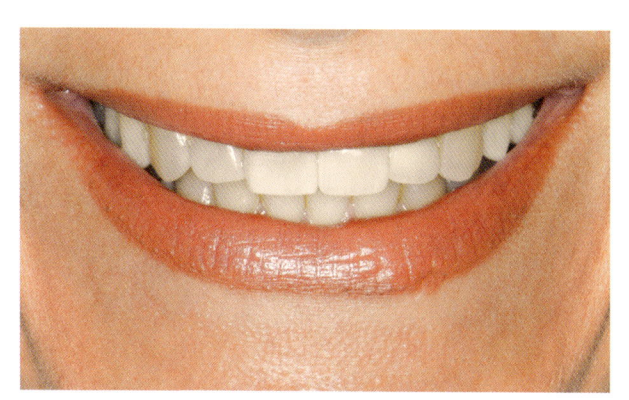

図4-15-32　インプラント術後1年の患者のスマイル。

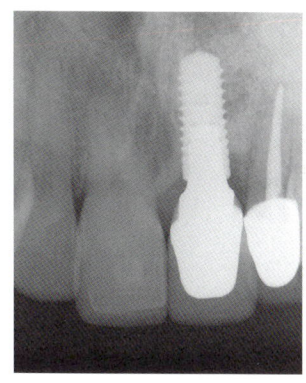

図4-15-33　インプラント術後1年のデンタルX線写真。

5章 合併症

Complications

S. Chen、D. Buser／(訳)船越栄次、安増一志、武井宣暁、下地史麻、笹田雄也、高尾康祐、山下素史、柴戸和夏穂、石川悠子、堀田慎一郎

5.1 抜歯部位へのインプラント埋入後の合併症

インプラント治療は、失われた歯を回復する、生存率の高い予知性のある治療法として広く認知されている。しかし臨床においては、生物学的、技術的、そして審美的な合併症に頻繁に遭遇することがわかってきた（Langら、2004）。これらの合併症の多くは、臨床医にはコントロールが不可能な患者に関連した因子によるものであり、例えば、治癒反応や、口腔衛生とメインテナンスに対するコンプライアンスのレベルが該当する。しかし、合併症やインプラントの失敗の中には、明らかに医原性因子によるもの（すなわち臨床医のエラーによって生じた合併症）がある。3章3.1で述べたように、臨床医の役割は、治療に対する患者の適性を評価すること、治療アプローチを推奨すること、そして適切な生体材料を選択することである。臨床医にはまた、期待される結果を得るのに必要な治療基準に則した治療方法を実施する責任がある。したがって、最小のリスクと合併症で最大の治療結果を患者に提供する最終的な責任は臨床医にある。

現実に臨床ではさまざまな問題や合併症に直面する。この章で提示する症例は、遭遇しうるさまざまな問題に焦点を当てている。最初の3症例は、インプラント周囲炎を引き起こした、抜歯後インプラントの症例であり、そのうちの2つは埋入後すぐに生じたもの、残りの1つは埋入後数年経過した後に生じたものである。その次の3症例は上顎前歯部への即時埋入インプラント（Type 1）に生じた審美的な問題点を示している。各症例では、考えられる病因と治療法を述べ、治療結果を提示している。

5.2 インプラント早期埋入後に生じたインプラント周囲炎

L. J. A. Heitz-Mayfield

　44歳の女性が、下顎右側第一大臼歯部のインプラント部位における疼痛と軟組織腫脹の診査および治療のため、歯周病専門医に紹介された(図5-2-1)。

　下顎右側第一大臼歯は、根管治療後に起こった破折により保存不可能であると考えられ抜歯された。歯科医師は、抜歯から約8週後に12mmのテーパードインプラント(NobelReplace、Tapered Groovy、TiUnite表面、Nobel Biocare)をフラップレスにて埋入した(図5-2-2、3)。

　インプラントは抜歯後早期(Type 2)に埋入された。インプラント埋入3ヵ月後、歯科医師が印象コーピングを取り付けた状態でデンタルX線写真を撮ったところ、支持骨の喪失を認めた(図5-2-4)。ヒーリングアバットメントを元に戻し、患者は診査のために歯周病専門医へ紹介された。

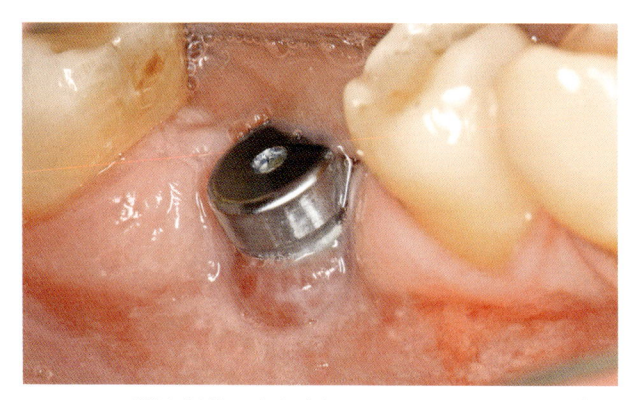

図5-2-1　下顎右側第一大臼歯部インプラントの周囲歯肉の腫脹と炎症。

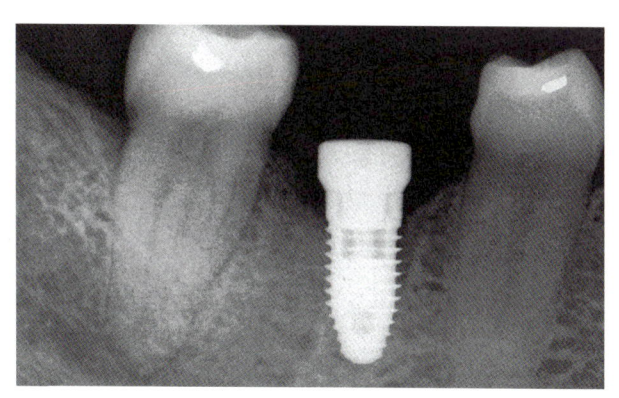

図5-2-3　下顎右側第一大臼歯抜歯から8週後のフラップレスサージェリー時のデンタルX線所見。

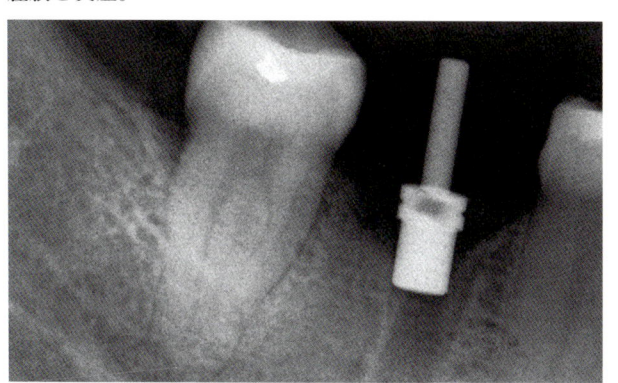

図5-2-2　インプラント埋入時のデンタルX線所見。

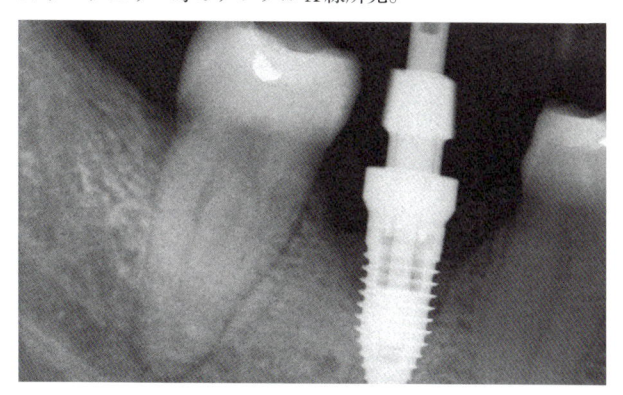

図5-2-4　支持骨喪失を示す下顎右側第一大臼歯部インプラントのデンタルX線所見。

5章　合併症

　患者は非喫煙者で歯周病の既往はなかった。彼女は免疫学者からシェーグレン症候群と診断され、口腔医学専門医へ口腔乾燥症の治療のために紹介されていた。また口腔粘膜の白板症も検査されており、刺激性の角化症と診断された。

　診査では以下のような臨床的、X線的所見が認められた。

- インプラント表面全体へのプラークの付着。
- インプラント全周囲でのプロービング時の出血。
- 排膿。
- プロービング値：近心頬側4mm、遠心頬側5mm、舌側2mm、頬側7mm。
- 頬側のインプラント周囲歯肉の腫脹。
- X線的骨吸収。近心および遠心の骨吸収4～5mm。
- 頬側角化歯肉<2mm。

　下顎右側第一大臼歯部インプラント周囲炎と診断し、次のような治療方法を患者に提示した。

1. インプラント除去、あるいは
2. 累積的防御療法(CIST)に則ったインプラント周囲炎の治療(Langら、2004)

　患者はインプラントを維持したいという強い意向であった。したがって、第二の治療方法(インプラント周囲炎の治療)を選択し、患者には長期的な予後は期待できないことを伝えた。

　次のような治療を行った。
1. 口腔衛生指導。
2. 浸潤麻酔下でのチタンコーティングされたキュレットによる、非外科的な機械的デブライドメント。
3. 非外科的治療3週後のアクセスフラップによる外科処置。肉芽組織の除去とチタンコーティングされたキュレットによるインプラント表面のデブライドメント。滅菌生理食塩水を用いたインプラント表面の徹底的な洗浄と汚染除去。
4. 1週間の抗生剤の全身投与。メトロニダゾール(400mg、1日3回)とアモキシシリン(500mg、1日3回)の併用。
5. 術後のクロルヘキシジン(0.2%)による含嗽。1日2回、4週間。
6. 4週までは毎週の術後管理、その後は3ヵ月に一度のメインテナンス。

　アクセスフラップによる外科処置時、頬側骨壁の消失が認められた。全周にわたるクレーター状の骨欠損(囲繞性の骨欠損)を認めた(図5-2-5)。4週までは毎週治癒状態を確認し、その間、患者は0.2%グルコン酸クロルヘキシジンによる含嗽を1日2回行った。1ヵ月後の来院時には、炎症と腫脹は消退しており、患者が疼痛を訴えることもなくなっていた。インプラント周囲歯肉は3mm退縮し、インプラントの粗面が露出していた(図5-2-6)。口腔衛生指導を強化した。

　3ヵ月後の来院時にはプロービング時の出血や排膿は認めず、3mmを超えるプロービングデプスは認められなかった。外科処置5ヵ月後、臨床的には安定しておりプロービング値は浅く、プロービング時の出血も認めなかった。X線的にはインプラントの近遠心にいくらかの骨再生が認められた(図5-2-7)。

　患者はその後プロビジョナルレストレーション製作のため、紹介元の歯科医師に戻した。インプラント周囲の状態のモニタリングは3ヵ月間を予定した。術後12ヵ月のメインテナンス時に、最終補綴物の装着が可能かどうかをインプラント周囲組織の状態に基づいて決定することとなった。

考察

　インプラント早期埋入(Type 2)後に生じたこの合併症は、埋入時に頬側の骨量が不十分であったため、その結果、頬側の裂開、インプラント表面への細菌増殖、そしてそれによるインプラント周囲炎が惹起されたと思われる。術前に三次元的なX線検査が行われなかったため、

5.2 インプラント早期埋入後に生じたインプラント周囲炎

インプラント埋入に必要な頬側の骨量の不足が診断されないままとなっていた（図5-2-8）。さらに、フラップレスによるインプラント埋入では骨壁の消失を確認することができず、同時に骨造成を行うこともできなかった。

この症例は、必要な骨量を評価するための適切な術前X線評価の必要性を浮き彫りにしている。またこの症例は、完全に治癒していないと思われる抜歯窩へのインプラント埋入におけるフラップレスサージェリーの潜在的な問題点を示している。

インプラント周囲炎の治療は5ヵ月後のメインテナンスの時点では成功しているが、このインプラントの長期的な予後は不明である。最近5年の前向き研究によると、インプラント周囲炎の治療は5年後の時点でわずか58％の成功率であったと報告されている（Leonhardtら、2003）。

臨床的推奨事項

・フラップレスサージェリーは治療に対するすべての条件が整っているときにのみ実施すべきである。これには次のようなことが含まれる。
　―インプラント埋入部位の骨壁の状態の把握や、重要な解剖学的構造の位置の特定のための正確な三次元的X線写真。
　―健全な骨壁。
　―インプラント埋入と同時に行う歯槽堤増大のための骨造成が必要でない。
　―X線所見上の骨壁を確認するための、外科処置前のボーンサウンディングが行われていること。
　―抜歯後に感染がないこと。
　―インプラントが正しい位置に埋入されたときに、十分な幅の角化歯肉がインプラント周囲に存在すること。

・臨床医は、これらの治療手技に熟練しておくべきである。

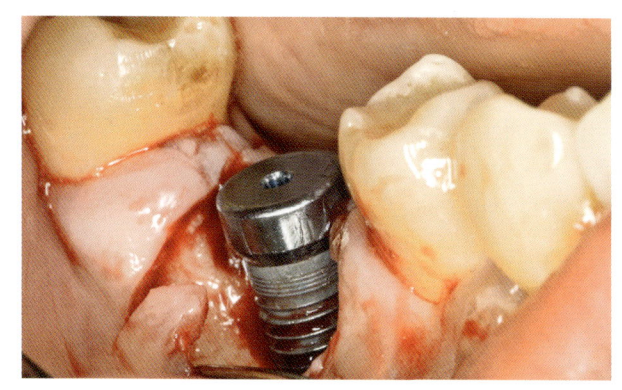

図5-2-5　フラップの翻転後に唇側の大きな裂開が認められる。

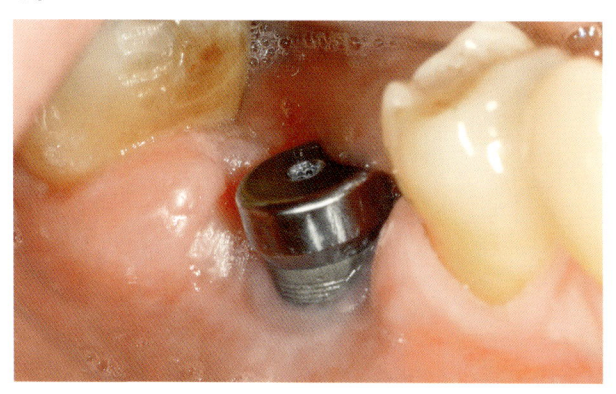

図5-2-6　インプラント周囲炎の治療から3ヵ月の下顎右側第一大臼歯部インプラントの口腔内写真。3mmの粘膜退縮が認められる。

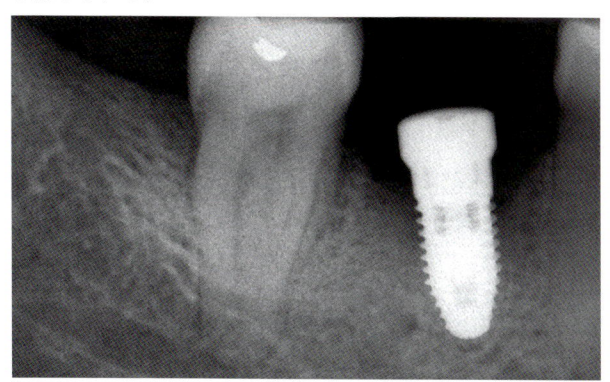

図5-2-7　インプラント周囲炎の治療から4ヵ月の下顎右側第一大臼歯部インプラントのデンタルX線所見。

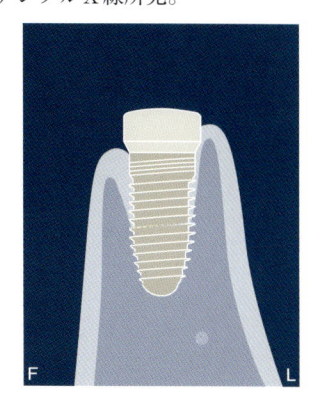

図5-2-8　抜歯後のインプラント早期埋入（Type 2）時の唇側骨壁の喪失を示す。

5章　合併症

5.3　即時埋入・即時修復したインプラント周囲の術後感染による喪失

D. Buser

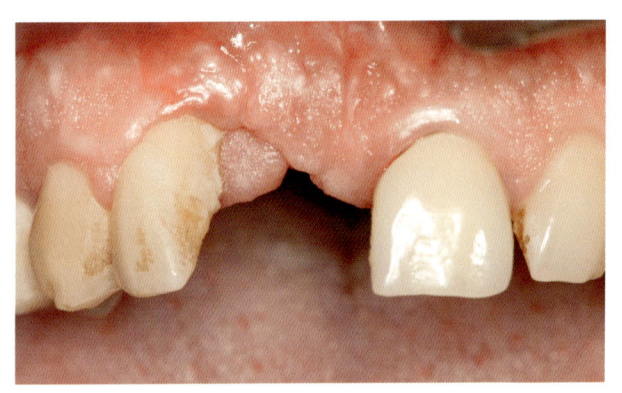

図5-3-1　来院時の上顎右側中切歯の唇側面観。著しい歯槽堤の欠損と上顎右側側切歯の近心乳頭部の欠損がみられる。

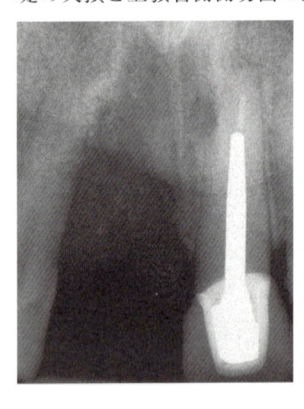

図5-3-2　最初のインプラントが失敗したときの上顎右側中切歯のデンタルX線写真。大きな骨吸収像が上顎右側側切歯部の根近心表面まで広がっている。

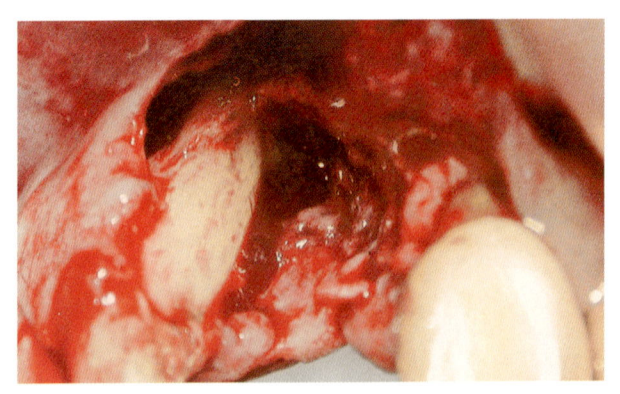

図5-3-3　骨造成時の上顎右側中切歯の術中写真。上顎右側側切歯近心面に骨欠損が認められる。

　35歳の男性が、上顎右側中切歯部の失敗したインプラントの術後処置のため歯学部口腔外科に紹介されてきた。そのインプラントには即時埋入（Type 1）と即時修復処置が行われていた。埋入と同時に骨造成も行われていた。術後すぐ感染が生じ、インプラントと暫間補綴物は緩み、撤去しなくてはならなくなった。この部位には著しい骨の喪失があった。歯科医師は骨移植術によって失われた組織を取り戻そうとしたが、成功しなかった。この時点で患者は管理のため口腔外科に紹介された。

　この患者は健康であったが、喫煙者であった（1日12本）。診査によって中程度のリップラインであり、組織の厚みは中程度のバイオタイプであるとわかった。上顎右側中切歯部の組織は著しく欠損していることがわかった（図5-3-1）。

　垂直的、水平的な歯槽堤の喪失があり、隣在歯の上顎右側側切歯の近心乳頭が喪失し、歯肉は退縮していた。上顎左側中切歯には根管治療がなされており、ポスト維持による全部被覆冠修復が施されていた。上顎右側側切歯は失活していた。インプラント撤去後のデンタルX線写真は、大きな欠損が側切歯の近心の歯根表面まで波及していることを示した（図5-3-2）。

　歯科医師から提供された骨造成時の術中写真から、唇側と口蓋側の大きな骨欠損を認めた（図5-3-3）。

さらに、隣在歯の近心の歯根全体とその根尖部は露出していた。術後のデンタルX線写真では、骨移植材と膜を固定するためのピンがみられた（図5-3-4）。

この移植はその後失敗した。インプラント治療前のデンタルX線写真は、上顎右側中切歯と側切歯の両方の隣接面の骨支持が正常であったことを示した（図5-3-5）。

その状態について患者と話し合い、以下の問題点が浮き彫りとなった。

・上顎右側側切歯の予後はホープレスである。
・上顎右側中切歯部の垂直性骨欠損が大きいため、後に審美的に良好なインプラント治療を行えるように、その部位を再建するのは非常に困難である。
・上顎左側中切歯は良好な骨支持があり、根尖病変は存在しない。

これらの問題点をふまえて以下の治療計画を提案した。

1. 上顎右側側切歯を抜歯し、角化歯肉の幅を増やすために遊離歯肉移植を行う。
2. 上顎右側側切歯部にインプラントを早期埋入（Type 2）し、同時に骨再生誘導法を行う。上顎右側中切歯部には主に軟組織をサポートするために垂直的な歯槽堤の造成を行う。
3. 適切な治癒期間の後にリエントリーを行う。
4. インプラントと天然歯を連結し、固定性補綴物で修復を行う（上顎右側側切歯部のインプラントと、上顎左側中切歯）。
5. 上顎右側中切歯部のポンティックの軟組織の豊隆が十分でない場合、さらに軟組織を移植することを検討する。

患者から同意を得た後、フラップを翻転せずに上顎右側側切歯を抜歯した（図5-3-6）。

遊離歯肉移植片を口蓋から採取後、抜歯窩を覆うように設置し、縫合した（図5-3-7）。

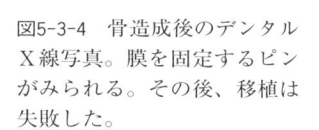

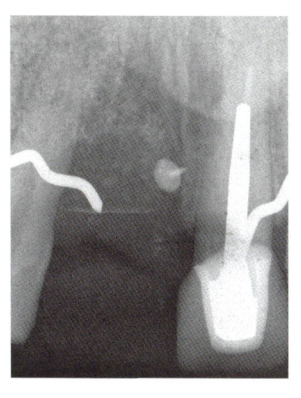

図5-3-4　骨造成後のデンタルX線写真。膜を固定するピンがみられる。その後、移植は失敗した。

図5-3-5　治療前の上顎右側中切歯と側切歯のデンタルX線写真から、隣接面の骨支持が正常であることがわかる。

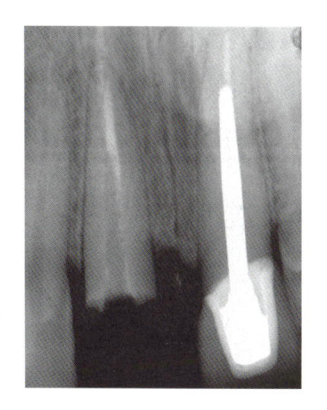

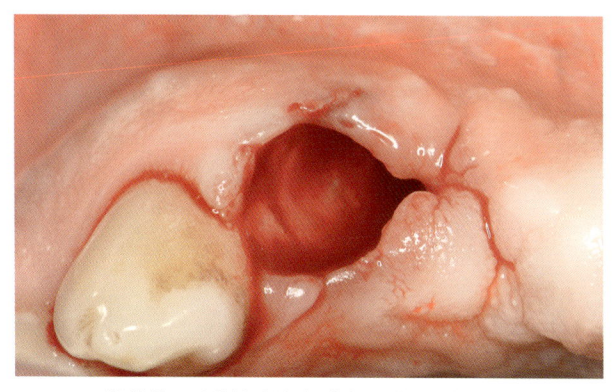

図5-3-6　抜歯後の上顎右側側切歯部の咬合面観。

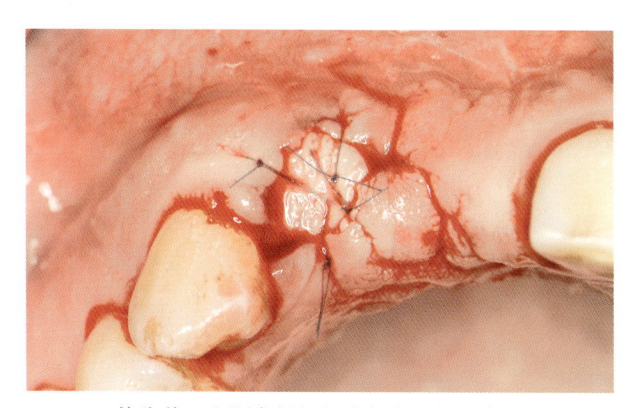

図5-3-7　抜歯後の上顎右側側切歯部を遊離歯肉で被覆した。

5章　合併症

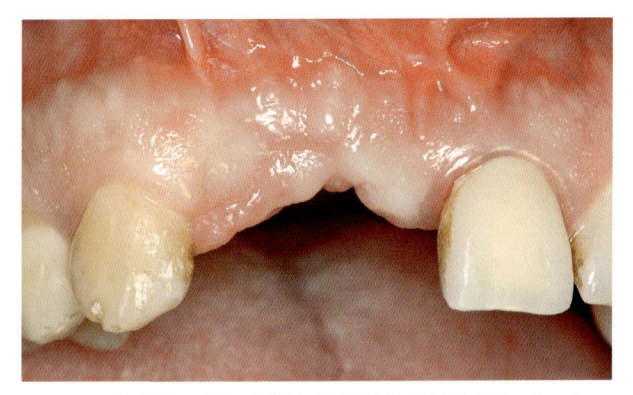

図5-3-8　抜歯後8週、上顎右側側切歯部は治癒していた。上顎右側中切歯部組織の垂直性欠損がみられた。

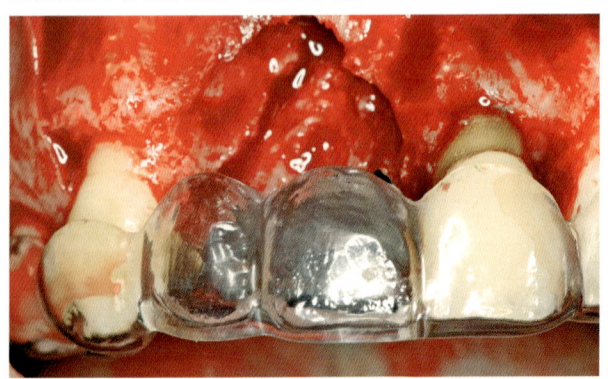

図5-3-9　サージカルステント装着時の口腔内写真。上顎右側中切歯部唇側に著しい垂直性骨欠損がみられた。口蓋側にも同程度の垂直性骨欠損があった。

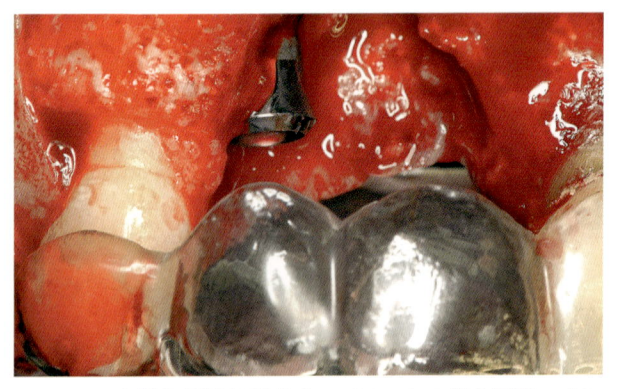

図5-3-10　上顎右側側切歯部インプラントの術中写真。インプラントの近心面は歯冠側の半分露出していた。

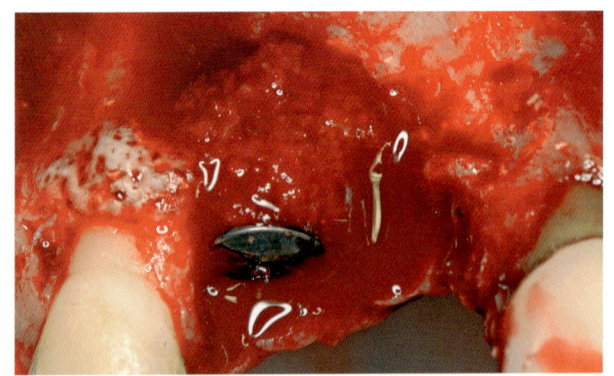

図5-3-11　自家骨片を露出したインプラント表面の被覆に使用した。

8週後抜歯窩は治癒した（図5-3-8）。

唇側と口蓋側のフラップを翻転し、その下の骨や欠損部を露出させた（図5-3-9）。

上顎右側中切歯部の唇側と口蓋側壁に約5〜7mmの垂直的な貫通性骨欠損がみられ、鼻口蓋管にまで広がっていた。SLA表面のストローマンスタンダードインプラント（骨内直径4.1mm、長さ12mm、レギュラーネック補綴プラットフォーム4.8mm）を、サージカルステントをガイドとして上顎右側側切歯部に埋入した。インプラントショルダーは、ステントに示してある将来的なマージンより3mm根尖側に位置しなければならない。このような歯冠根尖的ポジションにすることで、近心面のSLAの微小粗面はほとんど骨内に位置していた（図5-3-10）。

近心側の骨欠損は局所から採取した自家骨を移植して造成した（図5-3-11）。骨の高さを得るために、除タンパクウシ骨ミネラル（以下DBBM；Bio-Oss Collagen, Geistlich）のブロックを上顎右側中切歯部に使用した（図5-3-12）。

DBBMのブロックと骨片の唇側をDBBM顆粒（Bio-Oss, Geistlich）で覆い（図5-3-13）、その上からバリアとしてコラーゲンメンブレンで被覆した。（図5-3-14）。

手術を完了するにあたって、骨膜を切開し、テンションフリーで創面の一次閉鎖を行った（図5-3-15）。

欠損が広範囲に広がっていたため、治癒期間は5ヵ月とした（図5-3-16）。

パンチアウト法で上顎右側側切歯部のインプラントを露出させ、ヒーリングキャップを付けた。その後修復を開始した。インプラントと歯を連結する固定性補綴物（FDP）を製作し、患者に装着した（図5-3-17〜19）。

ポンティック部分の軟組織の豊隆は理想的ではなかったが、患者はさらなる軟組織の手術はしないと決めた。治療後3年のメインテナンスでは、初めの状態が重症で

5.3 即時埋入・即時修復したインプラント周囲の術後感染による喪失

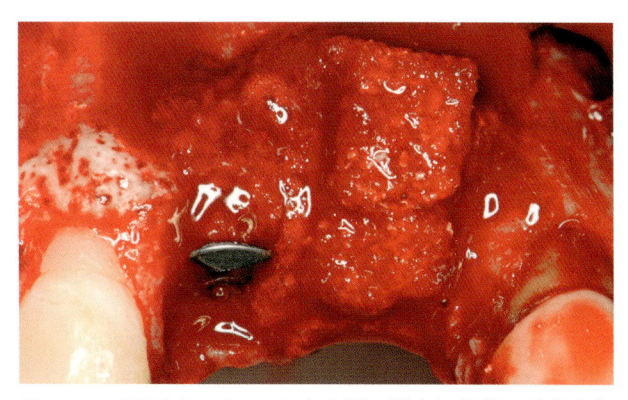

図5-3-12 DBBMのブロックを上顎右側中切歯部の垂直的な骨造成に用いた。

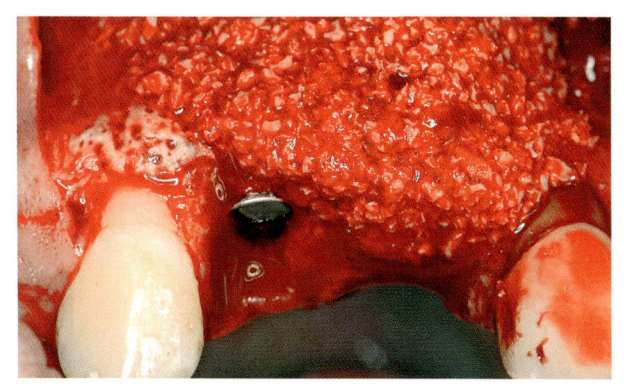

図5-3-13 DBBMの顆粒を上顎右側側切歯と中切歯部の表面に移植した。

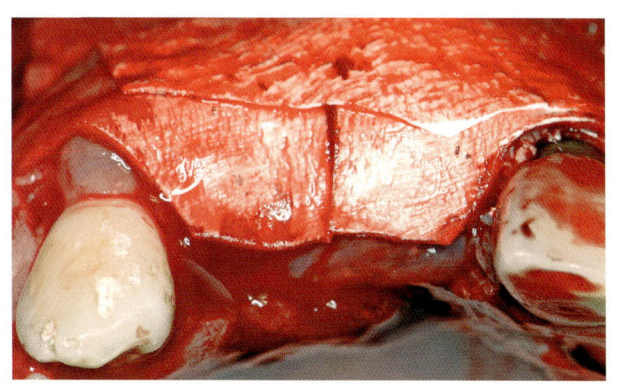

図5-3-14 吸収性のコラーゲンメンブレンを移植片の上にトリミングし適応させた。

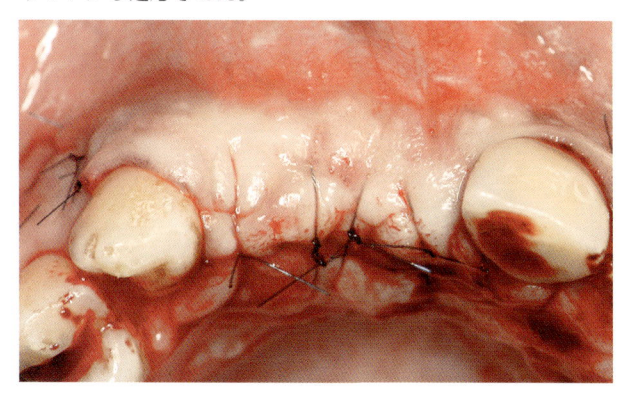

図5-3-15 創面はテンションフリーの一次閉鎖により縫合された。

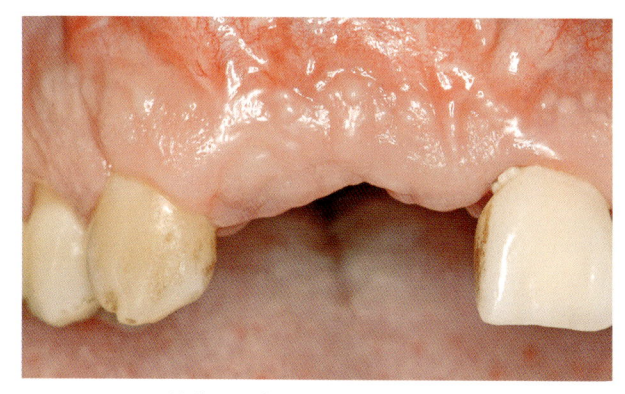

図5-3-16 5ヵ月後、歯肉は十分に治癒していた。上顎右側中切歯部の歯槽頂の垂直的増大が得られた。

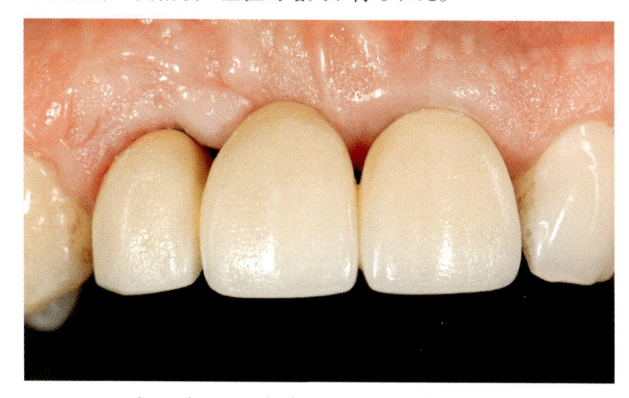

図5-3-17 インプラント(12)と天然歯(21)支台の3歯メタルセラミッククラウンブリッジの唇側面観。

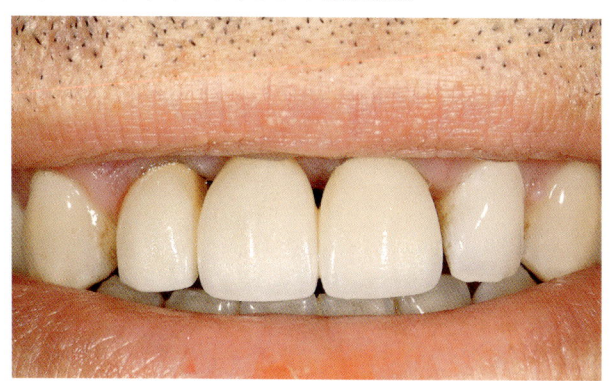

図5-3-18 最終補綴物装着時のスマイル写真。

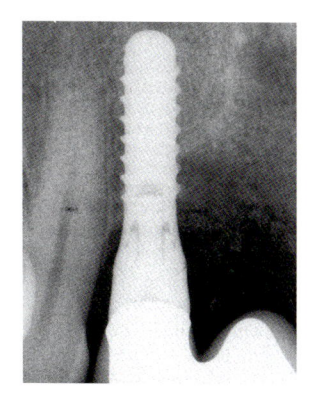

図5-3-19 インプラント(12)と垂直的骨造成部(11)のデンタルX線写真。

5章　合併症

あったことを考慮すると、満足のいく治療結果であった。（図5-3-20〜22）。

考察

このケースはインプラント即時埋入（Type 1）即時修復処置後の、インプラント周囲の感染による重篤な合併症について述べている。治療前のデンタルX線写真から上顎右側中切歯と側切歯の両隣在歯の骨支持が正常であったことがわかる。したがって、上顎右側側切歯の喪失は術後の感染が直接的な原因であったことがわかる。いくつかの因子が、（a）隣在歯の喪失と、（b）術者にとって、対処するうえで最悪の状況（側切歯を含む2歯連続欠損）を引き起こす原因となったのかもしれない。

審美領域における単独歯欠損修復において「即時埋入-即時修復処置」は複雑な治療法であると考えねばならない。いくつかの前向き研究では生存率が92.5％〜100％と報告されている（Kanら、2003；Locante、2004；Baroneら、2006；Degidiら、2006）。それゆえ、この方法で埋入されたインプラントは、ある割合で失敗すると予想される。そして審美的な問題でインプラントを喪失するというリスクがある。

患者が喫煙者であるため、合併症ならびにインプラント失敗の危険性がある（Strietzelら、2007）。選択された治療法は患者の治癒能力を超えていたのかもしれない。

最初の感染が波及した後、どの時点でインプラントを除去したかは不明である。もう少し遅かったら、さらに感染が隣接する組織に広がっていたかもしれない。この症例では、側切歯を破壊するまで感染が長期間持続していたに違いない。

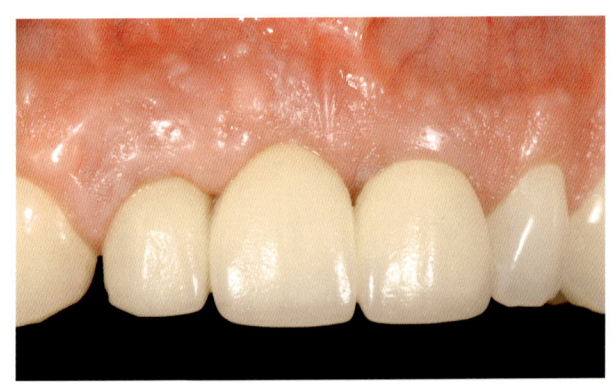

図5-3-20　治療後3年の診査では、インプラントと天然歯を連結した補綴物（FDP）は良好な結果を示している。ポンティックの長径はわずかに長い。最初の欠損部の状態から考えると、患者はとても満足している。

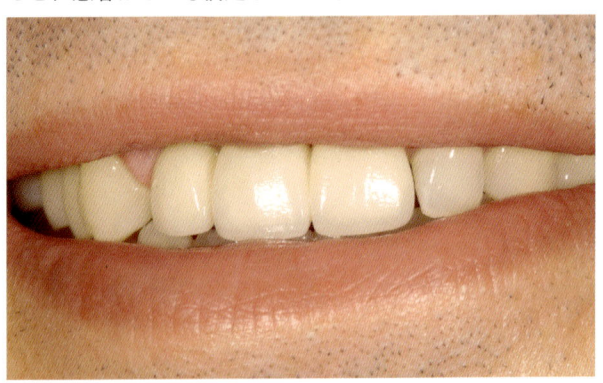

図5-3-21　患者は中程度のスマイルラインである。

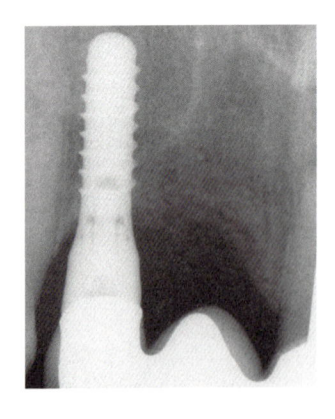

図5-3-22　広範な感染による最初のポンティック部の骨欠損はかなり大きかったが、3年後のデンタルX線写真は安定した骨レベルを示している。

> **臨床的推奨事項**
>
> ・即時埋入-即時修復処置はすべての状態が良好なときのみに行うべきである。これには以下のような低いリスクファクターが含まれる。
> —健康な非喫煙者。
> —低いリップライン。
> —厚い組織のバイオタイプ。
> —抜歯時に厚みがある唇側骨。
> —抜歯窩に感染がない。
> —単独歯欠損。
> —良好な咬合状態。
>
> ・術者はこうした要求の高い手術では、適切な形態のインプラント（スレッドインプラント、ワイドプラットフォーム／ワイドネックでないインプラント）を用いて、良好な初期固定が得られる正しい三次元的なインプラント埋入に熟達していなければならない（Buserら、2004）。

5.4 即時埋入から3年後のインプラント周囲炎

S. Chen

53歳女性の患者が、下顎左側第二小臼歯にインプラント支台の修復治療を受けるために来院した。クラウンは破折により喪失し、残根状態であった（図5-4-1、2）。

残存歯根に新しくポスト維持による全部被覆冠修復を行っても、構造上良好な予後が見込めなかった。隣在歯には根管治療がなされており、ポスト維持による全部被覆冠修復が施されていた（図5-4-3）。患者は健康で、非喫煙者であった。

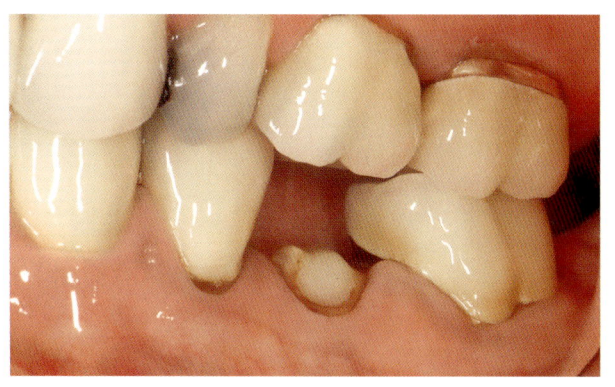

図5-4-1　残根状態の下顎左側第二小臼歯の術前頬側面観。唇側歯肉縁の強いスキャロップに注目。

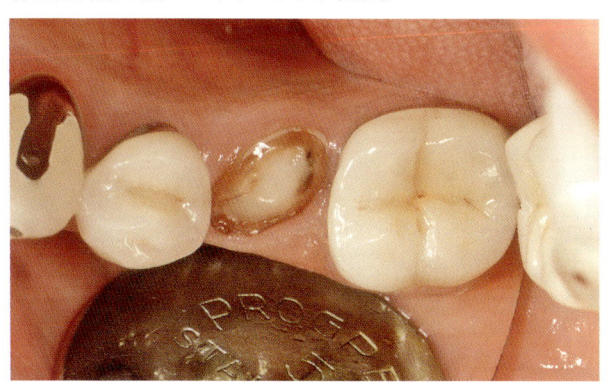

図5-4-2　下顎左側第二小臼歯の術前咬合面観。

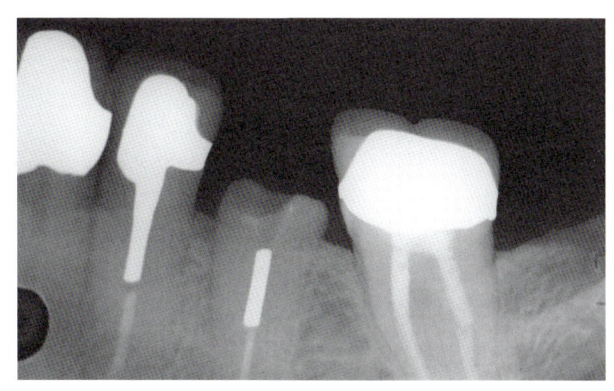

図5-4-3　術前の下顎左側第二小臼歯のデンタルX線所見。

5章　合併症

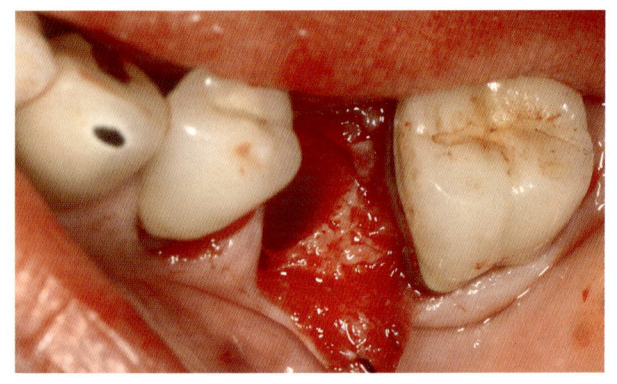

図5-4-4　フラップを翻転し、下顎左側第二小臼歯を抜歯した後の術中写真。抜歯窩の唇側中央の骨壁の垂直的な高さが、遠心や舌側の骨壁よりも低い。

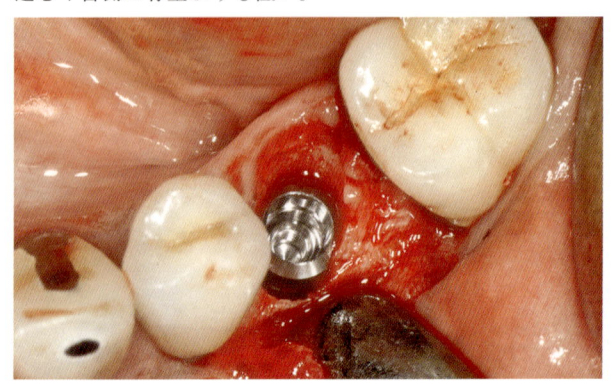

図5-4-5　インプラント埋入後の咬合面観。

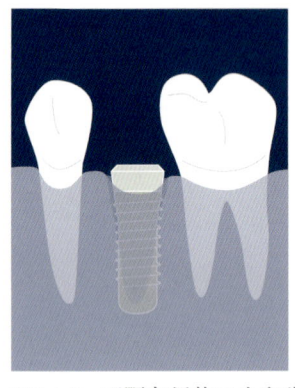

図5-4-6　下顎左側第二小臼歯部へのインプラント埋入後の図。抜歯窩の近心、遠心、舌側の骨壁が唇側に比べて高い。インプラントの研磨加工表面と粗糙表面の境界は頬側骨壁の中央部に位置していた。

下顎左側第二小臼歯の残根を抜去し、インプラントを抜歯窩に即時埋入する治療計画を立てた（Type 1）。歯肉翻転の後、下顎左側第二小臼歯を注意深く抜去した（図5-4-4）。

頬側は骨壁が薄く中央の骨が近心、遠心、舌側の骨壁より根尖側に位置しており、際立ったスキャロップを呈していた。抜歯窩を掻爬した後、SLA表面のストローマンテーパードエフェクト（TE）インプラント（骨内直径4.1mm、長さ10mm、レギュラーネック補綴プラットフォーム4.8mm）を埋入した（図5-4-5）。

粗糙表面と研磨加工表面の境界が頬側の中央部骨頂に位置するようインプラントを埋入した（図5-4-6）。

頬側のマージナルギャップが幅2mmに満たなかったので、骨造成は行わなかった。ヒーリングキャップ装着後吸収性糸を用い、単純縫合にてフラップを閉じた（図5-4-7）。

術後1ヵ月のデンタルX線上の支持骨像は良好であった（図5-4-8）。

2ヵ月の治癒期間後、修復処置を行った。メタルセラミッククラウンをソリッドアバットメントにセメント合着した。臨床診査では、辺縁歯肉は健常で、プラークコントロールも良好であった（図5-4-9、10）。

インプラントのデンタルX線所見として、わずかな辺縁骨吸収と、近遠心の骨縁下欠損を認めた（図5-4-11）。

2年時リコールにてインプラントの遠心面にわずかに腫脹を認めた（図5-4-12）。

インプラント周囲の頬側ポケットは4mmに増加し、プロービング時には出血が認められた。デンタルX線写真上では、遠心面の骨縁下欠損幅がわずかに大きくなっていた（図5-4-13）。この時点で患者に症状はなかった。インプラント周囲ポケットをカーボングラファイトキュレットで掻爬し、患者のプラークコントロール指導を強化した。

インプラント修復から3年半のリコール時に、患者が頬側歯肉の圧痛と腫脹を訴えた（図5-4-14）。

5.4 即時埋入から3年後のインプラント周囲炎

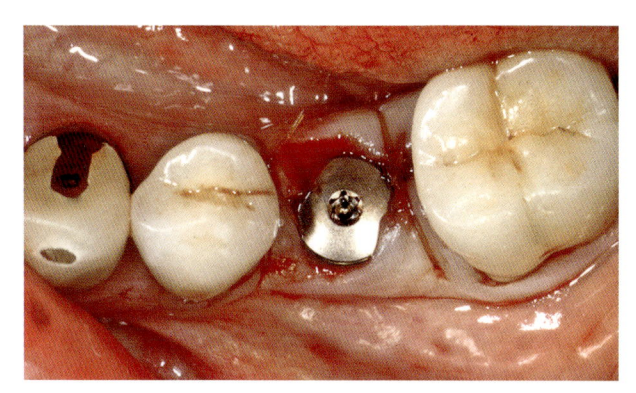

図5-4-7 ヒーリングキャップ装着と、フラップ閉鎖後の咬合面観。

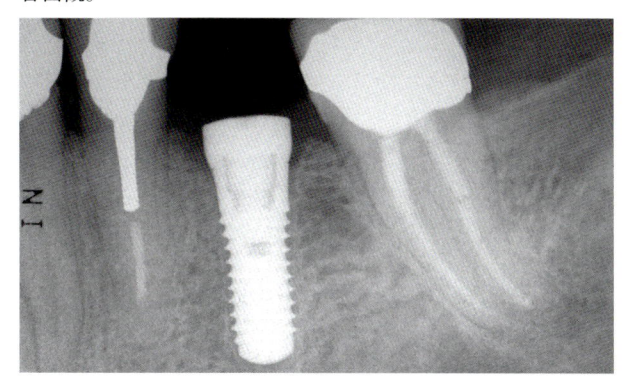

図5-4-8 術後1ヵ月の下顎左側第二小臼歯部インプラントのデンタルX線所見。

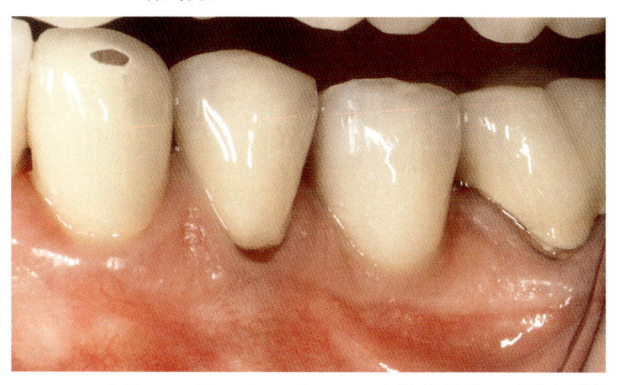

図5-4-9 術後3ヵ月のインプラント支持修復物の頬側面観。プラークコントロールは非常に良好で、辺縁歯肉は健康であった。

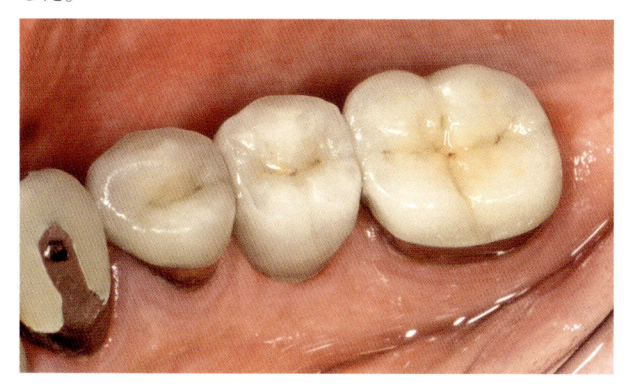

図5-4-10 術後3ヵ月のインプラント支持修復物の咬合面観。

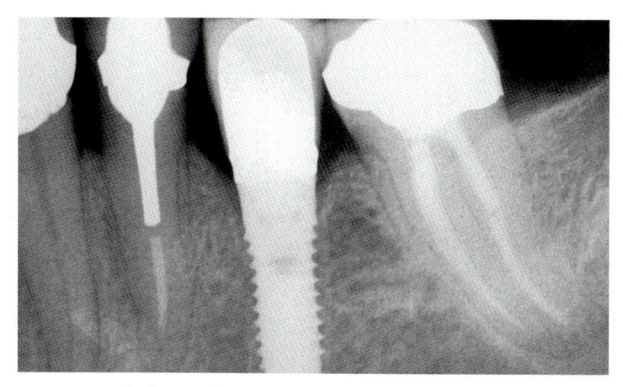

図5-4-11 術後3ヵ月での下顎左側第二小臼歯部のインプラント支持修復物のデンタルX線写真。

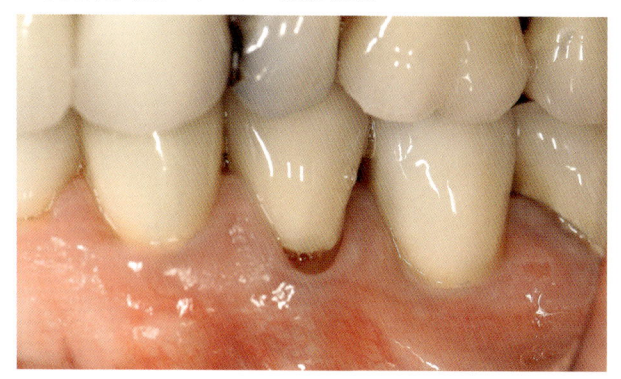

図5-4-12 修復処置から2年後のインプラントの頬側面観。遠心面の歯肉にわずかな腫脹が認められた。

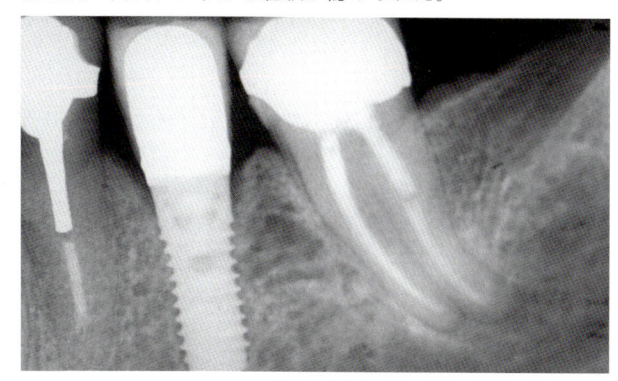

図5-4-13 修復処置から2年後の下顎左側第二小臼歯部インプラントとクラウンのデンタルX線写真。インプラントの遠心面にわずかな歯槽骨喪失が認められた。

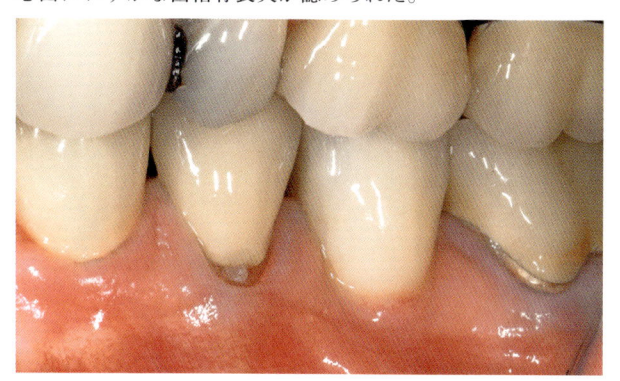

図5-4-14 クラウン装着後3年のインプラント頬側面観。患者は頬側歯肉の圧痛を訴えた。

5章　合併症

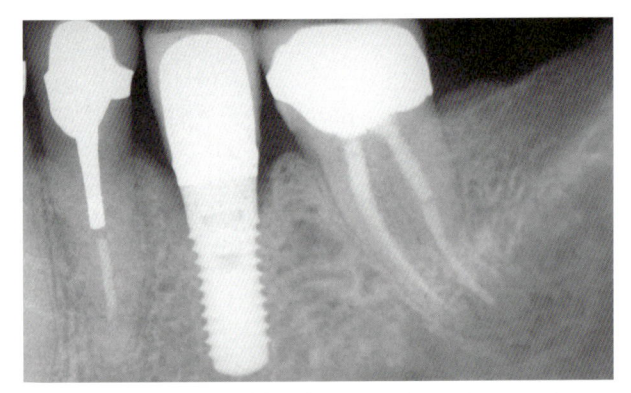

図5-4-15　クラウン装着後3年のインプラントのデンタルX線写真。インプラント近遠心面の周囲骨の喪失が認められた。

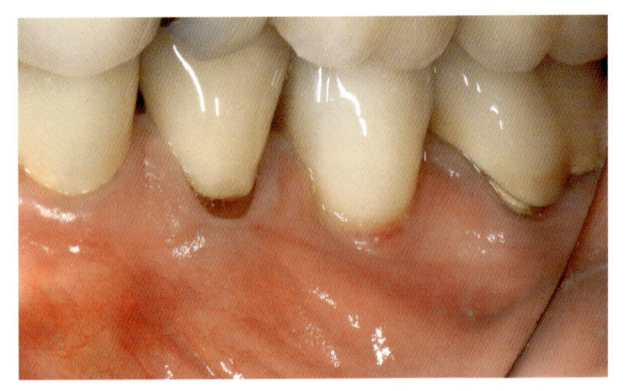

図5-4-16　3ヵ月後のインプラントの頬側面観。閉鎖的デブライドメント後も、インプラント周囲炎は消退しなかった。

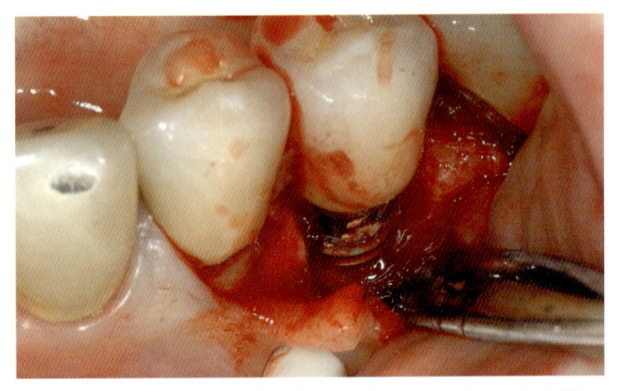

図5-4-17　フラップ翻転後の術中写真。インプラント全周の骨喪失と、インプラント表面の残存セメントが認められた。

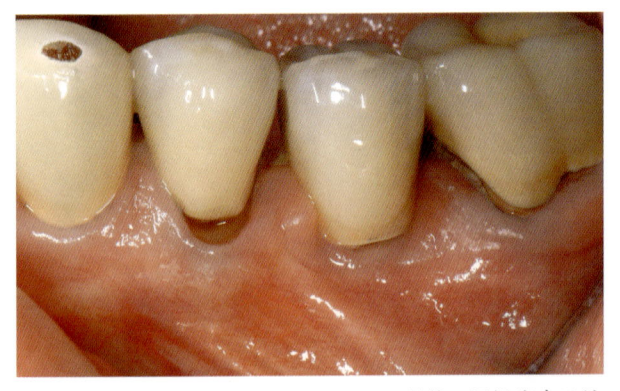

図5-4-18　外科的デブライドメント2ヵ月後、辺縁歯肉は治癒していた。

プロービングデプスは6mmに増加し出血を伴った。インプラントのデンタルX線所見では、骨の高さの新たな減少はみられなかった。しかしながら、近遠心ともに骨縁下欠損幅が広くなっていた（図5-4-15）。インプラント周囲炎と診断した。累積的防御療法（CIST）の手順（Langら、2004）に従って治療を施した。

初めに局所麻酔下でカーボングラファイトキュレットを用いて機械的デブライドメントを行った。患者には歯肉縁への0.2%グルコン酸クロルヘキシジンゲル（Professional Dental Supplies, Melbourne, Australia）の使用を勧めた。2ヵ月後、感染は消退していなかった（図5-4-16）。オープンフラップデブライドメントを施した。

フラップを翻転すると、インプラント全周にクレーター状骨吸収を認めた（図5-4-17）。

骨の喪失により、SLA表面が全周にわたり4mm露出していた。余剰セメントが頬側の露出したインプラント表面にはっきりと認められた。セメントは、キュレットと超音波スケーラーを用いて除去した。インプラント表面を3%過酸化水素水で一度洗浄した。次にインプラント表面を綿棒と生理食塩水にて清掃した後、フラップを閉鎖した。患者は2週間の間、同部位をブラッシングしないように、そして2%グルコン酸クロルヘキシジン（Savacol；Colgate, Sydney, Australia）による含嗽の指導を受けた。機械的清掃は術後2週間から再開させた。抗生物質の処方は行わなかった。

術後2ヵ月で感染は治まり、インプラント周囲歯肉が治癒した（図5-4-18）。

粘膜退縮が生じ、頬側のインプラントチタンカラーが露出した。外科的デブライドメントから2年後のフォローアップでは、インプラント周囲歯肉の健康が明らかに維持されていることを確認した（図5-4-19、20）。

考察

下顎左側第二小臼歯部へのインプラント抜歯即時埋入（Type 1）から3年後に起こったインプラント周囲の感染の症例である。明らかに、感染を引き起こした原因はインプラント表面に残ったセメントであった。

以下の要因が認められた。

・インプラント埋入の後、インプラント周囲の欠損部まで骨が完全には再生しておらず、頬側のSLA表面が露出したままであった。ほとんどの場合欠損部の充填は良好であるが、骨が完全には再生しなかった部位に辺縁欠損が残り、微小粗面が露出したままになることがあると、最近の即時埋入症例の研究でわかってきた（Botticelliら、2004）。

・術後2ヵ月でクラウンがインプラントにセメント合着された時、余剰セメントがSLA表面上に流れ、付着したままになった。SLA表面上に余剰セメントが認められたということは、修復の際インプラントのこの部位には骨の被覆が皆無であったことになる。インプラント周囲溝が浅ければ余剰セメントは容易に除去できるが、未発見の裂開によるインプラント表面の露出は、微小粗面上へのセメント侵入のリスクを高める。

・骨の充填は歯槽骨頂の高さの喪失に影響される。実験的研究では、インプラントの抜歯即時埋入において、頬側骨が薄いほど吸収され、厚い舌側よりも大きく骨頂高さは減少するとされている（Araújoら、2005）。本症例では、研磨加工表面と粗糙表面の境界は頬側骨の中央の高さに位置づけられていた。頬側骨が薄かったことから、垂直的骨吸収は最大で2mmにまで及んでいたかもしれない。

・近遠心、頬側、舌側の骨壁の高さの違いが、下顎の新鮮抜歯窩によく認められる。これはインプラントショルダーの埋入深度を複雑にしうるものである。近遠心や舌側の骨との関連から、深い埋入を避けようとすることは、結果として頬側面に近接しすぎることになる。臨床家は骨壁の高さが均一でない場合、もっとも適切なインプラントショルダーの歯冠根尖的ポジションを選択しなければならない。

この症例の処置に対する批評点として、より早い段階で外科的デブライドメントを行わなかったことが挙げられる。骨頂部の吸収は歯冠修復後まもなくデンタルX線上にてすでに認められていた。残存セメントの除去が遅かったことで、炎症性病巣の進行を許しインプラント周囲の骨吸収の範囲が増加したことに疑いの余地はない。

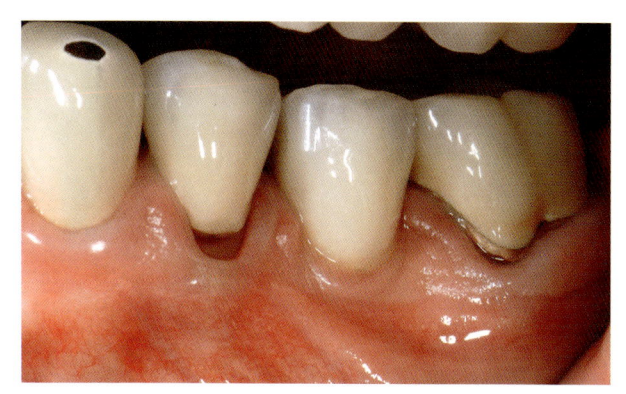

図5-4-19　外科的デブライドメント2年後のインプラントの頬側面観。

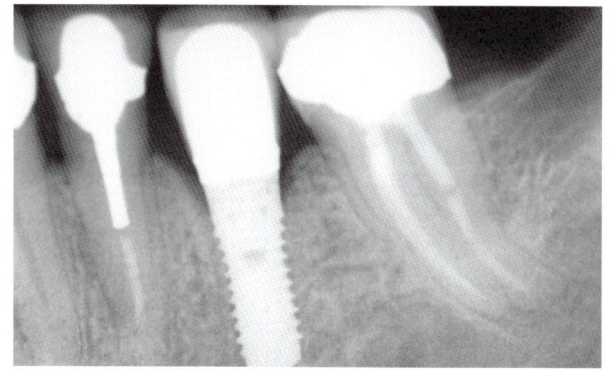

図5-4-20　インプラント周囲炎の外科的治療から2年後のデンタルX線写真。

5章　合併症

　インプラントの長期予後はいまだ不確かであり、経過観察とメインテナンスのためのリコール頻度を増やす必要があろう。最近の前向き研究では、インプラント周囲炎に罹患したインプラントのうち、半数よりやや多くのインプラントが5年間以上の治療に成功したと述べている（Leonhardtら、2005）。この症例では抜歯即時埋入（Type 1）時の、辺縁骨欠損の不完全な骨再生がもつリスクに焦点を当てている。

　要約すると、垂直性骨欠損へとつながる薄い頬側骨壁の吸収は、抜歯即時埋入（Type 1）に際し予想しておくべきである。このことはセメント合着による修復を選択した場合、セメントの残存によるインプラント表面の骨欠損を引き起こす可能性を示唆している。

臨床的推奨事項

非審美領域：

- 抜歯即時インプラント（Type 1）が推奨される：
  —単根歯抜歯窩。
  —骨壁が厚く、損傷がない場合。
  —四つの骨壁の高さの不揃いが最小限である、もしくは不均一な骨壁を均一にできる場合。
  —同時の骨再生誘導法（GBR法）が必要ない場合。

- 軟組織治癒後のインプラント早期埋入（Type 2）が推奨される場合：
  —頬側骨壁が薄いか、損傷がある。
  —同時に骨再生誘導法を行うことと、埋入下での治癒が求められる。

- 部分的に骨が治癒した後のインプラント早期埋入（Type 3）が推奨される場合：
  —骨壁に損傷がなく厚い。
  —インプラントの固定を得るのがType 2埋入では困難である。
  —予期していた頬舌的骨吸収が起こった後に、インプラントの適合を図るのに十分な幅が抜歯窩にある。

5.5　フラップレスでのインプラント即時埋入後に生じた上顎中切歯部の歯肉退縮

S. Chen、C. Evans

　34歳の女性患者が、上顎左側中切歯(21)の修復治療を希望して来院した。上顎右側中切歯と上顎左側中切歯は数年前に外傷を受け、根管治療がなされていた。最近になって、上顎左側中切歯が歯肉の腫脹の再発、歯肉歯槽粘膜境部の瘻孔形成などの再感染の所見を呈しはじめていた。患者の全身的な健康状態は良好であった。彼女は非喫煙者であった。

　彼女は高いリップラインで、フルスマイル時には4〜5mmほど歯肉が露出していた(図5-5-1)。

　上顎左側中切歯の唇側には、排膿のある瘻孔があった(図5-5-2)。

　同部位ならびに隣在歯のプロービング値は正常範囲であった。組織のバイオタイプは中程度の厚さであり、歯冠形態は方形であった。上顎右側中切歯と上顎左側中切歯は、コンポジットレジンベニアで修復されていた。歯肉のスキャロップは高かった。デンタルX線写真診査において、上顎左側中切歯に不完全な根管充填、広い歯髄腔、そして根尖周囲のX線透過像が認められた(図5-5-3)。その他の歯は健康であった．

　この患者の審美的なリスクを、ERA(表5-5-1)を使用して評価した。これによると、彼女には中程度から高度の審美的リスクがあることがわかった。

　上顎左側中切歯は歯内療法の専門医によって、再治療が予後不良であると評価された。それゆえに治療計画は、

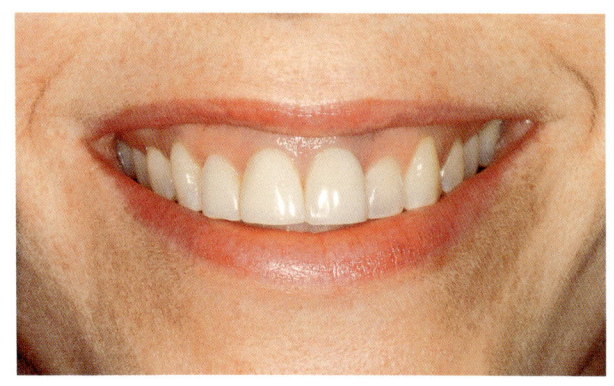

図5-5-1　スマイル時の正面観。リップラインは高く、広く歯肉が露出している。

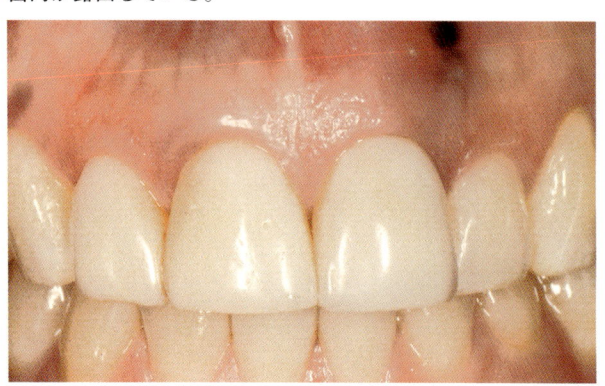

図5-5-2　前歯部の口腔内正面観。上顎左側中切歯隣接面のアマルガムタトゥーと、唇側面に排膿のある瘻孔が存在する。

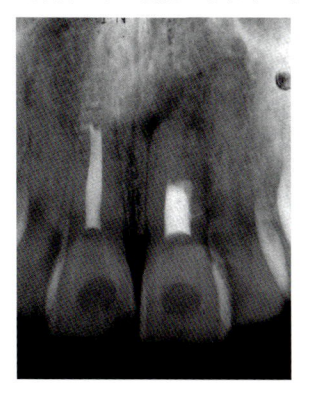

図5-5-3　術前のデンタルX線写真では上顎左側中切歯に根尖周囲のX線透過像が認められる。

5章　合併症

表5-5-1　この患者に対する審美的リスク評価(ERA)は中程度から高いを示す

審美的な リスクファクター	低い	中程度	高い
全身的な状態	健康的かつ協力的な患者で、正常な免疫システム		低下した免疫システム
喫煙習慣	非喫煙者	軽度の喫煙者 （＜10本／日）	重度の喫煙者 （≧10本／日）
患者の審美性への期待	小さい	中程度	大きい
リップライン	低い	中程度	高い
組織のバイオタイプ	低いスキャロップ、厚い	中程度のスキャロップ、中程度の厚さ	高いスキャロップ、薄い
歯冠形態	方形		三角形
インプラント部位の感染	なし	慢性	急性
隣在歯の骨レベル	コンタクトポイントから ≦5mm	コンタクトポイントから 5.5〜6.5mm	コンタクトポイントから ≧7mm
隣在歯の修復状態	天然歯		修復済み
欠損部の幅	1歯（≧7mm）	1歯（＜7mm）	2歯もしくはそれ以上
軟組織の解剖学的形態	完全な軟組織		軟組織欠損
歯槽頂の解剖学的形態	骨欠損のない歯槽頂	水平性骨欠損	垂直性骨欠損

上顎左側中切歯を抜歯し、インプラント支持による修復となった。この治療の難易度は、SAC分類に基づいてアドバンス（advanced）と分類された。

同歯を抜歯し、抜歯窩のすべての根尖病変の残物を注意深く掻爬した（図5-5-4）。

唇側骨の開窓が抜歯窩の根尖付近に認められた。しかしながら、骨頂部位の唇側骨は損なわれていなかった。唇側と口蓋の骨壁のカントゥアを、注射針を用いたボーンサウンディングで調べた。唇側骨の浅い陥凹が骨開窓部のすぐ根尖側に認められた。インプラント窩を、抜歯窩の口蓋壁中に形成し、SLA表面のストローマンエステティックプラスインプラント（骨内直径4.1mm、長さ10mm、レギュラーネック補綴プラットフォーム4.8mm）を埋入した（図5-5-5、6）。

不注意により、インプラントを抜歯窩の唇側の位置に埋入してしまい、Buserら（2004）によって定義された危険領域（danger zone）に及んだ（図5-5-7）。

治癒過程の軟組織やその下のインプラントに圧がかからないように、部分床義歯を調整した（図5-5-8）。

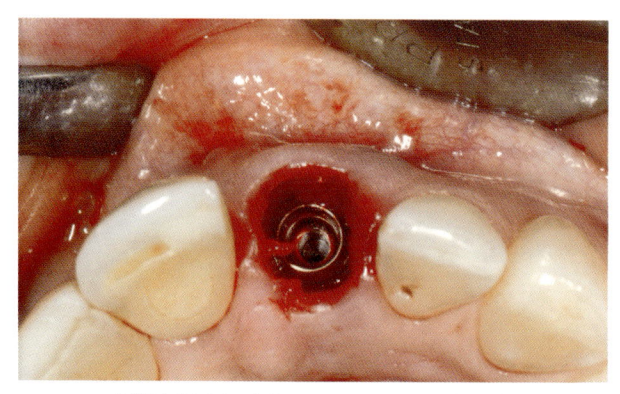

図5-5-5　上顎左側中切歯部のインプラント埋入後の咬合面観。インプラントはフラップを翻転せず埋入されている。

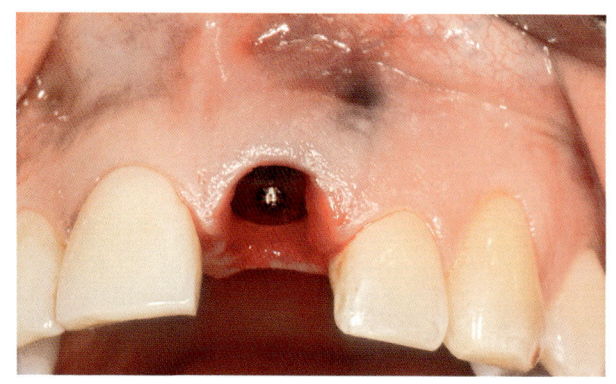

図5-5-6　上顎左側中切歯部のインプラントの唇側面観。ヒーリングキャップがインプラントに装着されている。

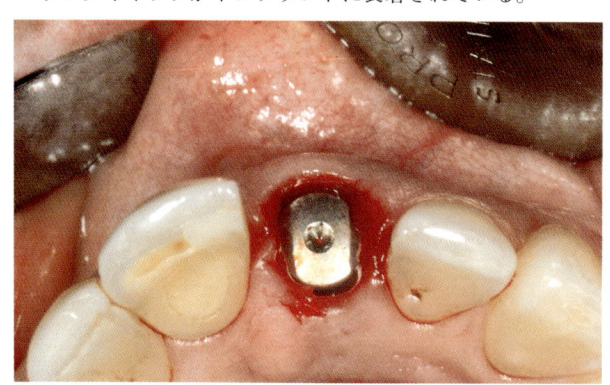

図5-5-7　ヒーリングキャップが装着されたインプラントの咬合面観。インプラントは抜歯窩の中の唇側に埋入された。

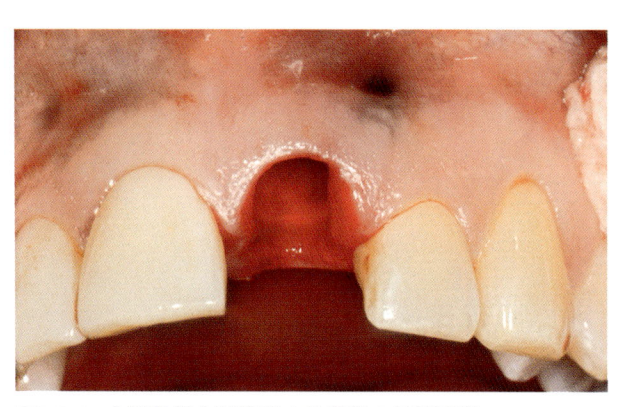

図5-5-4　上顎左側中切歯部の抜歯後の唇側面観。

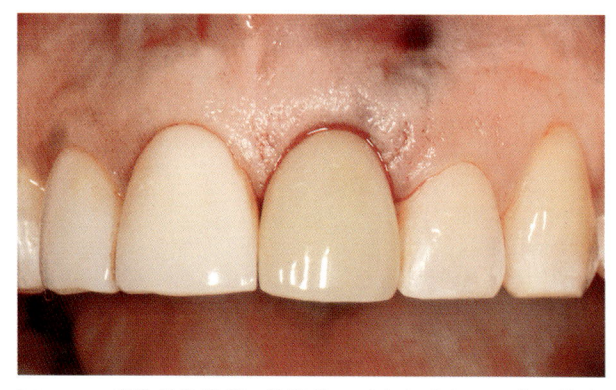

図5-5-8　部分床義歯が、軟組織に圧をかけないように注意深く調整された。

5章 合併症

　組織は術後2ヵ月で治癒し、インプラント周囲歯肉は健康であった（図5-5-9、10）。

　歯肉のわずかな退縮がこの時すでに認められた。デンタルX線写真では、インプラント周囲骨の状態は正常であった（図5-5-11）。

　修復治療を術後4ヵ月で開始した。インプラントのプロビジョナルレストレーションをアクリルレジンで行った。歯肉の退縮を最小限に抑えるために6ヵ月間にわたり、クラウンの唇側カントゥアを数回調整した。しかしながら、インプラント唇側の歯肉は、隣在歯である上顎右側中切歯の歯肉マージンと比較して約1.5mm退縮した。このことを患者と話し合ったが、患者は退縮に対する治療を拒否した。インプラントを、術後8ヵ月後にスクリュー固定式のメタルセラミッククラウンで修復し、そして上顎右側中切歯をセラミックベニアで修復した（図5-5-12～14）。

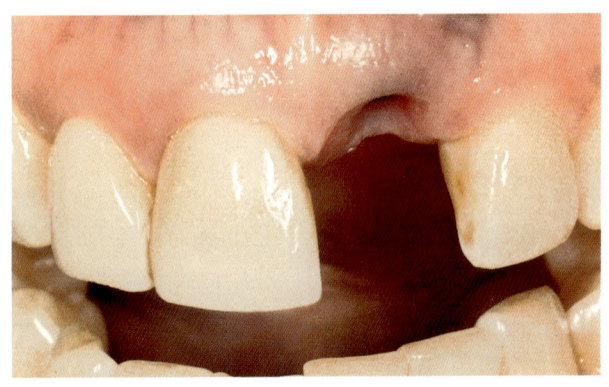

図5-5-9　術後2ヵ月で軟組織は治癒した。この時点でわずかなマージンの歯肉の退縮がみられる。

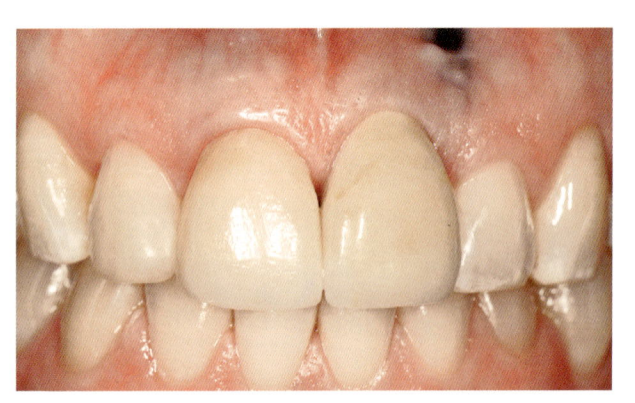

図5-5-12　術後8ヵ月後の最終インプラント支持修復物の口腔内唇側面観。唇側中央部の歯肉の退縮がみられる。

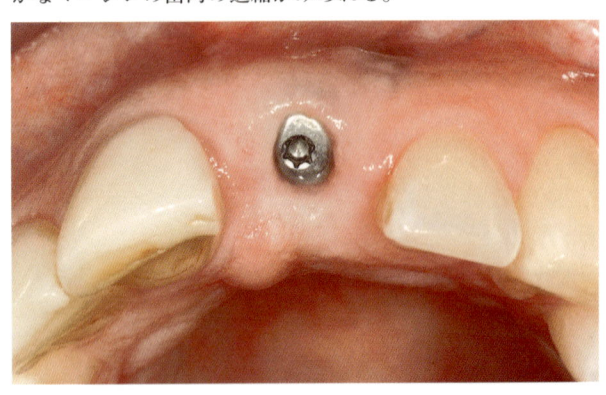

図5-5-10　術後2ヵ月のインプラント部位の咬合面観。この写真では、インプラントが明らかに唇側に位置していることがわかる。

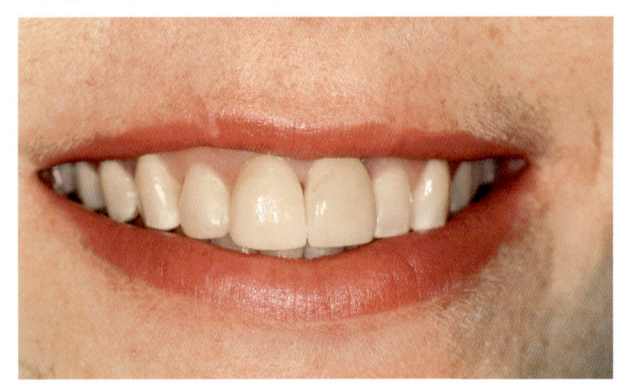

図5-5-13　ミディアムスマイル時の口腔外正面観。

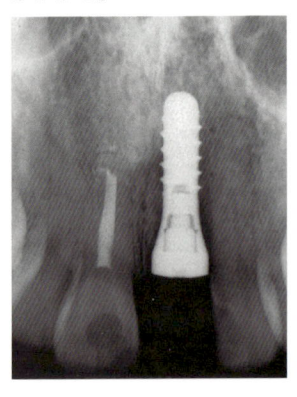

図5-5-11　術後2ヵ月のインプラント部位のデンタルX線写真所見。

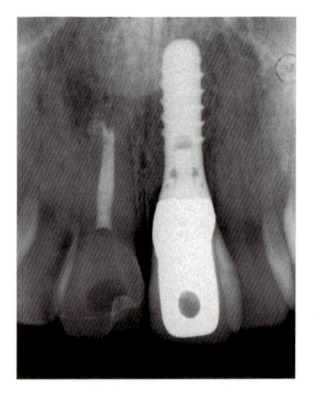

図5-5-14　術後8ヵ月のインプラントと修復物のデンタルX線写真所見。

5.5 フラップレスでのインプラント即時埋入後に生じた上顎中切歯部の歯肉退縮

3年後のリコール時、上顎左側中切歯部インプラントマージンの歯肉は健康であった（図5-5-15）。

しかしながら、唇側歯肉のさらなる退縮が、患者のスマイル時に判明した（図5-5-16）。

退縮は隣在中切歯と比較して約2mmであった。この時のデンタルX線写真で、支持骨が安定していることが確認された（図5-5-17）。

4年後のリコールの時、マージンの歯肉は安定しているように思われ、またインプラント周囲骨も正常な状態であった（図5-5-18、19）。

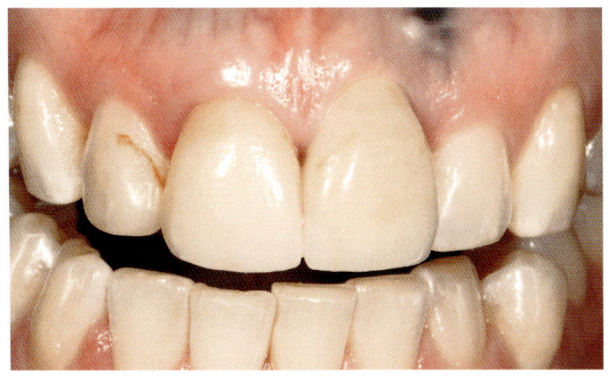

図5-5-15　術後3年の口腔内唇側面観。8ヵ月後に比較して歯肉がわずかに退縮している。

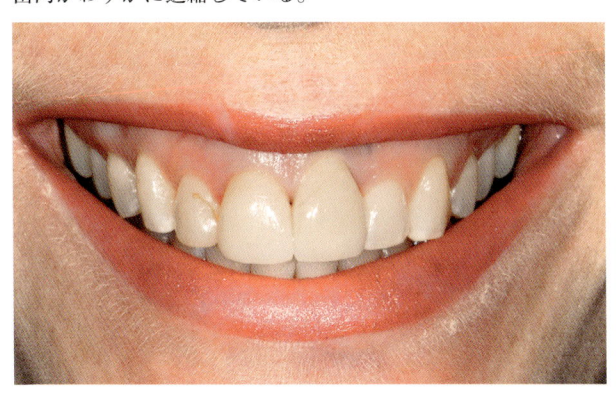

図5-5-16　術後3年のフルスマイル時の口腔外正面観。上顎左側中切歯部歯肉の退縮が明らかにみられる。

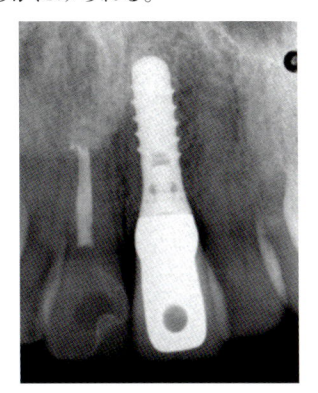

図5-5-17　術後3年のインプラント部位のデンタルX線所見。

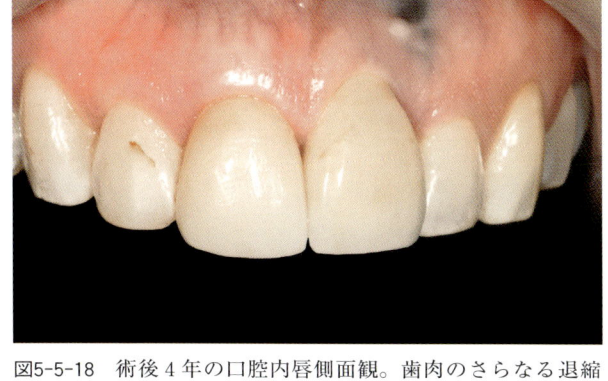

図5-5-18　術後4年の口腔内唇側面観。歯肉のさらなる退縮は認められていない。

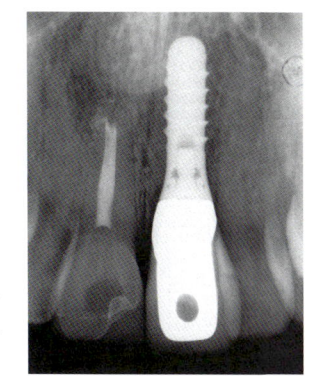

図5-5-19　術後4年のインプラント部位のデンタルX線所見。

5章　合併症

考察

　上顎左側中切歯部修復の機能的な目標が達成されたにもかかわらず、審美的な結果は明らかに妥協的であった。この症例では、患者が退縮を気にせず、この審美性を受け入れたことは幸運であった。この結果を分析したところ、いくつかの要因により、このような結果につながったと思われる。

- 組織のバイオタイプが中程度の厚さであったけれども、インプラント埋入時の唇側の骨壁が薄かった。薄い骨は、厚い骨に比べて大きな垂直的吸収が生じやすい。(Sprayら、2000；Chenら、2007)それゆえに、骨頂部の垂直的吸収が歯肉退縮の原因となったのであろう。
- インプラントは抜歯窩内に位置していたけれども、インプラントショルダーは、Buserら(2004)の言う唇側の危険領域に入っていた。抜歯窩内の唇側に位置するインプラントでは、歯肉の退縮頻度が上昇する(Chenら、2007；EvansとChen、2008)。上顎前歯の抜歯窩にインプラント窩を形成するときは、よりいっそうの注意を払い、インプラントショルダーをより口蓋側に位置させなければならない。このことは、外科医の視覚的なアクセスが減少するフラップレスサージェリーを選択した場合に特に難しくなる。
- 2章2.2で概説されているように、即時埋入インプラント(Type 1)の1/3より多くに、0.5mmないしそれ以上の歯肉の退縮が起こるということが報告されている。また、約1/5の部位に1～2mmの退縮がみられるかもしれない。審美性が重要な部位では、この退縮量が最終的な結果にマイナスの影響を与える場合がある。フラップレスサージェリーの欠点は、退縮を補うための処置、例えばフラップの歯冠側移動や、結合組織移植、もしくは同時法で行う骨再生誘導法(GBR法)などが困難であるということである。角化歯肉の幅が少ない部位において、フラップレスサージェリーでは、インプラント周囲の角化歯肉が減少ないし喪失するかもしれない。
- 退縮を最小限に抑えるために、修復治療の段階にかなりの努力と時間を費やした。クラウンのネック部の凸面を少なくするために、プロビジョナルクラウンを数回調整した。しかしながら、これらの追加のステップを行っても、退縮を回避することはできなかった。

　結論として、歯肉の退縮は、上顎前歯部インプラント即時埋入(Type 1)では予想しておくべきものである。退縮の頻度と程度は、薄い組織のバイオタイプの場合、唇側の骨が薄いかダメージを受けている場合、抜歯窩の中でインプラントショルダーが唇側に位置している場合、手術時に歯肉に炎症がある場合などに上昇する。

臨床的推奨事項

- 審美領域において、フラップレスでのインプラント即時埋入(Type 1)は、低いリップラインで、かつ以下に示すすべての状態が良好な場合にのみ検討されるべきである。

　―健康な非喫煙者。
　―厚い組織のバイオタイプ。
　―術前に歯肉の退縮が存在しない。
　―抜歯時に厚い唇側の骨がある。
　―抜歯窩に感染がない。
　―単独歯欠損。

- もし、高いリップラインの場合、フラップレスでのインプラント即時埋入は、次の事項が満たされた場合にのみ検討すべきである。
　―前述の条件をすべて満たしている。
　―治療前の歯肉のマージンが隣在天然歯のそれよりも少なくとも1.5mmかそれ以上歯冠側にある。

- インプラントが抜歯窩内で、三次元的に正しく位置するよう注意が必要である。即時埋入(Type 1)の場合、特にインプラントショルダーが抜歯窩内で唇側に位置しすぎないように特別な注意を払うべきである。

- 術者はこの手技に熟達していなければならない。

謝辞

歯科技工所での工程

Asling Dental Laboratory, Melbourne, Australia

5.6　インプラント即時埋入後に生じた上顎側切歯部の歯肉退縮

S. Chen、S. Callis

　55歳の女性が、上顎右側側切歯(12)部インプラントを診てほしいとの主訴で来院した。患者は同部のプロビジョナルクラウンの外観に不満を持っていた。そのインプラントは、6ヵ月前に即時埋入されていた(Type 1)。SLA表面をもつナローボディのインプラント(ストローマンナローネック、骨内直径3.3mm、長さ12mm、ナローネック補綴プラットフォーム3.5mm)であった。インプラントを埋入した歯科医師は、唇側骨は損傷がなく厚いと報告していた。治癒は問題なかったが、プロビジョナルクラウンを装着すると患者は審美的な不満を訴えた。

　患者は健康で非喫煙者であった。ペニシリンアレルギーをもっていた。フルスマイル時に上顎切歯部の歯肉マージンがちょうど見えるミディアムリップラインを呈していた。口腔内にはプロビジョナルクラウンが装着されていた(図5-6-1)。

　隣接している中切歯および反対側の側切歯(上顎左側側切歯)と比較すると、上顎右側側切歯部インプラントの歯肉マージンはそれぞれ2mmと4mm根尖側に位置していた。それにより上顎前歯部の軟組織マージンの不調和を招いていた。インプラントマージンの歯肉は薄く、炎症が認められた(図5-6-2)。

　患者の組織バイオタイプは厚かった。X線ではインプラント周囲骨に異常を認めなかった(図5-6-3)。

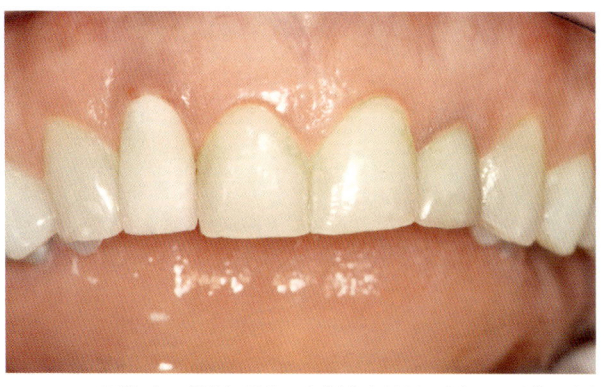

図5-6-1　来院時の唇側面観。上顎右側側切歯部に顕著な唇側歯肉の退縮を認めた。

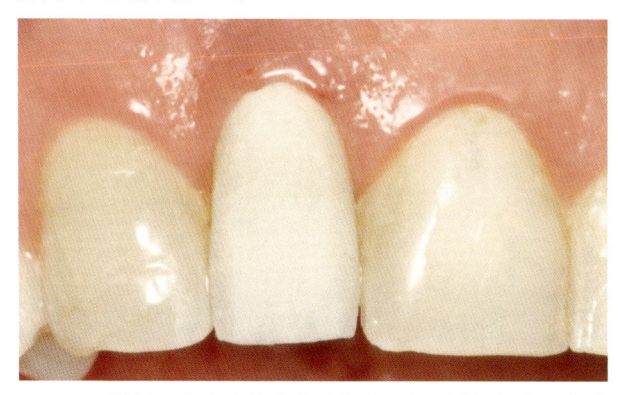

図5-6-2　唇側の歯肉は薄く炎症を認めた。唇側中央の歯肉マージンは隣接する中切歯より2mm根尖側に位置していた。

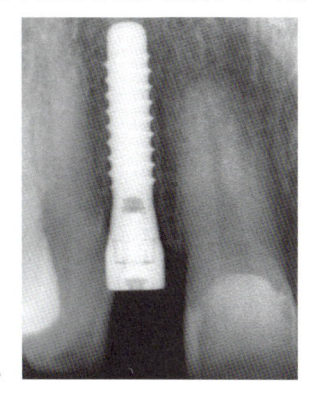

図5-6-3　即時埋入(Type 1)後3ヵ月のデンタルX線写真。

5章　合併症

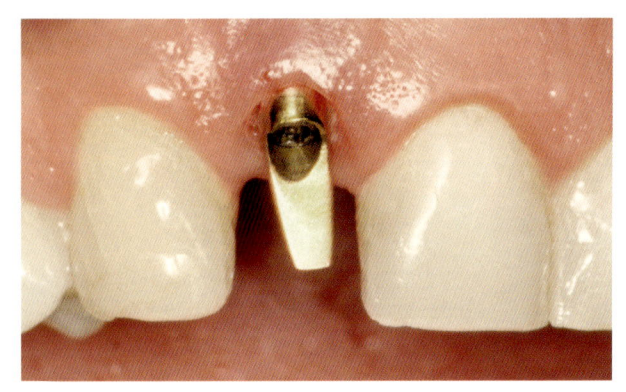

図5-6-4　インプラントに装着されたカスタムアングルアバットメント。

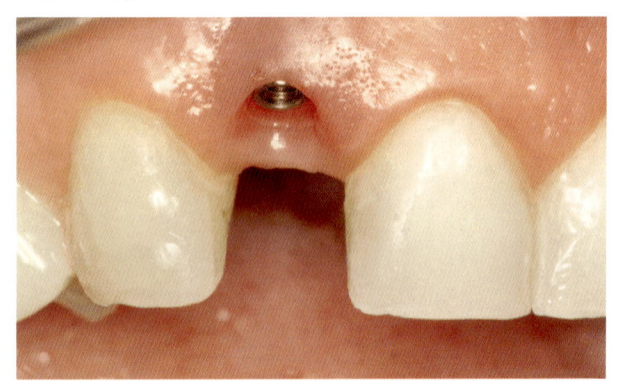

図5-6-5　アバットメントを撤去すると、インプラントショルダーが唇側中央部で歯肉縁下2mmに位置していた。

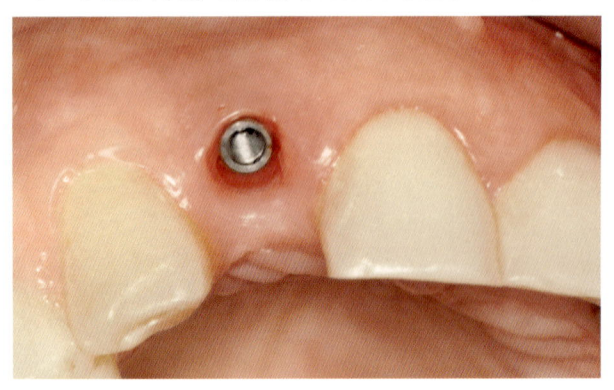

図5-6-6　咬合面観。インプラントショルダーが隣在歯より唇側に位置していた。

セメント固定されたプロビジョナルクラウンを撤去すると、大きく角度を補正したカスタムアングルアバットメントを認めた（図5-6-4）。

インプラントショルダーは唇側中央部で約2mm歯肉縁下に位置していた（図5-6-5）。

咬合面からみると、インプラントは唇側方向に傾斜しているだけでなく、隣在歯と比較して唇側寄りに位置している、つまりBuserら（2004）が述べた危険領域（danger zone）に位置していることがわかった（図5-6-6）。

患者と以下のような治療オプションを話し合った。

1．治療しない。患者には審美障害と将来さらに起こりうる歯肉退縮を受け入れてもらう。

2．軟組織の量を増大する結合組織移植を行う（PriceとPrice、1999）。このオプションでは唇側の歯肉を厚くし、歯肉退縮を減らすようにする。インプラントの唇側傾斜と位置不正によって、このオプションは審美的結果の改善において予後不良と思われる。

3．インプラントをより好ましい唇舌的位置に移動させる部分的骨切り術を行う（Kassolisら、2003）。このオプションは高いリスクである、というのも切除した骨片は血液供給を断たれ、壊死してしまうと修復困難なほどの広範囲の骨欠損が生じることになるからである。術中に隣在歯に対する損傷のリスクも考えられる。

4．インプラントの撤去と同時に撤去時の骨欠損に対し骨移植を行う。数ヵ月後に新たにインプラントを埋入する。インプラント撤去手術の際、口蓋側の骨が残っていれば、このオプションにはもっとも高い予知性がある。撤去手術における隣在歯への損傷のリスクも考慮しなければならないであろう。

上記のオプションを患者に詳しく説明した。彼女は現状に不満があったが、インプラントの撤去は望まなかったため、オプション3を選択した。リスクを詳細に説明し、患者の同意を得た。

5.6 インプラント即時埋入後に生じた上顎側切歯部の歯肉退縮

治療計画は以下のようになった。
1．クラウンとアバットメントを撤去し、部分床義歯を装着する。6～8週かけてインプラントが歯肉に覆われるのを待つ。
2．部分的骨切り術を行い、2ヵ月治癒を待つ。
3．補綴専門医にインプラント修復を依頼する。

クラウンおよびアバットメントを撤去し、8週間後にはインプラントは自然と歯肉によって被覆された（図5-6-7、8）。

続いて唇側のフラップを翻転させると、インプラントが完全に骨に覆われているのがわかる。歯冠側の骨は厚かったが、根尖側半分の骨はかなり薄かった（図5-6-9）。

小さいラウンドバーを用いて、インプラントの両側に2本の縦のライン状の骨穿孔を行った。インプラントの根尖側に唇側から2本の縦のラインを結ぶ水平的な骨切りを加え、口蓋側からは行わなかった（図5-6-10）。

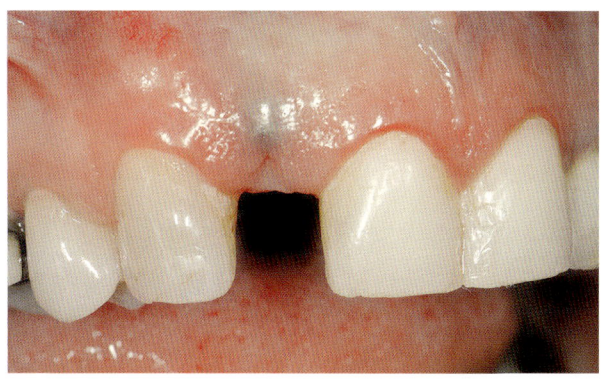

図5-6-7　クラウンとアバットメント撤去より2ヵ月後、インプラントは歯肉に覆われていた。ショルダーの金属が薄い歯肉を通してグレーに透けて見えた。

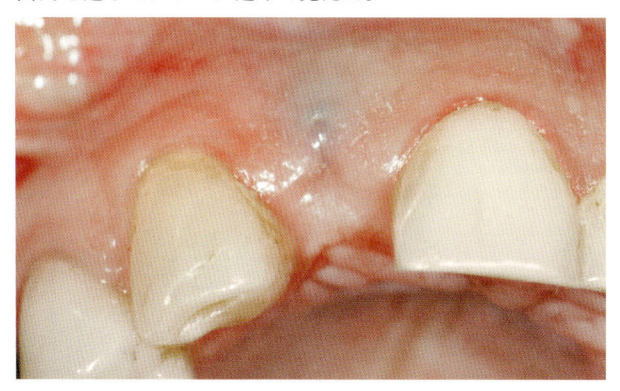

図5-6-8　図5-6-7と同時期の咬合面観。

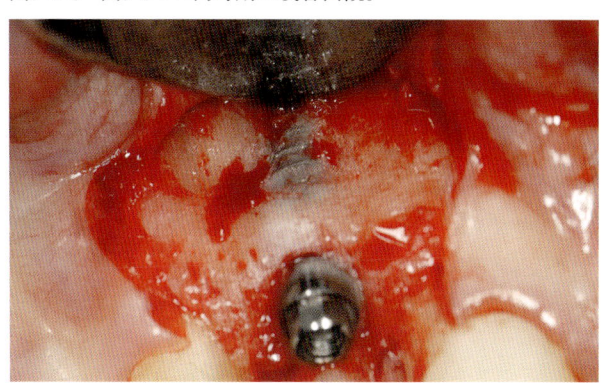

図5-6-9　フラップを翻転させると唇側の骨が見えた。ネック部の骨は厚かったが、根尖側半分の骨は薄かった。

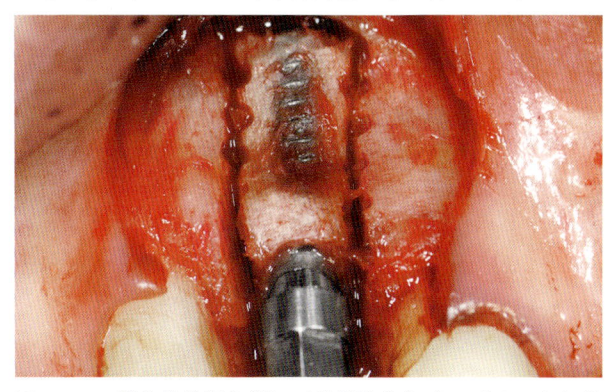

図5-6-10　部分的骨切り術にて歯槽骨よりインプラントとその周囲の骨ブロックを切り離した。

Volume 3 Implant Placement in Post-Extraction Sites

5章　合併症

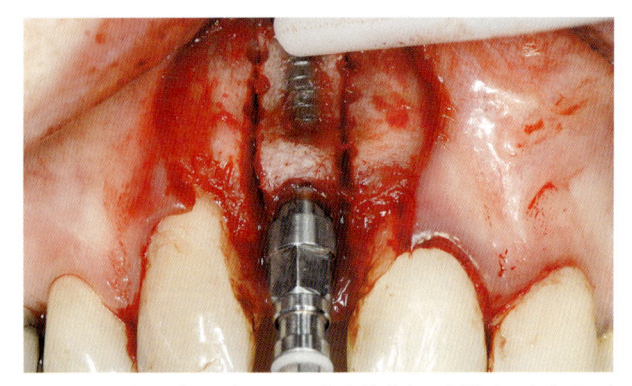

図5-6-11　インプラントマウントを装着し、手指圧により骨ブロックを口蓋側に移動させた。これにより根尖側の若木骨折が起き、インプラントショルダーが2mm口蓋側に移動した。

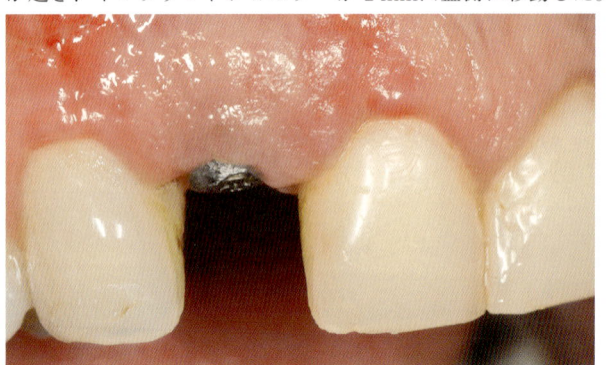

図5-6-12　術後2週の唇側面観。術中に歯肉の厚みを増大させるため、インプラント唇側面に結合組織移植を行っている。

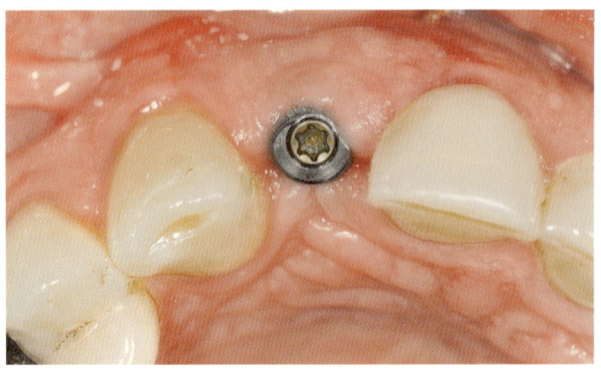

図5-6-13　術後2週の咬合面観。今はインプラントショルダーが口蓋側寄りに位置していた。

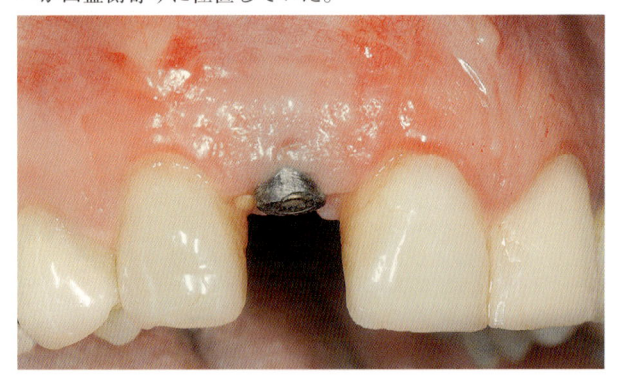

図5-6-14　術後6週の唇側面観。インプラント部歯肉が退縮したが、結局隣接中切歯の歯肉縁レベルと同じになった。

歯槽頂を唇舌的に貫通するような縦の切断を、鋭利なチゼルを用いて水平骨切り線に至るまで近遠心的に加えた。インプラントマウントを装着し、手指により軽圧を加えるとインプラント根尖部の口蓋骨が若木骨折した。口蓋側は血液供給を確保するため、剥離しなかった。軽圧を加えることで、インプラントショルダーを口蓋側に2mm移動させることができた（図5-6-11）。

この時点で移動した骨ブロック片はおそらく口蓋骨壁と接触しているので、それ自体は安定していて、固定は必要なかった。ヒーリングアバットメントを装着し、口蓋から採取した結合組織をインプラントの唇側に移植した。唇側のフラップを適合させ、単純縫合を行った。2週後、治癒は良好であるようにみえ、インプラントの新しい位置（口蓋側）からの偏位はなかった（図5-6-12、13）。

6週後、歯肉は薄くなり、隣在歯である中切歯の歯肉縁の位置まで退縮していた（図5-6-14）。

デンタルX線写真では、骨は治癒しているように思われた（図5-6-15）。

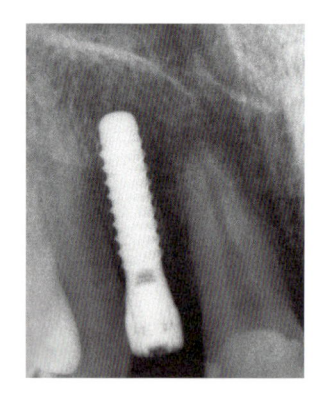

図5-6-15　術後6週のデンタルX線写真。骨は治癒していた。

5.6 インプラント即時埋入後に生じた上顎側切歯部の歯肉退縮

　さらにインプラントネック部の軟組織の厚みを増大させるため、唇側に再度結合組織移植を行った（図5-6-16、17）。

　その後患者にインプラント修復のため補綴専門医を紹介した。矯正外科手術から1年後の診査では、治療結果は審美的に患者に受け入れられた（図5-6-18）。

　インプラント部位の歯肉マージンの位置は反対側の側切歯と比較すると、依然退縮していた（図5-6-19、20）。

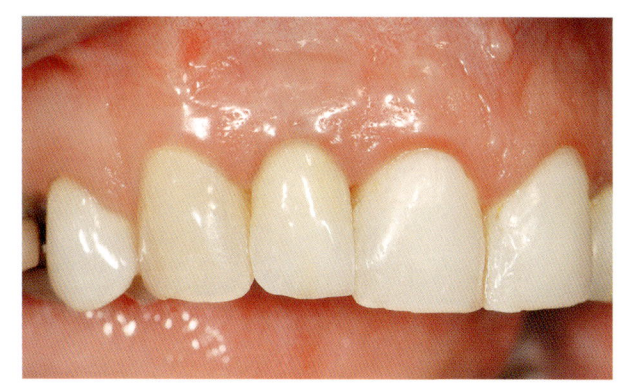

図5-6-18　矯正外科手術から1年後、最終クラウンを装着した。

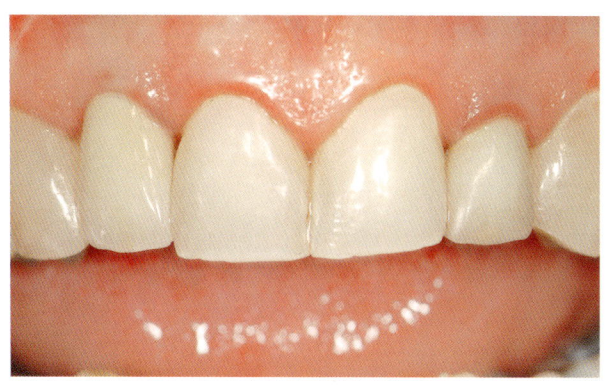

図5-6-19　矯正外科手術から1年後の唇側面観。初診時ほどでないが、インプラント部位と反対側の側切歯の歯肉マージンのレベルの違いはなお明白であった。

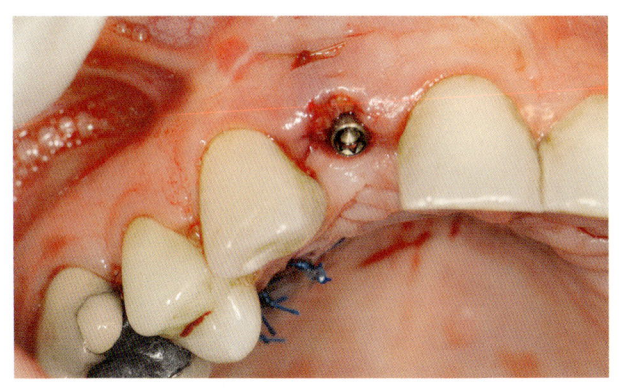

図5-6-16　インプラント唇側に再度結合組織移植を行った。

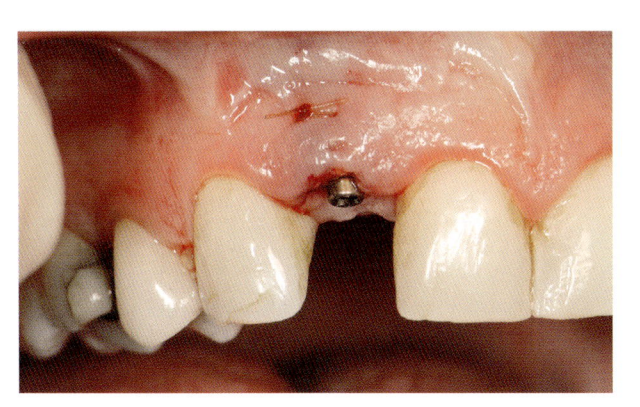

図5-6-17　結合組織移植後の唇側面観。

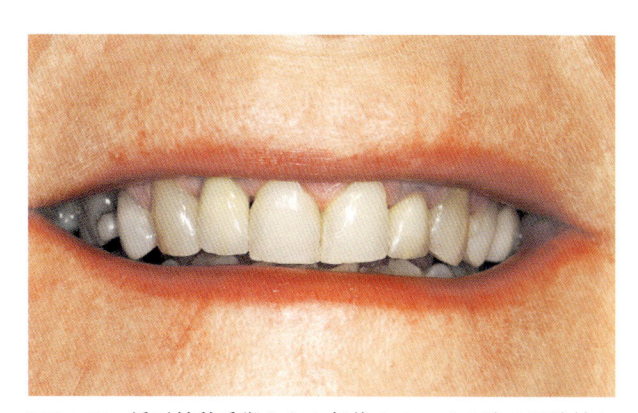

図5-6-20　矯正外科手術から1年後のスマイル時の口腔外からの唇側面観。

5章 合併症

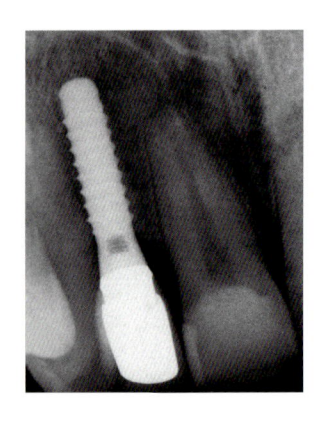

図5-6-21　矯正外科手術から1年後のデンタルX線写真。

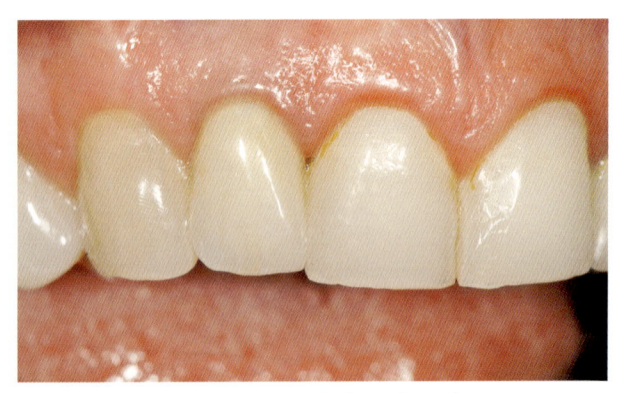

図5-6-22　矯正外科手術から3年後の唇側面観。マージンの歯肉は健康で安定していた。

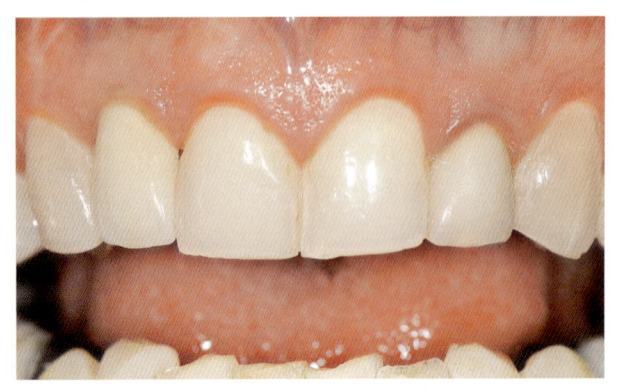

図5-6-23　矯正外科手術から3年後の正面観。

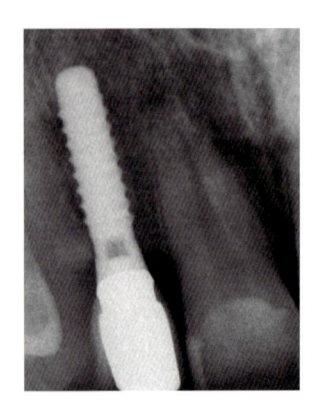

図5-6-24　矯正外科手術から3年後のデンタルX線写真。歯槽骨頂部の骨レベルは安定していた。

デンタルX線写真では、インプラント周囲の骨の安定が認められた（図5-6-21）。

矯正外科手術から3年後、患者が来院した。インプラント周囲歯肉と骨は健康で、歯肉マージンも安定していた（図5-6-22〜24）。

考察

もしインプラントが唇側傾斜し、かつ抜歯窩に唇側寄りに埋入されると、歯肉退縮のリスクは高い。こうした不正位置での埋入は、インプラント窩の形成不足、もしくは口蓋骨壁形成時のドリルのスリッピングや埋入時の硬い口蓋骨との接触によるインプラントの唇側偏位などにより生じる。こうした審美的な合併症は管理するのが困難で、治療結果はときに損なわれる。高い審美性を求める患者の場合、症例の管理に関わる臨床医と患者の双方に、さまざまな心理的また感情的問題が生じる。

このケースでは、選択した治療オプションで、血液供給がうまくいかなければ骨ブロックを危険にさらすという、重大な合併症のリスクを抱えていた。治療は成功したが、審美的には決して最善の結果ではなかった。しかし患者はインプラントとその修復物の形態に満足していた。結局のところ、患者の満足ということがもっとも考慮すべき点である。

臨床的推奨事項

- 抜歯後の部位では、インプラントの正しい三次元的位置を確かめるよう配慮しなければならない。即時埋入（Type 1）では、インプラントを抜歯窩内の唇側に過剰に埋入しすぎないよう特別に注意する必要がある。

- インプラントの位置不正を矯正させる部分的骨切り術はリスクが高く、熟練した術者のみが行うべきである。

謝辞
補綴処置

Dr. Anthony J. Dickinson - Melbourne, Australia

5.7 上顎中切歯部へのインプラント即時埋入後に生じた歯肉退縮

D. Buser

　20歳男性患者が上顎左側中切歯(21)インプラント部歯肉の重度退縮の術後処置のため、歯学部口腔外科に紹介されてきた。インプラントは抜歯窩に即時埋入(Type 1)され、メタルセラミッククラウンで修復されていた。クラウン装着後数週間以内に、患者はインプラントの頬側歯肉の退縮に気づいた。

　患者は健康で、非喫煙者であった。口腔内診査において、インプラント(HaTiインプラント、HaTi Dental AG, Switzerland)の頬側歯肉の重度退縮が認められた(図5-7-1)。

　退縮は非角化粘膜まで達しており、インプラント-クラウンマージンおよびインプラント表面が4mm露出していた。粘膜には炎症がみられ、圧痛があり、軽圧でのプロービングにより出血を呈した。露出したインプラント表面には中等度のプラーク付着を認めた。インプラントの両側の乳頭は退縮していなかった。インプラントショルダーは、隣在中切歯の歯肉マージンよりも約6mm根尖側に位置しており、明らかに歯列弓より唇側に位置していた。デンタルX線写真は、このインプラントが大きな補綴プラットフォームであることを示している(図5-7-2)。隣在歯の歯槽骨頂は吸収されていなかった。

　患者と次の因子について話し合った。

・インプラントの唇側骨は著しく失われていた。インプラントの唇側偏位とインプラント表面の細菌汚染が同時に起こっているため、退縮を治療するための硬組織、軟組織を増大させる処置は不可能であった。
・効果的なプラークコントロールを行うのは患者には困難であった。それゆえ、インプラント周囲炎が持続し、最終的に骨支持をさらに失うことが予測された。

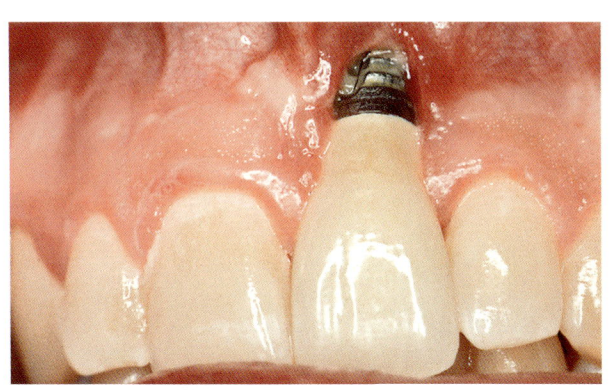

図5-7-1　唇側歯肉および粘膜の重度退縮と炎症を認める上顎左側中切歯部インプラントの口腔内唇側面観。

図5-7-2　デンタルX線所見では、インプラントがワイドな補綴プラットフォームを持ち、隣接する側切歯と近接し、深く埋入されていることが認められる。

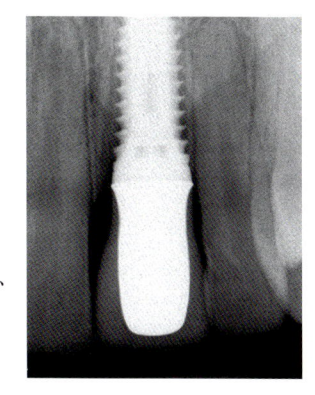

5章　合併症

治療には以下の選択肢が提案された。

1. インプラントを最終的には撤去する必要があり、もし再度埋入する場合は硬組織、軟組織の造成が必要になるということを承知のうえで、現存するインプラントを可能なかぎり管理する。この選択肢は避けられない状況を先延ばしにするだけである。
2. インプラントを撤去し、再建手術を行う。硬組織および軟組織の造成が要求され、複合的な術式が必要である。

患者にはいつインプラントの撤去を行っても、隣在歯（特に上顎左側側切歯）とインプラントが近接しているためダメージを負う危険性があることを説明した。患者にはさらにインプラント支持の補綴物もしくは従来のブリッジを使用するかに関係なく、最終的な審美性はそれでもやはり妥協すべきであると伝えた。患者にこれらの選択肢について検討するようにお願いした。今日まで患者は治療を受けにくることはなかった。

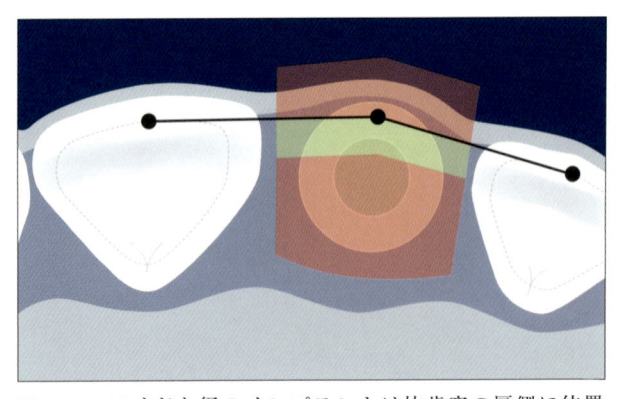

図5-7-3　ワイドな径のインプラントは抜歯窩の唇側に位置し、唇側の危険領域に入っている。これにより、治癒期間に唇側骨の重度の吸収が起こった。

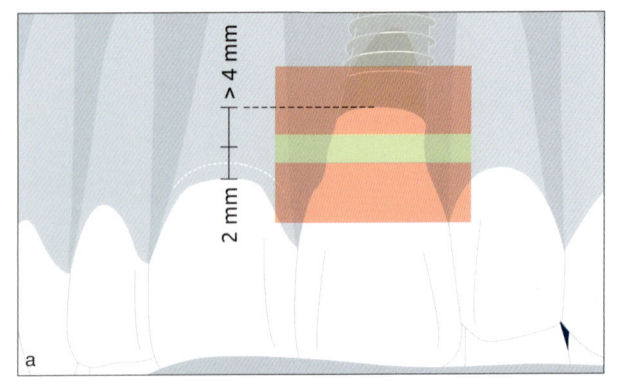

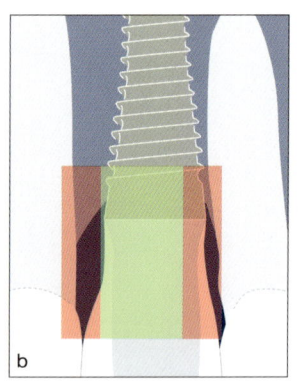

図5-7-4a、b　インプラントは、歯冠根尖的また遠心の危険領域に位置していた。

考察

この症例では、上顎前歯部の抜歯窩への「大きすぎる（オーバーサイズの）」インプラントの埋入のリスクを示している。このような状況で、歯科医師はときに初期固定を増すため、またインプラントと抜歯窩壁の間のギャップを減らすために、径の大きいインプラントを選択することがある（特に即時修復を計画しているとき）。しかし審美領域では、これには歯肉退縮のリスクがあるので、危険性の高い手法である。前向き研究において歯肉退縮はスタンダードな径のインプラント部位で48.6%観察されたのに対して、径の大きいインプラント部位では88.7%であったと報告されている（Smallら、2001）。Smallらはまた、径の大きいインプラントではスタンダードな径のインプラントよりも退縮が3倍あったと報告している（平均の退縮がそれぞれ1.1mmと0.4mm）。またこのインプラントは深く埋入されており、ショルダーが隣接する中切歯の歯肉縁よりも6mm根尖側に位置していた。

この退縮のリスクを高めるものにはさまざまな因子が考えられる。

Buserら（2004）によって報告されているように、上顎前歯の抜歯部位への径の大きなインプラントはほとんどいつも危険領域（danger zone）に埋入されている（図5-7-3、4）。最近の研究では、たとえインプラントが抜歯窩に完全に埋入されていたとしても、唇側に位置するインプラ

ントは口蓋に位置するインプラントよりも退縮しやすいと報告されている(Chenら、2007；EvansとChen、2008)。最近の実験的研究では、インプラントと抜歯窩の唇側壁との間に水平的なギャップが大きい場合、小さい場合より垂直的吸収が小さいと示されている(Araujoら、2006)。このことは、抜歯窩辺縁の欠損部の再生線維性骨が広い領域に存在する場合は、狭い領域より、抜歯後の活発なモデリング期に高さが失われにくいということに起因する。大きなインプラントで辺縁のギャップを最小限にすることは、実際には辺縁骨の吸収を最小限に抑えるには不利であるかもしれない。

インプラントの径が大きいときは必然的にアバットメントまで大きくする必要がある。これはさらに危険領域に入り込んだり、辺縁部歯肉を薄くしたりすることとなり、それゆえ退縮のリスクが高まる。

歯肉縁下に深く埋入されたインプラントでは、通常の生理的なリモデリングを通して、より大きな辺縁骨の吸収が起こる。

この症例では治療不可能な審美的合併症をもった患者を管理することの難しさが浮き彫りになった。結果を好転させる唯一の方法はインプラントを撤去し、結果として生じた硬・軟組織欠損に対処することである。隣在歯へのリスクは、患者に説明して、受け入れてもらうべき重要な因子である。

臨床的推奨事項

・径／プラットフォームが大きいインプラントは、上顎前歯部の抜歯部位には禁忌である。

・抜歯窩辺縁とのギャップを最小限にしたり、完全になくなるようにインプラントを埋入すべきではない。

・インプラント周囲に感染が起きた場合、径の大きなインプラントは、術前に健康であった隣在歯に影響しうる大きな局所的骨欠損を引き起こす。これらの大きな骨欠損は外科的にインプラントの撤去が必要とされる場合、管理するのがより困難である。

・上顎前歯部の抜歯窩にはスタンダードな径のインプラントを用いるべきである。即時埋入(Type 1)では、辺縁のギャップはインプラントの唇側表面と抜歯窩の間で維持される。

・抜歯部位では、インプラントショルダーの正しい三次元的位置を確保するように注意を払わなければならない。即時埋入(Type 1)では、インプラントを唇側の不正位置への埋入を防ぐため、特別に注意を払わなければならない。

5.8 結論

S. Chen、D. Buser

　前述の症例には抜歯部位へのインプラント埋入に付随する生物学的、審美的問題点をいくつか示した。可能であれば、そうした問題点は治療された。しかしながら、インプラント治療の結果はすべての症例において妥協的なものであった。これは合併症のリスクを最小限にするような治療法を選択することの重要性を示している。

　治療計画の段階で術者は合併症のリスクを確認し、合併症が生じた場合はその程度を評価しなければならない。術者は以下の問題を提起すべきである。

　もし合併症が起きた場合、
- 長期にわたり機能的または審美的な妥協のない管理を行うことができるか？
- 長期にわたる機能性または審美性の獲得に影響が及ぶか？
- 処置が失敗に終わり、インプラントまたは隣在歯の周囲組織の喪失を招くことになるか？

　例えば、上顎中切歯における即時埋入・即時修復を検討しているとする。もし条件がすべて良好であれば、例えばローリップライン、厚いバイオタイプ、健全な唇側骨、非感染の抜歯窩、良好な咬合、理想的な初期固定などである場合、患者にとって主要なリスクは歯肉の退縮とインプラントのオッセオインテグレーションの失敗である。もし退縮が起きたとしても、患者はそれほど重要視しないかもしれない。もしインプラントがオッセオインテグレートせず局所的に硬・軟組織の欠損を伴うことがあれば、好ましいリップラインを持つ許容できる結果になるよう再治療しなければならない。しかしながら、患者がリコールに来ることができなければ、たとえ臨床所見が良好であっても即時埋入／即時修復はかなりのリスクを伴うであろう。もしインプラントが周囲組織の感染によってルーズになったり、定期的な管理ができなければ、感染は隣接組織に拡大することとなり、それゆえ周囲組織は重大なダメージを被ることになる。

　もう1つの例として、ハイリップライン、薄い組織のバイオタイプ、そして高度な審美要求をする患者に対しての即時埋入・即時修復を検討してみる。もし歯肉の退縮が起こり、インプラントがオッセオインテグレートできず、同時に硬・軟組織の欠損が起こると審美的合併症は重大で、永続的なものとなる。ゆえに、こうした治療は特定の患者にとってリスクが高すぎる。早期埋入（Type 2）は、審美的リスクも少なく良い選択肢である。

　上記で述べてきたように、問題と合併症は日常臨床では不可避なものである。術者は患者の診査や診断に基づいた治療法を提示し、生体材料を選択することが重要である。治療法は合併症や罹患率のリスクがなるべく低いものが選択されるべきである。術者は提示した治療法を的確に行うために十分に学び、経験を積まなければならない。

6章　引用／参考文献

Literature/References

6章 引用／参考文献

Adriaens PA. Preservation of bony sites. In : Lang NP, Karring T, Lindhe J, editors. Proceedings of the 3rd European Workshop on Periodontology : Implant Dentistry. Berlin : Quintessenz ; **1999** p.266-280.

Akimoto K, Becker W, Persson R, Baker DA, Rohrer MD, O'Neal RB. Evaluation of titanium implants placed into simulated extraction sockets : a study in dogs. Int J Oral Maxillofac Implants. **1999** May-Jun ; 14(3) : 351-60.

Alliot B, Piotrowski B, Marin P, Zahedi. S, Brunel G. Regeneration procedures in immediate tansmucosal implants : an animal study. Int J Oral Maxillofac Implants. **1999** Nov-Dec ; 14(6) : 841-8.

Amler MH, Johnson PL, Salman I. Histological and histochemical investigation of human alveolar socket healing in undisturbed extraction wounds. J Am Dent Assoc. **1960** Jul ; 61 : 32-44.

Amler MH. The time sequence of tissue regeneration in human extraction wounds. Oral Surg Oral Med Oral Pathol.**1969** Mar ; 27(3) : 309-18.

Araújo MG, Lindhe J. Dimensional ridge alterations following tooth extraction. An experimental study in the dog. J Clin Periodontol. **2005** Feb ; 32(2) : 212-8.(a)

Araújo MG, Sukekava F, Wennstrom JL, Lindhe J. Ridge alterations following implant placement in fresh extraction sockets : an experimental study in the dog. J Clin Periodontol. **2005** Jun ; 32(6) : 645-52.(b)

Araújo MG, Wennstrom, JL, Lindhe J. Modeling of the buccal and lingual bone walls of fresh extraction sites following implant installation. Clin Oral Implants Res. **2006** Dec ; 17(6) : 606-14.

Artzi Z, Tal H, Dayan D. Porous bovine bone mineral in healing of human extraction sockets. Part1 : histomorphometric evaluations at9months. J Periodontol. **2000** Jun ; 71(6) : 1015-23.

Bain CA, Moy PK. The association between the failure of dental implants and cigarette smoking. Int J Oral Maxillofac Implants. **1993** ; 8(6) : 609-15.

Barone A, Rispoli L, Vozza I, Quaranta A, Covani U. Immediate restoration of single implants placed immediately after tooth extraction. J Periodontol. **2006** Nov ; 77(11) : 1914-20.

Beagle JR, The immediate placement of endosseous dental implants in fresh extraction sites. Dent Clin North Am. **2006** Jul ; 50(3) : 375-89, vi.

Becker W, Dahlin C, Becker BE, Lekholm U, van Steenberghe D, Higuchi K, Kultje C. The use of e-PTFE barrier membranes for bone promotion around titanium implants placed into extraction sockets : a prospective multicenter study. Int J Oral Maxillofac Implants. **1994** Jan-Feb ; 9 (1) : 31-40.(a)

Becker W, Becker BE, Polizzi G, Bergström C. Autogenous bone grafting of bone defects adjacent to implants placed into immediate extraction sockets in patients : A prospective study. Int J Oral Maxillofac Implants **1994** Jul-Aug ; 9(4) : 389-396.(b)

Belser UC, Bernard JP, Buser D. Implant-supported restorations in the anterior region : prosthetic considerations. Pract Periodontics Aesthet Dent. **1996** Nov-Dec ; 8(9) : 875-83 ; quiz 884.

Belser UC, Buser D, Hess D, Schmid B, Bernard JP, Lang NP. Aesthetic implant restorations in partially edentulous patients-a critical appraisal. Periodontol 2000. **1998** Jun ; 17 : 132-50.

Berglundh T, Lindhe J. Dimension of the periimplant mucosa. Biological width revisited. J Clin Periodontol. **1996** Oct ; 23(10) : 971-3.

Bianchi AE, Sanfilippo F. Single-tooth replacement by immediate implant and connective tissue graft : a 1-9-year clinical evaluation. Clin Oral Implants Res. **2004** Jun ; 15 (3) : 269-77.

Botticelli D, Berglundh T, Lindhe J. Hard-tissue alterations following immediate implant placement in extraction sites. J Clin Periodontol. **2004** Oct ; 31(10) : 820-8.

Boyne PJ. Osseous repair of the postextraction alveolus in man. Oral Surg Oral Med Oral Pathol. **1966** Jun ; 21(6) : 805-13.

Brunel G, Benque E, Elharar F, Sansac C, Duffort JF, Barthet P, Baysse E, Miller N. Guided bone regeneration for immediate non-submerged implant placement using bioabsorbable materials in beagle dogs. Clin Oral Implants Res. **1998** Oct ; 9(5) : 303-12.

Buser D, Bragger U, Lang NP, Nyman S. Regeneration and enlargement of jaw bone using guided tissue regeneration. Clin Oral Implants Res. **1990** Dec ; 1(1) : 22-32.

Buser D, Dula K, Belser U, Hirt HP, Berthold H. Localized ridge augmentation using guided bone regeneration. 1. Surgical procedure in the maxilla. Int J Periodontics Restorative Dent. **1993** ; 13(1) : 29-45.

Buser D, Dula K, Hirt HP, Schenk RK. Lateral ridge augmentation using autografts and barrier membranes : a clinical study with 40 partially edentulous patients. J Oral Maxillofac Surg. **1996** Apr ; 54(4) : 420-32.

Buser D, Hoffmann B, Bernard JP, Lussi A, Mettler D, Schenk RK. Evaluation of filling materials in membrane-protected bone defects. A comparative histomorphometric study in the mandible of miniature pigs. Clin Oral Implants Res. **1998** Jun ; 9(3) : 137-50.

Buser D, von Arx T, ten Bruggenkate C, Weingart D. Basic surgical principles with ITI implants. Clin Oral Implants Res. **2000** ; 11 Suppl 1 : 59-68.

Buser D, Martin W, Belser UC. Optimizing esthetics for implant restorations in the anterior maxilla. Int J Oral Maxillofac Implants. **2004** ; 19 Suppl : 43-61.

Buser D, Martin WC, Belser UC. Surgical considerations with regard to single-tooth replacements in the esthetic zone. In : Buser D, Belser U, Wismeijer D, editors. ITI Treatment Guide, Vol. I : Implant therapy in the esthetic zone : single-tooth replacements. Berlin : Quintessenz ; **2007**. p.26-37.

Buser D, Chen ST, Weber HP, Belser, U. The concept of early implant placement following single tooth extraction in the esthetic zone : biologic rationale and surgical procedures. Int J Periodontics Restorative Dent. **2008**(accepted for publication).

Buser D, Halbritter S, Hart C, Bornstein MM, Grutter L, Chappuis V, Belser UC. Early implant placement with simultaneous GBR following single-tooth extraction in the esthetic zone. 12-month results of a prospective study with 20 consecutive patients. J Periodontol. **2009**(accepted for publication).

Camargo PM, Lekovic V, Weinlaender M, Klokkevold PR, Kenney EB, Dimitrijevic B, Nedic M, Jancovic S, Orsini M. Influence of bioactive glass on changes in alveolar process dimensions after exodontia. Oral Surg Oral Med Oral Pathol Oral Radiol Endod. **2000** Nov ; 90(5) : 581-6.

Cangini F, Cornelini R. A comparison between enamel matrix derivative and a bioabsorbable membrane to enhance healing around transmucosal immediate post-extraction implants. J Periodontol. **2005** Oct ; 76(10) : 1785-92.

Cardaropoli G, Araújo M, Lindhe J. Dynamics of bone tissue formation in tooth extraction sites. An experimental study in dogs. J Clin Periodontol. **2003** Sep ; 30(9) : 809-18.

Carlsson GE, Ericson S. Changes in the soft-tissue profile of the face following extraction and denture treatment. A longitudinal x-ray cephalometric study. Odontol Tidskr. **1967** Apr 20 ; 75(2) : 69-98.

Chen ST, Wilson TG Jr, Hämmerle CH. Immediate or early placement of implants following tooth extraction : review of biologic basis, clinical procedures, and outcomes. Int J Oral Maxillofac Implants. **2004** ; 19 Suppl : 12-25.

Chen ST, Darby IB, Adams GG Reynolds EC. A prospective clinical study of bone augmentation techniques at immediate implants. Clin Oral Implants Res. **2005** Apr ; 16(2) : 176-84.

Chen ST, Darby IB, Reynolds EC. A prospective clinical study of non-submerged immediate implants : clinical outcomes and esthetic results. Clin Oral Implants Res. 2007 Oct ; 18(5) : 552-62. Epub **2007** Jun 30.

Choquet V, Hermans M, Adriaenssens P, Daelemans P, Tarnow DP, Malevez C. Clinical and radiographic evaluation of the papilla level adjacent to single-tooth dental implants. A retrospective study in the maxillary anterior region. J Periodontol. **2001** Oct ; 72(10) : 1364-71.

Cochran DL, Hermann JS, Schenk RK, Higginbottom FL, Buser D. Biologic width around titanium implants. A histometric analysis of the implanto-gingival junction around unloaded and loaded nonsubmerged implants in the canine mandible. J Periodontol. **1997** Feb ; 68(2) : 186-98.

Cornelini R, Cangini F, Martuscelli G, Wennström J. Deproteinized bovine bone and biodegradabile barrier membranes to support healing following immediate placement of transmucosal implants : a short-term controlled clinical trial. Int J Periodontics Restorative Dent. **2004** Dec ; 24 (6) : 555-63.

Covani U, Cornelini R, Barone A. Bucco-lingual bone remodeling around implants placed into immediate extraction sockets : a case series. J Periodontol. **2003** Feb ; 74(2) : 268-73.

Covani U, Bortolaia C, Barone A, Sbordone L. Bucco-lingual crestal bone changes after immediate and delayed implant placement. J Periodontol. **2004** Dec ; 75(12) : 1605-12.

Covani U, Marconcini S, Galassini G, Cornelini R, Santini S, Barone A. Connective tissue graft used as a biologic barrier to cover an immediate implant. J Periodontol. **2007** Aug ; 78(8) : 1644-9.

Crespi R, Cappare P, Gherlone E, Romanos GE. Immediate occlusal loading of implants placed in fresh sockets after tooth extraction. Int J Oral Maxillofac Implants. **2007** Nov-Dec ; 22(6) : 955-62.

Dawson T, Chen ST. The SAC classification in implant dentistry. Berlin : Quintessenz ; **2009**.

De Bruyn H, Collaert B. The effect of smoking on early implant failure. Clin Oral Implants Res. **1994** Dec ; 5(4) : 260-4.

De Kok IJ, Chang SS, Moriarty JD, Cooper LF. A retrospective analysis of peri-implant tissue responses at immediate load/provisionalized microthreaded implants. Int J Oral Maxillofac Implants. **2006** May-Jun ; 21(3) : 405-12.

Degidi M, Piattelli A, Gehrke P, Felice P, Carinci F. Five-year outcome of 111 immediate nonfunctional single restorations. J Oral Implantol. **2006** ; 32(6) : 277-85.

Evans CJD, Chen ST. Esthetic outcomes of immediate implant placements. Clin Oral Impl Res. **2008** ; 19 : 73-80.

Evian CI, Rosenberg ES, Cosslet JG, Corn H. The osteogenic activity of bone removed from healing extraction sockets in human. J Periodontol. **1982** Feb ; 53(2) : 81-5.

Evian CI, Emling R, Rosenberg ES, Waasdorp JA, Halpern W, Shah S, Garcia M. Retrospective analysis of implant survival and the influence of periodontal disease and immediate placement on long-term results. Int J Oral Maxillofac Implants. **2004** May-Jun ; 19(3) : 393-8.

Ferrara A, Galli C, Mauro G, Macaluso GM. Immediate provisional restoration of postextraction implants for maxillary single-tooth replacement. Int J Periodontics Restorative Dent. **2006** Aug; 26(4): 371-7.

Fiorellini JP, Howell TH, Cochran D, Malmquist J, Lilly LC, Spagnoli D, Toljanic J, Jones A, Nevins M. Randomized study evaluating recombinant human bone morphogenetic protein-2 for extraction socket augmentation. J Periodontol. **2005** Apr; 76(4): 605-13.

Fugazzotto PA. Success and failure rates of osseointegrated implants in fuction in regenerated bone for 6 to 51 months: a preliminary report. Int J Oral Maxillofac Implants. **1997** Jan-Feb; 12(1): 17-24.

Fugazzotto PA. Implant placement in maxillary first premolar fresh extraction sockets: description of technique and report of preliminary results. J Periodontol. **2002** Jun; 73(6): 669-74.

Fugazzotto PA. Implant placement at the time of maxillary molar extraction: technique and report of preliminary results of 83 sites. J Periodontol. **2006** Feb; 77(2): 302-9.

Fugazzotto PA, Lightfoot WS, Jaffin R, Kumar A. Implant placement with or without simultaneous tooth extraction in patients taking oral bisphosphonates: postoperative healing, early follow-up, and the incidence of complications in two private practices. J Periodontol. **2007** Sep; 78(9): 1664-9.

Fugazzotto PA. Implant placement at the time of maxillary molar extraction: treatment protocols and report of results. J Periodontol. **2008** Feb; 79(2): 216-23.

Ganeles J, Wismeijer D. Early and immediately restored and loaded dental implants for single-tooth and partial-arch applications. Int J Oral Maxillofac Implants. **2004**; 19 Suppl: 92-102.

Gelb DA. Immediate implants surgery: three-year retrospective evaluation of 50 consecutive cases. Int J Oral Maxillofac Implants. **1993**; 8(4): 388-99.

Grunder U, Spielman HP, Gaberthuel T. Implant-supported single tooth replacement in the aesthetic region: a complex challenge. Pract Periodontics Aesthet Dent. **1996** Nov-Dec; 8(9): 835-42, quiz 844.

Grunder U. Stability of the mucosal topography around single-tooth implants and adjacent teeth: 1-year results. Int J Periodontics Restorative Dent. **2000** Feb; 20(1): 11-7.

Hämmerle CH, Chiantella GC, Karring T, Lang NP. The effect of a deproteinized bovine bone mineral on bone regeneration around titanium dental implants. Clin Oral Implants Res. **1998** Jun; 9(3): 151-62.

Hämmerle CH, Chen ST, Wilson TG Jr. Consensus statements and recommended clinical procedures regarding the placement of implants in extraction sockets. Int J Oral Maxillofac Implants. **2004**; 19 Suppl: 26-8.

Higginbottom F, Belser U, Jones J, Keith S. Prosthetic management of implants in the esthetic zone. Int J Oral Maxillofac Implants. **2004**; 19 Suppl: 62-72.

Horwitz J, Zuabi O, Peled M, Machtei EE. Immediate and delayed restoration of dental implants in periodontally susceptible patients: 1-year results. Int J Oral Maxillofac Implants. **2007** May-Jun; 22(3): 423-9.

Hürzeler MB, Strub JR. Guided bone regeneration around exposed implants: A new bioresorbable device and bioresorbable membrane pins. Pract Periodontics Aesthet Dent. **1995** Nov-Dec; 7(9): 37-47; quiz 50.

Hutmacher D, Hürzeler MB, Schliephake H. A review of material properties of biodegradable and bioresorbable polymers and devices for GTR and GBR applications. Int J Oral Maxillofac Implants. **1996** Sep-Oct; 11(5): 667-78.

Iasella JM, Greenwell H, Miller RL, Hill M, Drisko C, Bohra AA, Scheetz JP. Ridge preservation with freeze-dried bone allograft and a collagen membrane compared to extraction alone for implant site development: a clinical and histologic study in humans. J Periodontol. **2003** Jul; 74(7): 990-9.

Johnson K. A study of the dimensional changes occurring in the maxilla after tooth extraction. Part1: Normal healing. Aust Dent J **1963**; 7: 428-434.

Juodzbalys G, Wang HL. Soft and hard tissue assessment of immediate implant placement: a case series. Clin Oral Implants Res. **2007** Apr; 18(2): 237-43.

Kan JY, Rungcharassaeng K, Lozada J. Immediate placement and provisionalization of maxillary anterior single implants: 1-year prospective study. Int J Oral Maxillofac Implants. **2003** Jan-Feb; 18(1): 31-9.(a)

Kan JY, Rungcharassaeng K, Umezu K, Kois JC. Dimensions of peri-implant mucosa: an evaluation of maxillary anterior single implants in humans. J Periodontol. **2003** Apr; 74(4): 557-2.(b)

Kan JY, Rungcharassaeng K. Interimplant papilla preservation in the esthetic zone: a report of six consecutive cases. Int J Periodontics Restorative Dent. **2003** Jun; 23(3): 249-59.(c)

Kan JY, Rungcharassaeng K, Lozada JL. Bilaminar subepithelial connective tissue grafts for immediate implant placement and provisionalization in the esthetic zone. J Calif Dent Assoc. **2005** Nov; 33(11): 865-71.

Kan JY, Rungcharassaeng K, Sclar AG, Lozada JL. Effects of the facial osseous defect morphology on gingival dynamics after immediate tooth replacement and guided bone regeneration: 1-year results. J Oral Maxillofac Surg **2007** Jul; 65(7)Suppl1: 13-9.

Kassolis JD, Baer ML, Reynolds MA. The segmental osteotomy in the management of malposed implants: a case report and literature review. J Periodontol. **2003** Apr; 74(4): 529-36.

Khoury F, Happe A. Soft tissue management in oral implantology: a review of surgical techniques for shaping an esthetic and functional peri-implant soft tissue structure. Quintessence Int. **2000** Jul-Aug; 31(7): 483-99.

Koch G, Bergendal T, Kvint S, Johansson UB, editors. Consensus conference on oral implants in young patients. Stockholm: Gothia; **1996**.

Kois JC. Predictable single tooth peri-implant esthetics: five diagnostic keys. Compend Contin Educ Dent. **2004** Nov; 25(11): 895-6, 898, 900passim; quiz 906-7.

Lang NP, Berglundh T, Heitz-Mayfield LJ, Pjetursson BE, Salvi GE, Sanz M. Consensus statements and recommended clinical procedures regarding implant survival and complications. Int J Oral Maxillofac Implants. **2004**; 19 Suppl: 150-4.

Langer B, Calagna L. The subepithelial connective tissue graft. J Prosthet Dent. **1980** Oct; 44(4): 363-7.

Lazzara RJ. Immediate implant placement into extraction sites: surgical and restorative advantages. Int J Periodontics Restorative Dent. **1989**; 9(5): 332-43.

Lekovic V, Kenney EB, Weinlaender M, Han T, Klokkevold P, Nedic M, Orsini M. A bone regenerative approach to alveolar ridge maintenance following tooth extraction. Report of 10 cases. J Periodontol. **1997** Jun; 68(6): 563-70.

Lekovic V, Camargo PM, Klokkevold PR, Weinlaender M, Kenney EB, Dimitrijevic B, Nedic M. Preservation of alveolar bone in extraction sockets using bioabsorbable membranes. J Periodontol. **1998** Sep; 69(9): 1044-9.

Leonhardt A, Dahlen G, Renvert S. Five-year clinical, microbiological, and radiological outcome following treatment of peri-implantitis in man. J Periodontol. **2003** Oct; 74 (10): 1415-22.

Lindeboom JA, Tjiook Y, Kroon FH. Immediate placement of implants in periapical infected sites: a prospective randomized study in 50 patients. Oral Surg Oral Med Oral Pathol Oral Radiol Endod. **2006** Jun; 101(6): 705-10. Epub 2006 Mar 22.

Locante WM. Single-tooth replacements in the esthetic zone with an immediate function implant: a preliminary report. J Oral Implantol. **2004**; 30(6): 369-75.

Malo P, Friberg B, Polizzi G, Gualini F, Vighagen T, Rangert B. Immediate and early function of Brånemark System implants placed in the esthetic zone: a 1-year prospective clinical multicenter study. Clin Implant Dent Relat Res. **2003**; 5 Suppl 1: 37-46.

Mangos JF. The healing of extraction wounds. An experimental study based on microscopic and radiographic investigations. N Z Dent J **1941**; 37: 4-22.

Martin WC, Morton D, Buser D. Diagnostic factors for esthetic risk assessment. In: Buser D, Belser U, Wismeijer D, editors. ITI Treatment Guide, Vol. I: Implant therapy in the esthetic zone: single-tooth replacements. Berlin: Quintessenz; **2007**. p.11-20.

Marx RE, Sawatari Y, Fortin M, Broumand V. Bisphosphonate-induced exposed bone(osteonecrosis/osteopetrosis)of the jaws: risk factors, recognition, prevention, and treatment. J Oral Maxillofac Surg. **2005** Nov; 63(11): 1567-75.

Mayfield LJA. Immediate, delayed and late submerged and transmucosal implants. In: Lang NP, Karring T, Lindhe J, editors. Proceedings of the 3rd European Workshop on Periodontology: Implant Dentistry. Berlin: Quintessenz; **1999**. p.520-534.

Mombelli A, Lang NP. Antimicrobial treatment of peri-implant infections. Clin Oral Implants Res. **1992** Dec; 3 (4): 162-8.

Mombelli A, Cionca N. Systemic diseases affecting osseointegration therapy. Clin Oral Implants Res. **2006** Oct; 17 Suppl 2: 97-103.

Müller HP, Heinecke A, Schaller N, Eger T. Masticatory mucosa in subjects with different periodontal phenotypes. J Clin Periodontol. **2000** Sep; 27(9): 621-6.

Nemcovsky CE, Artzi Z, Moses O. Rotated split palatal flap for soft tissue primary coverage over extraction sites with immediate implant placement. Description of the surgical procedure and clinical results. J Periodontol. **1999** Aug; 70(8): 926-34.

Nemcovsky CE, Artzi Z, Moses O, Gelernter I. Healing of dehiscence defects at delayed-immediate implant sites primarily closed by a rotated palatal flap following extraction. Int J Oral Maxillofac Implants. **2000** Jul-Aug; 15(4): 550-8.

Nemcovsky CE, Artzi Z. Comparative study of buccal dehiscence defects in immediate, delayed, and late maxillary implant placement with collagen membranes: clinical healing between placement and second-stage surgery. J Periodontol. **2002** Jul; 73(7): 754-61.(a)

Nemcovsky CE, Artzi Z, Moses, O, Gelernter I. Healing of marginal defects at implants placed in fresh extraction sockets or after 4-6 weeks of healing. A comparative study. Clin Oral Implants Res. **2002** Aug; 13(4): 410-9. (b)

Nevins M, Camelo M, De Paoli S, Friedland B, Schenk RK, Parma-Benfenati S, Simion M, Tinti C, Wagenberg B. A study of the fate of the buccal wall of extraction sockets of teeth with prominent roots. Int J Periodontics Restorative Dent. **2006** Feb; 26(1): 19-29.

Norton MR. A short-term clinical evaluation of immediately restored maxillary TiOblast single-tooth implants. Int J Oral Maxillofac Implants. **2004** Mar-Apr; 19(2): 274-81.

Nyman S, Lang NP, Buser D, Bragger U. Bone regeneration adjacent to titanium dental implants using guided tissue regeneration: a report of two cases. Int J Oral Maxillofac Implants. **1990** Spring; 5(1): 9-14.

Perry J, Lenchewski E. Clinical performance and 5-year retrospective evaluation of Frialit-2 implants. Int J Oral Maxillofac Implants. **2004** Nov-Dec; 19(6): 887-91.

Price RB, Price DE. Esthetic restoration of a single-tooth dental implant using a subepithelial connective tissue graft: a case report with 3-year follow-up. Int J Periodontics Restorative Dent. **1999** Feb; 19(1): 92-101.

Quinlan P, Nummikoski P, Schenk R, Cagna D, Mellonig J, Higginbottom F, Lang K, Buser D, Cochran D. Immediate and early loading of SLA ITI single-tooth implants: an in vivo study. Int J Oral Maxillofac Implants. **2005** May-Jun; 20(3): 360-70.

Romanos G, Toh CG, Siar CH, Swaminathan D, Ong AH, Donath K, Yaacob H, Nentwig GH. Peri-implant bone reactions to immediately loaded implants. An experimental study in monkeys. J Periodontol. **2001** Apr; 72(4): 506-11.

Ryser MR, Block MS, Mercante DE. Correlation of papilla to crestal bone levels around single tooth implants in immediate or delayed crown protocols. J Oral Maxillofac Surg. **2005** Aug; 63(8): 1184-95.

Sammartino G, Marenzi G, di Lauro AE, Paolantoni G. Aesthetics in oral implantology: biological, clinical, surgical, and prosthetic aspects. Implant Dent. **2007** Mar; 16(1): 54-65.

Sanchez-Perez A, Moya-Villaescusa MJ, Caffesse RG. Tobacco as a risk factor for survival of dental implants. J Periodontol. **2007** Feb; 78(2): 351-9.

Schropp L, Kostopoulos L, Wenzel A. Bone healing following immediate versus delayed placement of titanium implants into extraction sockets: a prospective clinical study. Int J Oral Maxillofac Implants. **2003** Mar-Apr; 18(2): 189-99.(a)

Schropp L, Wenzel A, Kostopolous L Karring T. Bone healing and soft tissue contour changes following single-tooth extraction: A clinical and radiographic 12-month prospective study. Int J Periodontics Restorative Dent. **2003** Aug; 23(4): 313-23.(b)

Schropp L, Kostopoulos L, Wenzel A, Isidor F. Clinical and radiographic performance of delayed-immediate single-tooth implant placement associated with peri-implant bone defects. A 2-year prospective, controlled, randomized follow-up report. J Clin Periodontol. **2005** May; 32(5): 480-7.

Schwartz-Arad D, Chaushu G. Immediate implant placement: a procedure without incisions. J Periodontol. **1998** Jul; 69(7): 743-50.

Schwartz-Arad D, Grossman Y, Chaushu G. The clinical effectiveness of implants placed immediately into fresh extraction sites of molar teeth. J Periodontol. **2000** May; 71(5): 839-44.

Schwartz-Arad D, Laviv A, Levin L. Survival of immediately provisionalized dental implants placed immediately into fresh extraction sockets. J Periodontol. **2007** Feb; 78(2): 219-23.

Sclar AG. Ridge preservation for optimal esthetics and function: The Bio-Col technique. Compendium **1999**; 6(1) Suppl: 3-11.

Sclar AG. The Bio-Col technique. In: Soft tissue and esthetic considerations in implant therapy. Quintessence, **2003**. p.75-112.(a)

Sclar AG. Treatment algorithms for esthetic implant therapy. In: Soft tissue and esthetic considerations in implant therapy. Quintessence, **2003**. p.263-273.(b)

Sclar AG. Flap designs and considerations for esthetic implant therapy. In: Soft tissue and esthetic considerations in implant therapy. Quintessence, **2003**. p.70-74.(c)

Sclar AG. Strategies for management of single-tooth extraction sites in aesthetic implant therapy. J Oral Maxillofac Surg. **2004** Sep; 62(9 Suppl 2): 90-105.

Scully C, Madrid C, Bagan J. Dental endosseous implants in patients on bisphosphonate therapy. Implant Dent. **2006** Sep; 15(3): 212-8.

Serino G, Biancu S, Iezzi G, Piattelli A. Ridge preservation following tooth extraction using a polylactide and polyglycolide sponge as space filler: a clinical and histological study in humans. Clin Oral Implants Res. **2003** Oct; 14(5): 651-8.

Siegenthaler DW, Jung RE, Holderegger C, Roos M, Hämmerle CH. Replacement of teeth exhibiting periapical pathology by immediate implants: a prospective, controlled clinical trial. Clin Oral Implants Res. **2007** Dec; 18(6): 727-37. Epub 2007 Sep 20.

Simion M, Dahlin C, Trisi P, Piattelli A. Qualitative and quantitative comparative study on different filling materials used in bone tissue regeneration: a controlled clinical study. Int J Periodontics Restorative Dent. **1994** Jun; 14(3): 198-215.

Simion M, Misitano U, Gionso L, Salvato A. Treatment of dehiscences and fenestrations around dental implants using resorbable and nonresorbable membranes associated with bone autografts: a comparative clinical study. Int J Oral Maxillofac Implants. **1997** Mar-Apr; 12(2): 159-67.

Simion M, Jovanovic SA, Trisi P, Scarano A, Piattelli A. Vertical ridge augmentation around dental implants using a membrane technique and autogenous bone or allografts in humans. Int J Periodontics Restorative Dent. **1998** Feb; 18(1): 8-23.

Simion M, Fontana F, Rasperini G, Maiorana C. Vertical ridge augmentation by expanded-polytetrafluoroethylene membrane and a combination of intraoral autogenous bone graft and deproteinized anorganic bovine bone (BioOss). Clin Oral Implants Res. **2007** Oct ; 18(5) : 620-9.

Simon BI, Von Hagen S, Deasy MJ, Faldu M, Resnansky D. Changes in alveolar bone height and width following ridge augmentation using bone graft and membranes. J Periodontol. **2000** Nov ; 71(11) : 1774-91.

Small PN, Tarnow DP, Cho SC. Gingival recession around wide-diameter versus standard-diameter implants : a 3-to 5-year longitudinal prospective study. Pract Proced Aesthet Dent. **2001** Mar ; 13(2) : 143-6.

Spray JR, Black CG, Morris HF, Ochi S. The influence of bone thickness on facial marginal bone response : stage1 placement through stage 2 uncovering. Ann Periodontol. **2000** Dec ; 5(1) : 119-28.

Stentz W, Mealey BL, Gunsolley JC, Waldrop TC. Effects of guided bone regeneration around commercially pure titanium and hydroxyapatite-coated dental implants. II. Histologic Analysis. Periodontol. **1997** Oct ; 68(10) : 933-49.

Strietzel FP, Reichart PA, Kale A, Kulkarni M, Wegner B, Kuchler I. Smoking interferes with the prognosis of dental implant treatment : a systematic review and meta-analysis. J Clin Periodontol. **2007** Jun ; 34(6) : 523-44.

Van Assche N, van Steenberghe D, Guerrero ME, Hirsch E, Schutyser F, Quirynen M, Jacobs R. Accuracy of implant placement based on pre-surgical planning of three-dimensional cone-beam images : a pilot study. J Clin Periodontol. **2007** Sep ; 34(9) : 816-21.

Van de Velde T, Glor F, De Bruyn H. A model study on flapless implant placement by clinicians with a different experience level in implant surgery. Clin Oral Implants Res. **2008** Jan ; 19(1) : 66-72. Epub 2007 Oct 22.

Vanden Bogaerde L, Rangert B, Wendelhag I. Immediate/early function of Brånemark System TiUnite implants in fresh extraction sockets in maxillae and posterior mandibles : an 18-month prospective clinical study. Clin Implant Dent Relat Res. **2005** ; 7Suppl 1 : 121-30.

von Arx T, Buser D. Horizontal ridge augmentation using autogenous block grafts and the guided bone regeneration technique with collagen membranes : a clinical study with 42 patients. Clin Oral Implants Res. **2006** Aug ; 17 (4) : 359-66.

Wagenberg B, Froum SJ. A retrospective study of 1925 consecutively placed immediate implants from 1988 to 2004. Int J Oral Maxillofac Implants. **2006** Jan-Feb ; 21 (1) : 71-80.

Wilson TG Jr, Weber HP. Classification of and therapy for areas of deficient bony housing prior to dental implant placement. Int J Periodontics Restorative Dent. **1993** Sep-Oct ; 13(5) : 451-9.

Wöhrle, PS. Single-tooth replacement in the aesthetic zone with immediate provisionalization : fourteen consecutive case reports. Pract Periodontics Aesthet Dent. **1998** Nov-Dec ; 10(9) : 1107-14 ; quiz 1116.

Wood DL, Hoag PM, Donnenfeld OW, Rosenfeld LD. Alveolar crest reduction following full and partial thickness flaps. J Periodontol.**1972** Mar ; 43(3) : 141-4.

Zitzmann NU, Naef R, Schärer P. Resorbable versus nonresorbable membranes in combination with BioOss for guided bone regeneration. Int J Oral Maxillofac Implants. **1997** Nov-Dec ; 12(6) : 844-52.

Zitzmann NU, Schärer P, Marinello CP. Factors influencing the success of GBR. Smoking, timing of implant placement, implant location, bone quality and provisional restoration. J Clin Periodontol. **1999** Oct ; 26(10) : 673-82.

ITI Treatment Guide
Volume 3 抜歯部位へのインプラント埋入　治療オプション

2009年4月10日　第1版第1刷発行
2017年7月10日　第1版第2刷発行

編　　者	Daniel Buser／Daniel Wismeijer／Urs C. Belser
監 訳 者	勝山英明／船越栄次
発 行 人	北峯康充
発 行 所	クインテッセンス出版株式会社
	東京都文京区本郷3丁目2番6号　〒113-0033
	クイントハウスビル　電話　(03)5842-2270(代表)
	(03)5842-2272(営業部)
	(03)5842-2276(編集部)
	web page address　　http://www.quint-j.co.jp/
印刷・製本	大日本印刷株式会社

Ⓒ2009　クインテッセンス出版株式会社　　　　　　　　　禁無断転載・複写
Printed in Japan　　　　　　　　　　　　　　　　落丁本・乱丁本はお取り替えします
　　　　　　　　　　　　　　　　　　　　　　　ISBN978-4-7812-0073-6 C3047

定価は表紙に表示してあります